序

　無歯顎者にとっての全部床義歯は、咀嚼、嚥下、呼吸、発音、口腔感覚、姿勢維持、身体運動能力、そして審美も含めた機能回復、さらに前頭前野や海馬をはじめとする脳機能の活性化、生きることへの意欲の回復、精神・心理状態の改善にまで関わっている。これらはいずれも日々の生活の質を左右して、フレイルやサルコペニア、ロコモティブシンドロームの改善効果も期待でき、国民の健康寿命や人生の満足度の観点からも極めて重要な役割を果たしている。

　そして人生100年時代を迎え、近年患者さんから全部床義歯治療に対する様々な機能や審美に関する具体的で高度な要望がはっきりと出されるようになってきており、患者さんの全部床義歯治療に対する意識が大きく変換してきていることを実感させられる。

　全部床義歯の臨床で大切なことは、全部床義歯の各構成要素がいずれも一人ひとりの患者さんの顎口腔系諸組織と、形態と機能の両面で調和しているか否かを歯科医師と歯科技工士が的確に検査・診断できることである。そして、質の高い全部床義歯治療により、患者さんの要望に十分こたえていくためには、何と言ってもチェアサイドとラボサイドの密接な連携が不可欠である。

　本書は、歯科医師と歯科技工士が、同じ視点から正しい知識と技術を習得し、全部床義歯の各治療ステップに関連する重要事項を共通の認識として捉えることにより、お互いの医療人としての役割を明確なものにしていただけるように構成した。43の治療ステップごとにどのように検査・診断を行い、具体的にどう治療を進めていけばよいのかという基準を明示し、チェアサイドからラボサイドまで一連の治療システムとして臨床に即した編集を心がけた。

　なお本書は、2008年12月に月刊『歯科技工』別冊として発刊され、5刷まで刊行されたものに修正を加え、新たに索引を付したうえで書籍化したものである。歯科医師と歯科技工士が互いの信頼と円滑な連携のもとに、臨床の現場で患者さんの役に立ち、喜んでいただける治療を着実に具現化していくうえで、本書が少しでもお役に立てればと心から願っている。

2019年10月

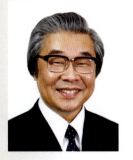

小出　馨
日本歯科大学新潟生命歯学部歯科補綴学第1講座

Designing Complete Denture
デザイニング・コンプリートデンチャー

CONTENTS

序文 ……………………………………………………………………… 1
目次 ……………………………………………………………………… 2

有床義歯治療の今後／小出　馨 …………………………………………… 4

無歯顎補綴にかかわる機能解剖学／阿部伸一・井出吉信 ……………… 6

全部床義歯の周囲組織との調和／小出　馨・佐藤利英 ………………… 13

治療に必要な3つの診断／佐藤利英 ……………………………………… 23

1 術前の顎機能検査／浅野栄一朗・渡辺正宣 ……………………………… 24

2 一般検査／近藤敦子・浅野栄一朗・早川順満 …………………………… 28

3 概形印象と診断用模型の製作／松本　徹・三浦康伸 …………………… 36

4 全部床義歯における支持の評価に基づく診断と設計
　　／西川義昌・内田剛也 …………………………………………………… 42

5 前処置／浅沼直樹・小出勝義・黒川裕臣 ………………………………… 48

6 個人トレーの製作／星　久雄・森野　隆 ……………………………… 58

7 筋形成／松島正和・八子誠一郎・小出　馨 …………………………… 62

8 最終印象／宮本績輔・小出勝義・水橋　史 …………………………… 82

9 作業模型，咬合床の製作
　　／星　久雄・小出　馨・大藪広司・松尾　寛・森野　隆 ………… 90

10 咬合採得／大林勢津子・小出勝義・高橋　睦 ………………………… 102

11 フェイスボウトランスファー
　　／兒玉敏郎・渡辺正宣・小出勝義・海老原寛子 …………………… 112

12	ゴシックアーチトレーシングとチェックバイト ／小出　馨・星　久雄・小出勝義・渡辺正宣・﨑田竜仁・四反田　究 ……	120
13	咬合器の選択と顆路調節／桶家　樹・吉澤和之・町頭俊幸 ……	128
14	全部床義歯に付与する咬合様式の変遷／小出　馨・佐藤利英 …	132
15	人工歯の選択／小出勝義・田畑伸人・上林　健・星　久雄 ……	144
16	前歯人工歯排列／吉澤和之・星　久雄・渡會侑子 ……………	158
17	臼歯人工歯排列における e-Ha クワトロブレードの優位性 ／小出勝義・木村義明・星　久雄・小野寺保夫 ……………	166
18	歯肉形成／秋山公男・白石大典 ………………………………	171
19	削合／森野　隆・橘田　修 ……………………………………	174
20	蠟義歯の試適／近藤敦子・浅野栄一朗・小出勝義 …………	178
21	埋没，重合，掘り出し ／星　久雄・小野寺保夫・﨑田竜仁 …………………………	190
22	義歯の研磨と調整／町頭俊幸・八巻由貴夫・栗田　武 ……	198
23	湿熱重合システム／佐藤利英・近藤敦子・星　久雄 ………	206
24	完成義歯の口腔内調整 ／桐生理一郎・西野和之・田中希代子・片山直人 …………	210
25	全部床義歯患者への指導・教育，リコール，予後評価 ／近藤敦子・小出　馨・浅野栄一朗・荒川いつか …………	214
26	訪問診療／高玉典彦・黒川裕臣 ………………………………	219
27	インプラントによる無歯顎への対応 ／小野兼義・小出　馨・星　久雄・山口芳正 ………………	220

文献一覧 …………………………………………………………… 225
全部床義歯治療の 43 ステップ ………………………………… 226
執筆者一覧 ………………………………………………………… 230

Designed by 有限会社 TDL

有床義歯治療の今後

有床義歯治療の将来展望

　戦後急速に増加の一途をたどってきた日本の人口は，2004年12月に1億2,783万人でピークを迎えて減少に転じ，今後50年間は減少し続けて1億人程度で安定するという．また，歯科の2大疾患である齲蝕と歯周病は激減し，歯科の患者数は急速に減少している．

　このようにわが国では，歯科の患者数が急減する中で，今後さらに少子超高齢化が加速し，国民全体に占める高齢者の割合は増え続け，有床義歯の，とりわけ難症例の増加が必至である．そして，15年後には有床義歯患者数は現在の約2倍にまで増加し，その後10年間はその状況が持続することが推計により明らかにされている．また，有床義歯治療に対する患者さんの審美性と機能性に関する要求度は近年高まる一方であり，治療内容のさらなる高度化が強く求められている．

　歯科医療の役割は歯列をはじめとする顎口腔系の再建と保全による諸機能の維持である．維持される機能は，咀嚼，嚥下，呼吸，発音，口腔感覚，姿勢維持，そして審美も含めたもので，これらはいずれも日々の生活の質を左右し，心身の健康に，さらには人生の満足度にまで影響を及ぼす．

　人はいつまでも心身ともに健康でありたいと願うのが常であるが，特に無歯顎の高齢患者さんにとって装着している全部床義歯は，日々の生活の質を大きく左右し，その患者さんの心身の健康に，さらには人生そのものに大きく影響を及ぼす．

　安定性がよく痛いところがない義歯，見た目がよく自然で何でもよく噛める快適な全部床義歯を患者さんはだれしも強く望んでおり，われわれ歯科医療従事者にとって一人ひとりの患者さん，特に条件の悪い難症例といわれる患者さんの期待に医療人としてどこまで応えることができ，実際に十分満足していただけているかが強く問われており，これは近い将来さらに大きな課題になってくる．

全部床義歯治療の原則

　歯科治療の原則は，残存組織保全と機能回復率向上の両立を探究することである（**図1**）．全部床義歯では，顎堤や顎関節への力の適正配分をはじめとする残存組織の保全対策を十分に図ったうえで，咀嚼，嚥下，呼吸，発音，口腔感覚，姿勢維持，そして審美も含めた諸機能の回復率を可及的に向上させることである．特に全部床義歯の難症例では，その残存諸組織の状態を精査し，その形態，構造，機能を把握することが不可欠である．

　難症例といっても，その残存諸組織の状態はさまざまであるが，何と言っても<u>全部床義歯の臨床で大切なことは，義歯の各構成要素がいずれも一人ひとりの患者さんの顎口腔系諸組織と，形態的にも機能的にも調和しているか否かを治療にあたる歯科医師と歯科技工士の双方が的確に検査・診断できること</u>である．

　そして，さまざまな難症例の患者さんにいずれも十分満足していただくためには，**表**に示す<u>全部床義歯治療の43項目の各治療段階における診断基準を明確に捉えているとともに，これらの各段階でどれだけ症例に応じて的確で迅速な対応が実際にとれるかが治療を成功へ導く鍵</u>となる．

　そこで本書では，この43ステップにおける全部床義歯治療のための検査・診断の要点，すなわち全部床義歯の構成要素である①床縁，②床内面，③床研磨面，

歯科治療の原則

残存諸組織保全
＋
機能回復率向上

図1 歯科治療の原則は，残存組織保全と機能回復率向上の両立を探究することである

表 全部床義歯治療の43ステップ

1. 医療面接（問診）	16. フェイスボウレコーディング	30. 埋没
2. 顎機能検査，顎顔面の検査	17. フェイスボウトランスファー	31. 流蠟
3. 口腔内の一般検査	18. 咬合器への模型装着	32. レジン填入
4. 旧義歯の検査	19. ゴシックアーチトレーサーの組み込み	33. 重合
5. 概形印象採得	20. ゴシックアーチ描記	34. 掘り出し
6. 診断用模型の製作	21. チェックバイト	35. リマウント
7. 診断，設計	22. 咬合器への下顎模型再装着	36. 重合後の削合②，咬合構成
8. 治療計画立案	23. 咬合器の顆路調節	37. 研磨
9. 前処置	24. 人工歯の選択	38. 装着
10. 個人トレーの製作	25. 人工歯排列・前歯	39. 床縁，床内面，床研磨面，咬合面に対する検査・診断
11. 筋形成	26. 人工歯排列・臼歯	40. 装着時の口腔内調整
12. 最終印象採得	27. 歯肉形成	41. 患者さんへの指導
13. 作業模型の製作	28. 削合①，咬合構成	42. 経過観察
14. 咬合床の製作	29. 蠟義歯の試適	43. 定期検診（リコール）
15. 咬合採得		

④咬合面ごとに，著者らが各治療段階でどのように検査・診断を行い，いつどのように義歯各部の最終的な形態を決定し種々の難症例に対応しているかを，以下に挙げたチェアサイドとラボサイドにおける実際の治療の流れに沿ってできるだけ詳細に示した．臨床の現場で症例に応じた的確で迅速な治療を誰もが行えるように工夫した一連のシステムである．明日からの臨床に役立てていただければ幸いである．

無歯顎補綴にかかわる機能解剖学

はじめに

　全部床義歯を製作する際には，義歯の維持・安定を図るとともに，口腔機能が円滑に発揮されるように設計することが課題となる．そのためには，口腔の構造，骨の吸収状況，筋の付着部位などを考慮し，さらには顎関節の構造を理解したうえで，機能を考えた解剖を理解する必要がある．

無歯顎補綴治療の際に理解したい歯牙喪失後の顎骨の形態変化

　歯が植立し，咬合力を負担するという特殊な環境下にある顎骨は，歯をとおして力学的刺激が直接骨内部にまで作用するため，その形態・構造は他の骨とは異なり，歯の植立状況により大きな影響を受ける（図1）．

　下顎骨は歯牙喪失後，その機能の変化に伴い下顎骨各部にリモデリングが起こり，外部形態が大きく変化する．特に歯槽部での変化が著しく，骨吸収により歯槽部が消失していく．最も吸収した場合，前歯部ではオトガイ棘，小臼歯部ではオトガイ孔，大臼歯部では顎舌骨筋線の高さまで退縮する．

　下顎骨の吸収が進み，オトガイ孔が下顎骨の上面に位置した場合，オトガイ孔から出るオトガイ神経を義歯が圧迫し，義歯床下粘膜の疼痛の原因となる場合がある（図2，3）．また下顎骨の一部である下顎頭は顎関節を構成するが，この顎関節にも歯牙喪失後に特徴的な変化が現れる．すなわち，下顎頭は歯牙喪失後，上方への突出度が減じ，形態的には関節面の吸収および陥凹，下顎頭後面の吸収などがみられる．また，その変化は下顎頭の内側よりも外側に起こりやすく，外側翼突筋が付着する翼突筋窩の部位は比較的吸収が起こりにくい．関節結節の高さも減じ，結果的に非常にラフな関節となる（図4）．よって患者の下顎位の印象採得が困難となる．

　上顎骨は歯牙喪失後，下顎骨と同様に歯が植立していた部分である歯槽突起の吸収が顕著にみられる．歯槽突起の吸収が進むと，口蓋突起との高さの差がほとんどなくなり，後方では翼状突起と接する部分が若干高く残るのみで，その他の部分は翼状突起の高さよりも低くなる．さらに有歯顎に比べ，無歯顎の切歯窩および大口蓋孔では大きさを増すのも特徴の一つである（図5）．その結果，神経孔の周囲の粘膜，特に切歯窩周囲（切歯乳頭）ではフラビーガムになりやすいのである．

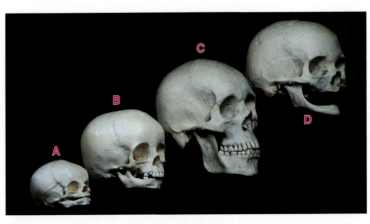

図1　歯の萌出と喪失に伴う顎骨の外部形態変化

　上顎の歯槽突起，下顎の歯槽部の骨は歯の萌出に伴い形成され，歯の喪失によって消失する

　A：乳歯萌出前，B：乳歯列期，C：永久歯列期，D：無歯顎

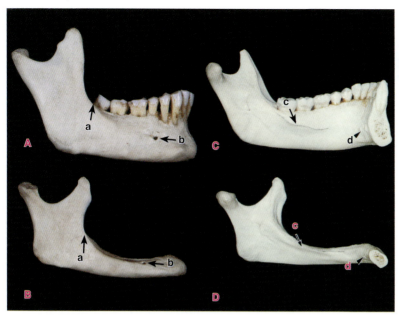
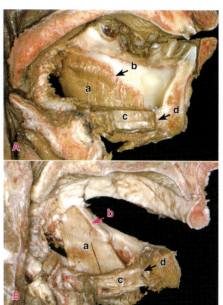

図2 歯の喪失に伴う下顎骨外部形態の変化

歯の植立していた歯槽部が大きく吸収するが，咀嚼筋の停止部である下顎枝にはそれほど変化がない．下顎体中央に位置していたオトガイ孔の位置（b）が歯槽堤の上面近くに位置変化している (A → B)．歯槽部は顎舌骨筋の付着する顎舌骨筋線まで大きく吸収している (C → D)．オトガイ舌骨筋およびオトガイ舌筋が付着するオトガイ棘の位置が歯槽堤の上面近くに位置変化している (C → D)
　A, B：頬側より観察，C, D：舌側より観察
　a：外斜線，b：オトガイ孔，c：顎舌骨筋線，d：オトガイ棘

図3-a，b　下顎骨内面の解剖

図2でみられた骨の吸収は，顎舌骨筋とオトガイ舌骨筋の付着部と関係している
　A：有歯顎　B：無歯顎
　a：顎舌骨筋　b：顎舌骨筋線　c：オトガイ舌骨筋　d：オトガイ棘

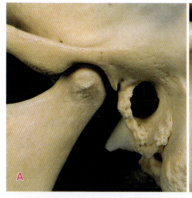
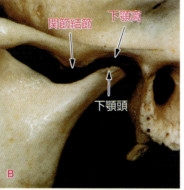

図4-a，b　歯の喪失に伴う関節結節，下顎窩，下顎頭の形態変化

有歯顎では下顎頭が下顎窩に深くはまり込んだ構造を呈するが，無歯顎になると下顎頭が小さく変形し，関節結節の高さが減じ，ラフな構造に変化する
　A：有歯顎，B：無歯顎

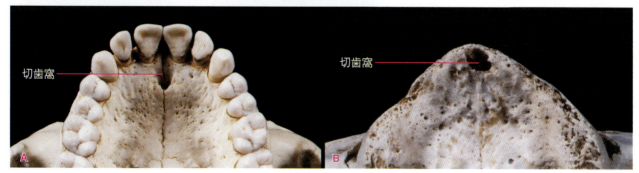

図5　歯の喪失に伴う切歯窩の形態変化

切歯窩は歯の喪失後，骨の吸収に伴い大きく広がり，義歯からの神経圧迫による疼痛が惹起されやすくなる
　A：有歯顎　B：無歯顎

歯牙喪失後の形態変化が少ない部位

　上下の顎骨は歯の喪失後，大きな形態変化を起こすが，変化が少ない部位も存在する．

　下顎では歯槽部の後方端に当たる部位（臼後三角）がまず挙げられる（図6）．この部の形態変化が少ないのは，被覆する軟組織の膨隆であるレトロモラーパッドが臼後三角上に存在するためである．レトロモラーパッドには小唾液腺が存在し，歯の有無に関係なく機能している（図7）．その後方から外斜線にかけての部位は，頰筋の起始部であるため，歯の喪失後も筋からの牽引力がかかり，形態変化は少ない．

　頰側に広がる頰棚も，この部を避けて外側に回りこむように頰筋が走行するため（図8），形態変化が少ない部位のひとつである．頰棚は外斜線と歯槽頂線の間の部分を指すが，歯槽頂線から外下方へ向かい斜面をなしている．

　上顎では，前歯部から臼歯部にかけて歯槽突起部は広く吸収するが，もともと歯の存在していない上顎の最後臼歯部のさらに後方の部分から上顎結節にかけては形態変化が少ない．その理由として，頰筋の起始部であること（図8），また，内側翼突筋，外側翼突筋の起始部の一部でもあるため，筋からの牽引力が歯の喪失後も常に作用しているからと考えられる．

　また，頭蓋骨を正面から観察し，有歯顎，無歯顎を比較してみると，眼窩，鼻腔周辺にはほとんど形態の違いがないことがわかる（図9）．よって無歯顎患者の咬合平面の基準として鼻翼が使用される（鼻

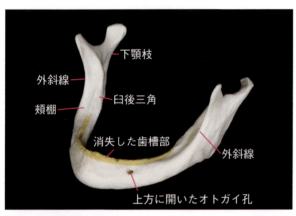

図6　無歯顎の下顎骨
　下顎体の歯槽部に大きな吸収がみられる．歯槽堤の後方に存在する臼後三角，頰棚，下顎枝の形態変化は少ない

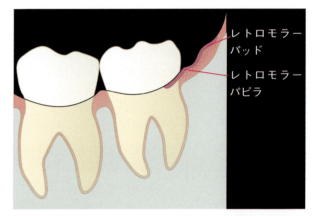

図7　臼後乳頭（レトロモラーパピラ）の位置を示す図
（Arwillら，1967．より）

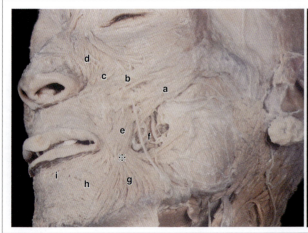
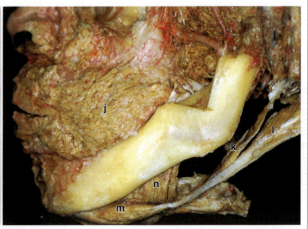

図8　表情筋および頰筋の表層から表情筋を除去した観察図
　a：大頰骨筋　b：小頰骨筋　c：上唇挙筋　d：上唇鼻翼挙筋　e：口角挙筋　f：頰筋　g：口角下制筋　h：下唇下制筋　i：口輪筋　※：モディオラス（口角結節）　j：頰筋　k：茎突舌骨筋　l：顎二腹筋後腹　m：顎二腹筋前腹　n：顎舌骨筋

聴道線：外耳道下縁と鼻翼の下縁を結ぶ平面のことで，仮想咬合平面と平行とされる）．

口腔の粘膜の基本構造と歯牙喪失後の形態変化

口腔粘膜は，機能的，組織学的な特徴から，その各部は咀嚼粘膜，被覆粘膜，特殊粘膜の3種類に分類される（図10）．この中で，義歯床を介して機能圧を負担するのに適したのが咀嚼粘膜である．

咀嚼粘膜は咀嚼に伴う機械的刺激を強く受ける領域に存在する粘膜で，歯肉粘膜と硬口蓋粘膜がこれに属する．咀嚼粘膜では，重層扁平上皮表層の細胞は角化層を形成する．上皮が鎧を着た状態であり，これにより深層は保護される．さらに，粘膜下組織を欠き，粘膜固有層が骨膜を介して骨と直接結合している．すなわち，粘膜下組織というクッションが欠如するため，非可動性で，被圧変位量が少ないため，この咀嚼粘膜は義歯床を介して機能圧を負担するのに最も適しているといえる．舌背部の粘膜は，特殊感覚である味覚の受容器（味蕾）が存在するため，特殊粘膜に分類される．

歯牙喪失後，顎骨の吸収が進行するに伴って疎性結合組織が増殖し，咀嚼粘膜の特徴を有するのは歯槽堤頂部のみとなる（図11）．義歯の印象採得では，上述のような部位特異性のある口腔粘膜を採得するわけである．咀嚼粘膜だけに義歯床が設計されれば何ら問題はないが，口蓋のように咀嚼粘膜の中に被覆粘膜が存在する部位があること，また歯牙喪失後

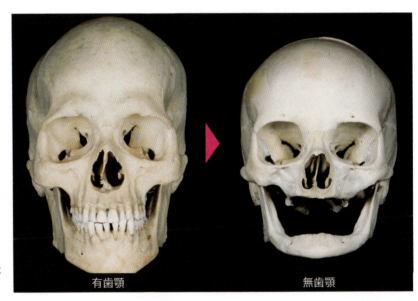

図9　頭蓋骨の正面像
歯を喪失しても眼窩，鼻腔周囲など，歯が植立していた部位以外では大きな形態変化はみられない

有歯顎　　　　　無歯顎

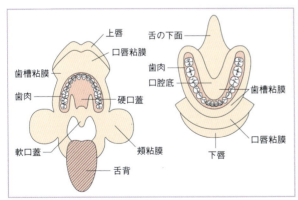

図10　口腔粘膜の機能的分類
（Ten Cate 口腔組織第5版，医歯薬出版，2001．より）
咀嚼粘膜：赤色　被覆粘膜：黄色　特殊粘膜：赤色・斜線

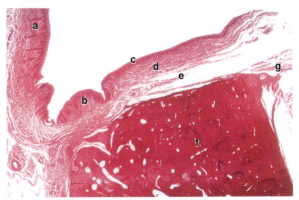

図11　無歯顎における歯槽堤の組織像（下顎，H-E染色）
歯槽堤の粘膜（咀嚼粘膜）は粘膜下組織を欠く．a：頬粘膜　b：歯槽堤　c：粘膜上皮　d：粘膜固有層　e：粘膜下組織　f：下顎骨　g：顎舌骨筋

無歯顎補綴にかかわる機能解剖学

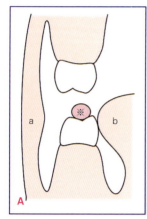 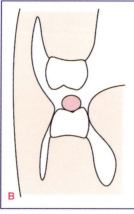 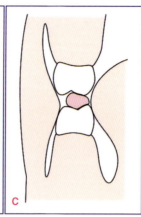 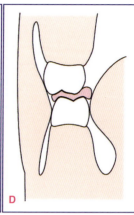

図12 咀嚼運動中の頬と舌の動き（第一大臼歯部を前額断面で観察）
　a：頬粘膜　b：舌　※：食塊．Aで歯列上におかれた食塊をB→C→Dと上下の歯が嚙み潰している．その運動の中で，頬粘膜と舌が，食塊がこぼれないように補佐している．Dの後，食塊は舌側にこぼれ落ち，唾液が混ざったのち，すぐに舌が拾い上げ歯列にのせる．この運動の繰り返しが咀嚼運動である

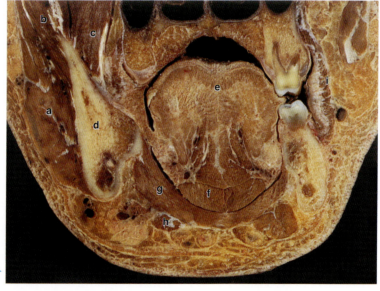

図13 頭蓋の前額断面（前方から観察）
　a：咬筋　b：側頭筋　c：内側翼突筋　d：下顎枝　e：舌　f：オトガイ舌骨筋　g：顎舌骨筋　h：顎二腹筋　i：頬筋

の形態変化などからわかるように義歯の粘膜負担領域を被覆粘膜に広げざるを得ないことなどから，この粘膜下組織というクッションの欠如した被圧変位量の少ない咀嚼粘膜と，クッションの存在する被圧変位量の大きい被覆粘膜の印象採得を同時に行う際には，考慮が必要である．

咀嚼中の表情筋と舌の役割

　咀嚼は単に上下の歯が咬合して行われるだけではなく，表情筋や舌のサポートによって成り立っている．
　上下の歯ですりつぶされた食物は，頬粘膜が頬側に落ちないようにサポートするため舌側に落ちる．そして舌がそれらの食物をうまく歯列の上に戻し，そしてまた上下の歯によってすりつぶされる（**図12**）．この繰り返しが咀嚼運動である．

　表情筋，特に口の周囲の口輪筋は食物をとらえるのに役立つ．そして咀嚼中に頬粘膜を動かしているのが表情筋の一種である頬筋である．すなわち表情筋は，咀嚼において大切な役割を担っているのである（**図8**）．
　また，舌を動かしているのが舌筋で，さまざまな方向に走行する舌筋によって舌の複雑な動きが可能となっている（**図13**）．

機能時に義歯の安定に役立つ筋

　義歯を製作する際に考慮すべきことは，「いかに周

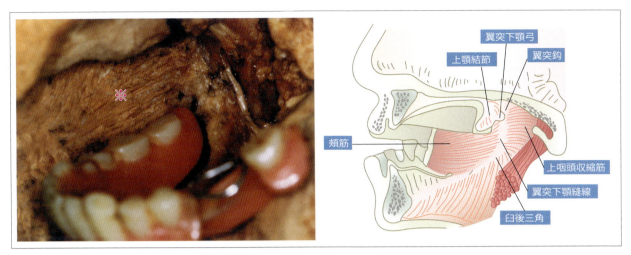

図14　口腔内からみた頰筋の走行状態と下顎義歯
　右側頰粘膜を剖出すると頰筋が下顎義歯咬合平面にほぼ平行に横走しているのがわかる（※）．頰筋は咀嚼，嚥下などさまざまな重要な機能を司るため，頰筋の機能解剖学的な形態を考慮した下顎義歯の形態の調和が重要である

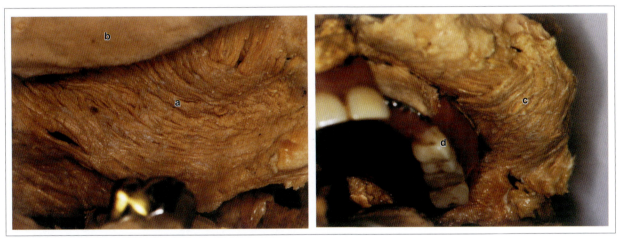

図15　口腔内より剖出した頰筋上部筋束および同標本に義歯を装着して前方から観察したところ
　a：頰筋　b：上顎骨　c：頰筋　d：上顎義歯

囲の筋を義歯の維持安定に関与させるか」である．すなわち，義歯と周囲の筋の適正な調和が義歯製作の成功の秘訣となる．また，義歯の維持・安定に役立つ筋としては頰筋が主であるが，頰筋以外の表情筋についても十分理解することが重要である．

　頰筋は，他の表情筋である笑筋，口角下制筋，下唇下制筋などとともに口角部に集まる．この部位を「モダイオラス」（口角結節）と呼ぶが，この位置は口角より外方4.5〜4.7mm付近にある．咀嚼時にはモダイオラスがスムーズに動くことが大切であり，義歯床の位置によってはモダイオラスが十分に働かず，食塊が咬合面からこぼれたり，頰粘膜を嚙むことにもなる．

　頰筋は，広く大きい筋肉で，頰部の大部分を占める．上下顎大臼歯部の歯槽部外面と下顎大臼歯後方にある頰筋稜ならびに翼突下顎縫線から起始し，口唇に向かって前走し，上半部の筋束は上唇へ，下半部の筋束は下唇へ入り，口輪筋の大部分をつくる（図8）．

　さらに頰筋の起始部である翼突下顎縫線からは頰筋とは全く逆の後方へ向かい，咽頭収縮筋が走行する（図14）．

　また，上顎骨から起始する頰筋の筋束は2層構造になっており，内層の筋束はいったん前下方へ走行したのち，咬合平面とほぼ平行に前走する（図15）．機能時，この筋束の走行と義歯の形態が調和していれば，機能的な維持が発揮されると考えられる．

無歯顎補綴にかかわる機能解剖学

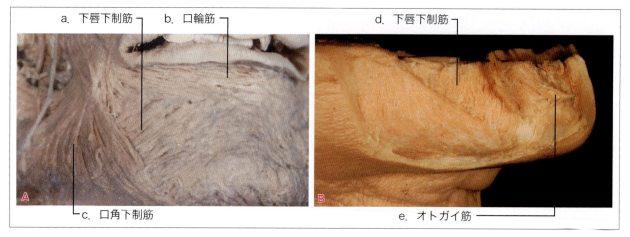

図16 嚥下時に強く収縮するオトガイ筋
A：口角下方の表情筋　B：口輪筋の一部を除去してオトガイ筋を観察
口角下制筋（c）と下唇下制筋（a）は口角を下方に引き，口輪筋（b）は頬筋が大部分を構成しているため，その収縮によって口角を外後方へ引き口裂を一直線とし，口腔前庭を小さくする．口輪筋，下唇下制筋（d）を除去しオトガイ筋（e）を観察．オトガイ筋の収縮によってオトガイの皮膚を上方にあげる．オトガイ筋は嚥下運動時に強く収縮する

義歯の安定を妨げる可能性のある筋組織

下唇部を表層から剖出してみると，皮膚のすぐ内層には下唇下制筋，口角下制筋が出現する（図8）．そしてそのさらに下層にオトガイ筋が存在する（図16）．

オトガイ筋は嚥下時に強く収縮し，オトガイ部全体を前歯部歯列に強く押し当て嚥下機能を補助する役割を担っている．しかし，このオトガイ筋の強い収縮は義歯を跳ね上げ，義歯を離脱させる原因にもなりかねない．また，オトガイ筋の起始部は下顎前歯の歯槽隆起部に存在するが，歯を喪失した後，歯槽部の吸収によりオトガイ筋の起始部は歯槽頂部に位置するようになり，時間の経過とともにより義歯不安定の原因となっていく．よって，慎重に検査し，下顎義歯の形態にオトガイ筋の機能時の動きを反映させる必要がある．

下顎義歯舌側の部位では，舌骨上筋群のひとつである顎舌骨筋の機能時の動きが重要となってくる．顎舌骨筋は，口腔底を形成する板状の筋で，オトガイ舌骨筋と顎二腹筋前腹に挟まれている．下顎骨内面の顎舌骨筋線より始まり，反対側からの筋に結合して終わる．後方の顎舌骨筋線より起こる筋束，すなわち第三大臼歯部より起始する顎舌骨筋は反対側の筋に付かず，舌骨に停止する（図3）．

下顎骨は歯を喪失すると，顎舌骨筋の付着部である顎舌骨筋線まで歯槽部が大きく吸収する．顎舌骨筋は嚥下時に舌とともに口腔底全体を挙上させる機能的な役割があるため，下顎の印象で舌の動きを印記させるだけでは十分とはいえない．印象採得時に嚥下動作を取り入れることで，顎舌骨筋およびその上部の軟組織塊（舌下腺，舌神経，舌動・静脈，顎下腺管など）の動きを義歯の形態に反映できる．

おわりに

無歯顎補綴治療とは，「咀嚼機能を回復させる」という観点とは別の角度から考えると，「患者が歯を喪失し，顎骨などが大きく吸収した広い空間をどのように補うか」を試行錯誤する作業であるとも言える．機能と調和しない小さい義歯では，嚥下時に無用な空間が存在してしまい，スムーズな嚥下を行うことができない．また，必要以上に大きくてもその機能を阻害する．

無歯顎補綴治療には，歯牙喪失後の形態変化を含めた正確な解剖学的知識が必要であることは大前提である．しかしそれだけでは不十分で，患者個人の口腔機能を検査し，その機能をスムーズに発揮できる全部床義歯こそが咀嚼機能を担い，さらには消化管の一部としての嚥下機能を円滑にサポートする人工臓器になりえると考える．

全部床義歯の周囲組織との調和

口腔解剖の理解の重要性

　全部床義歯の維持・安定のためには，機能時における周囲組織との調和が重要である．したがって，治療を進めていく際に，前章で示した関連する口腔解剖を十分理解しておくことが必要不可欠といえる（図1～8）．

1. 上顎の全部床義歯に関連する口腔解剖

　上唇の表情筋には上唇挙筋，口角挙筋，上唇鼻翼挙筋，口輪筋の4つがある．これらの筋の収縮による上唇と上唇小帯の運動は，上顎義歯唇側における床縁の位置と辺縁形態，研磨面の豊隆に影響する．

　上顎義歯頬側部では，頬筋，大頬骨筋，小頬骨筋，笑筋の4つが影響する．

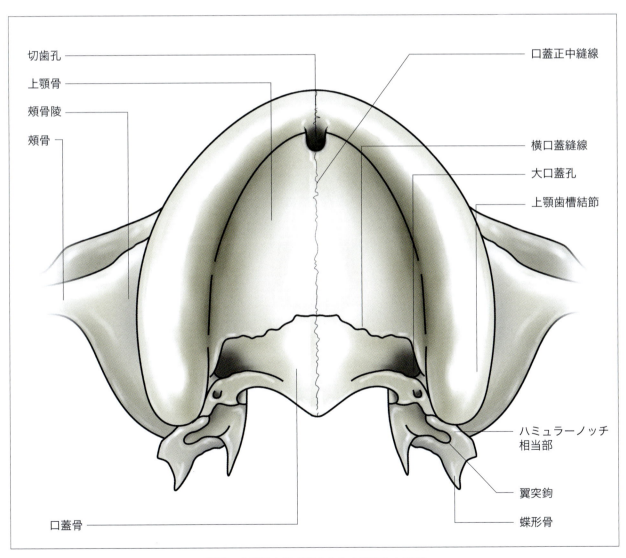

図1　上顎骨を咬合面方向から観察した状態

全部床義歯の周囲組織との調和

上顎歯槽結節部は，筋突起と側頭筋，咬筋が床辺縁と研磨面に影響する．

軟・硬口蓋は，口蓋帆張筋と口蓋帆挙筋により挙上される．軟口蓋に床後縁を延長してこれらを圧迫すると違和感や嚥下障害を生じることになる．

2．下顎の全部床義歯に関連する口腔解剖

下唇の表情筋には下唇下制筋，口角下制筋，オトガイ筋，口輪筋の4つがあり，唇側床縁の位置と辺縁形態，研磨面の豊隆に影響する．

頬側外斜線部は，義歯床縁の頬側への拡大の目安となる．この部位には頬筋と咬筋浅部があり，床縁の位置と形態，さらに研磨面の豊隆に関連する．

翼突下顎縫線は開口度に伴って変化し，床後縁の形態に影響することがあるので注意を要する．

顎舌骨筋は，口腔底を形成している筋の主体であり，舌運動に際して口腔底の高さを変化させるため，臨床上重要である．したがって，顎舌骨筋線は，舌側後方床縁設定の目安となる．印象時には，顎舌骨筋線後方の後顎舌骨筋窩まで採得する必要があり，内側翼突筋や舌骨舌筋，縦舌筋も含めた解剖を十分に認識しておく必要がある．

舌側前方床縁では，顎舌骨筋線の前方部の前顎舌骨筋窩から舌小帯部にかけて，オトガイ舌筋や舌下腺との関係も含めた解剖と機能時の状態を十分認識しておく必要がある．

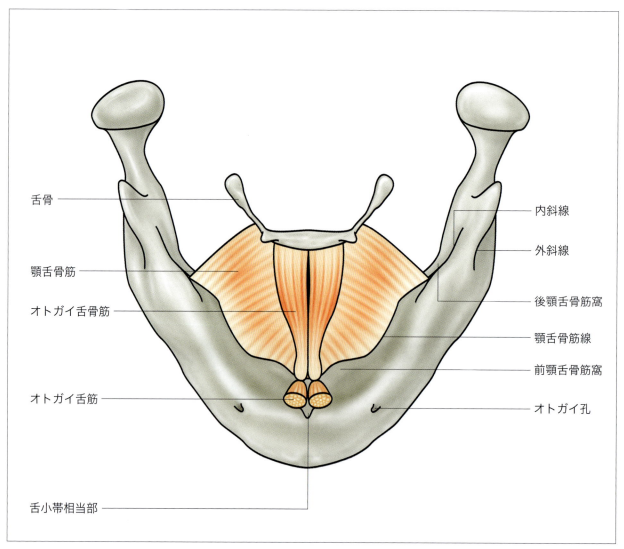

図2　下顎骨を咬合面方向から観察した状態

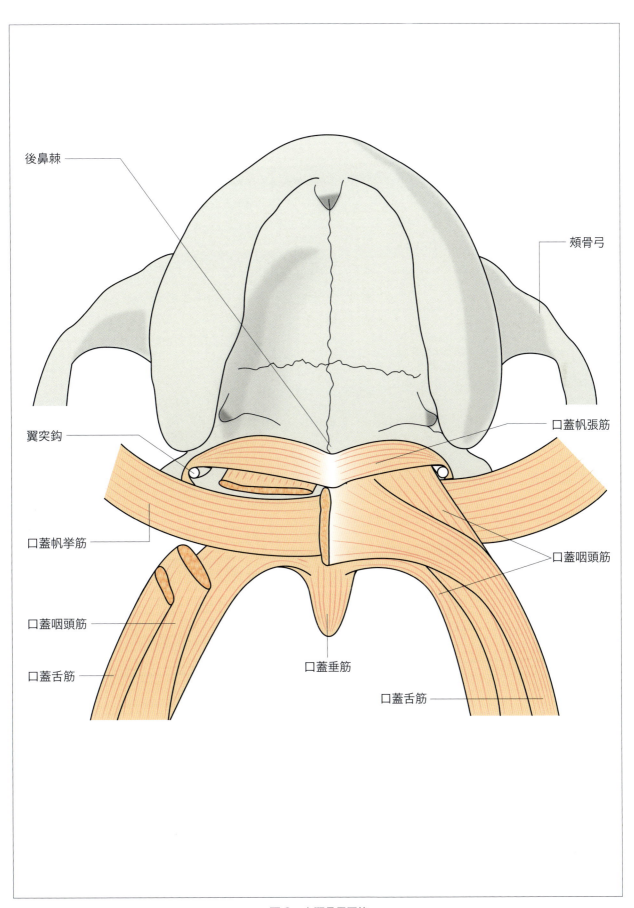

図3　上顎骨周囲筋

全部床義歯の周囲組織との調和

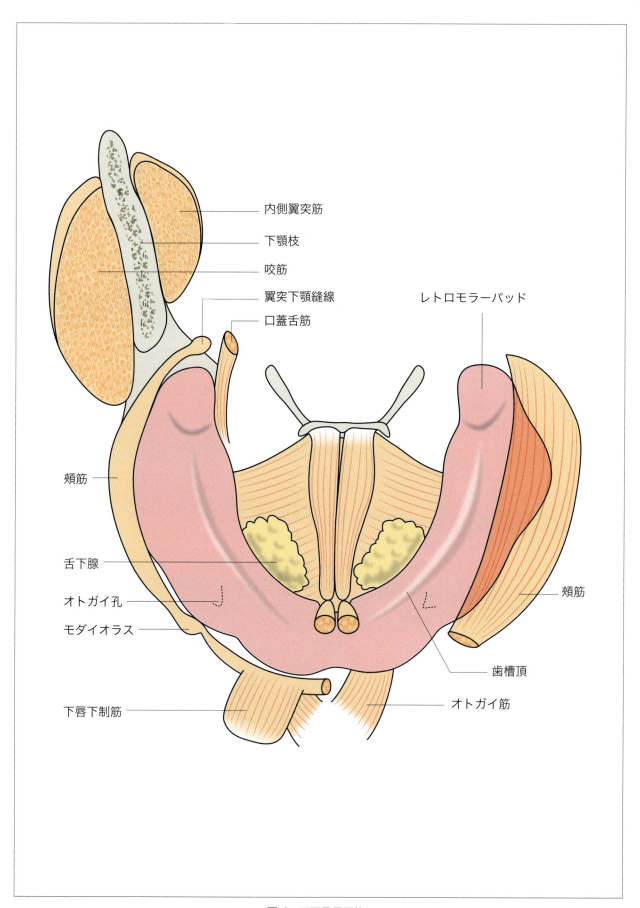

図4　下顎骨周囲筋

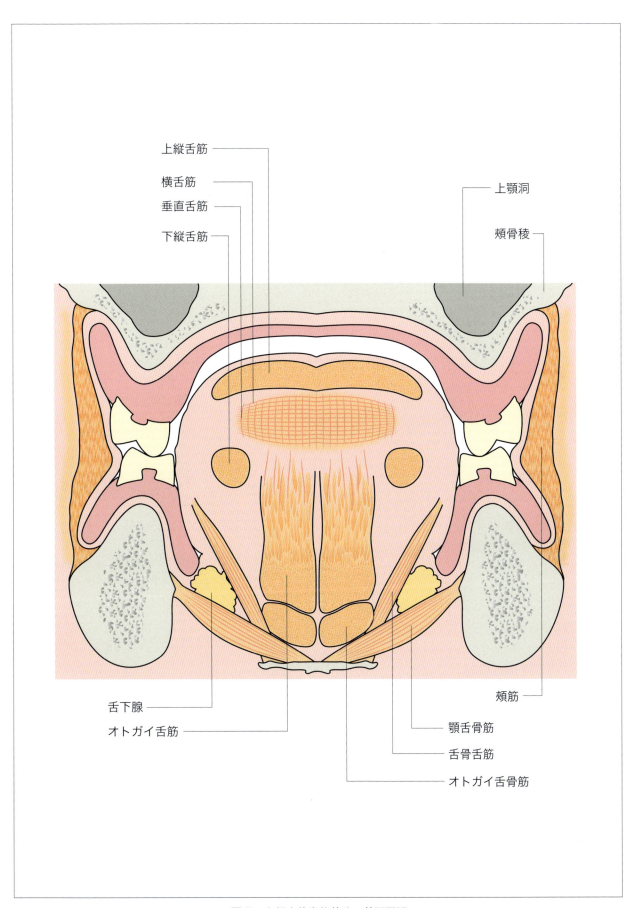

図5　全部床義歯装着時の前頭面観

全部床義歯の周囲組織との調和

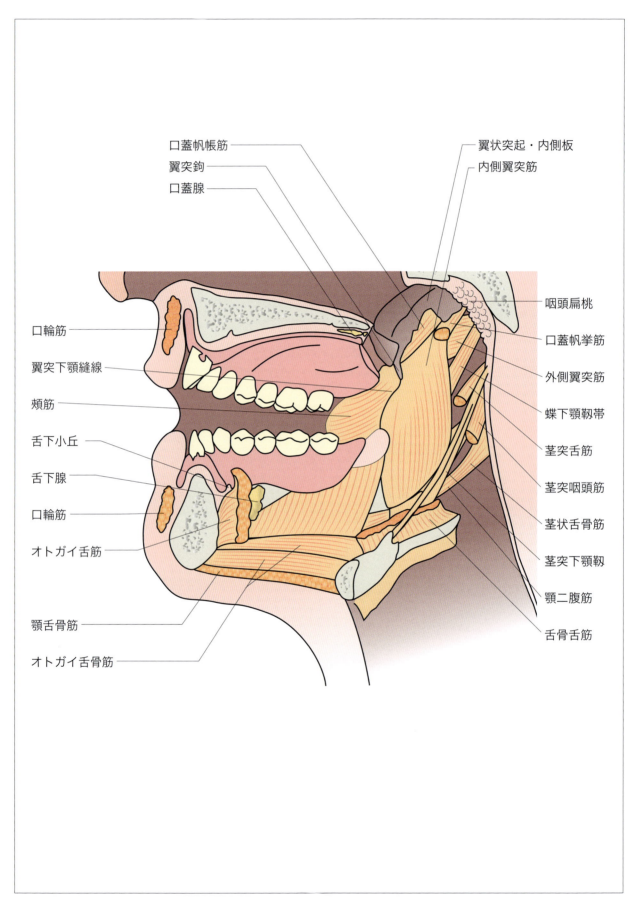

図6　全部床義歯装着時の正中傍断

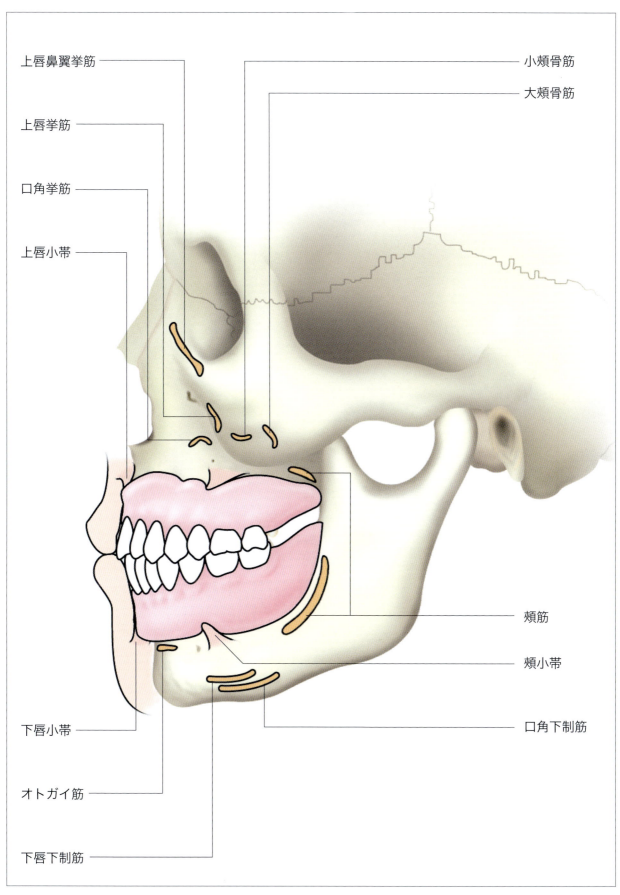

図7　表情筋

全部床義歯の周囲組織との調和

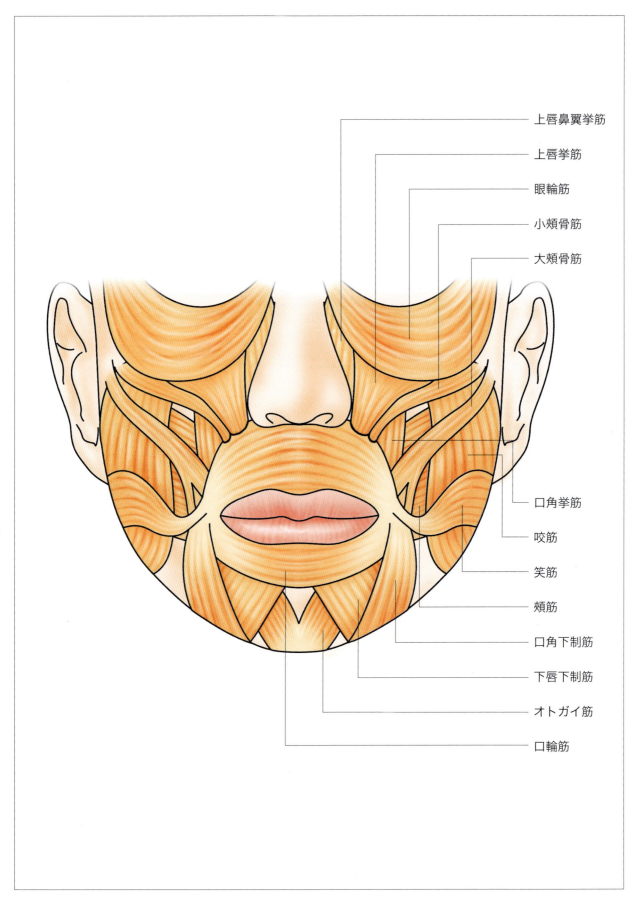

図8 全部床義歯治療に関与する表情筋

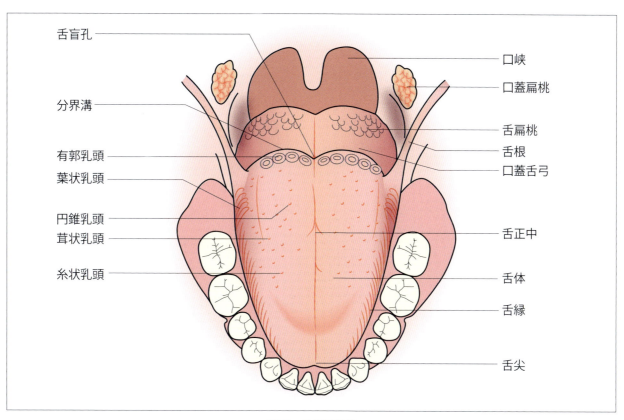

図9　舌周囲組織

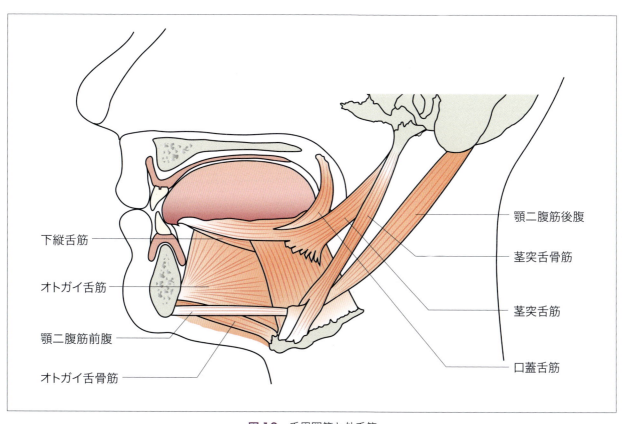

図10　舌周囲筋と外舌筋

全部床義歯の周囲組織との調和

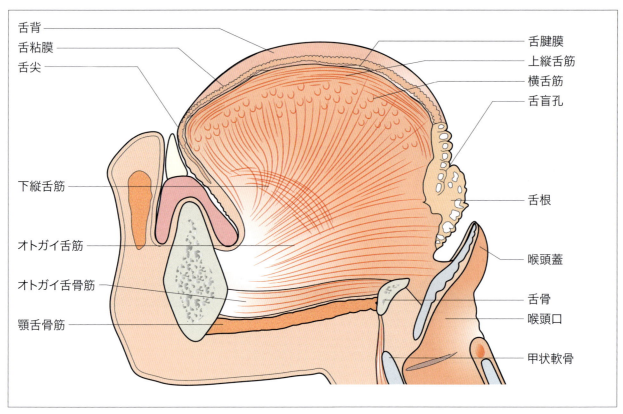

図11　内舌筋

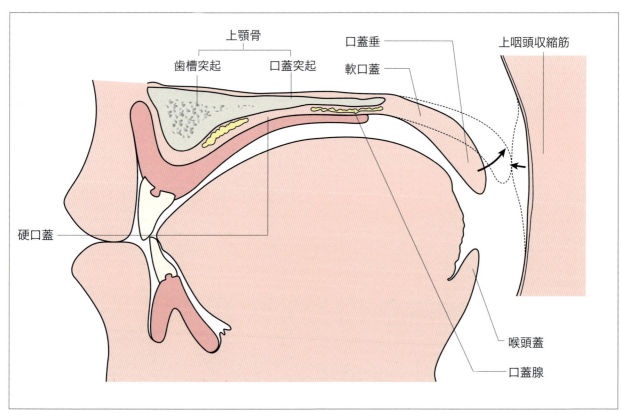

図12　軟口蓋と義歯床後縁

治療に必要な3つの診断

治療開始前に行うべき3つの診断

臨床にあたっては，まず「病態診断」，「発症メカニズムの診断」，「エンドポイントの診断」の3つの診断を必ず行ってから治療にとりかかることが肝要である（図）．これにより，対症療法や過剰治療に陥ることなく，常に患者さんに最も有益な適正治療に近づけることができる．

1. 病態診断

主訴をはじめとする訴えの聴取による，患者さんが最も困っていること，気になっていること，不都合だと感じている事項を把握したうえで，全身と局所の検査をとおして患者さんの現状を客観的に捉えるための病態診断を行う．

2. 発症メカニズムの診断

さらに，患者さんの訴えと抱える問題の原因と，現在の病態に至った原因を究明し，再発を防止するために発症メカニズムの診断を行う．

3. エンドポイントの診断

そのうえで，すべての条件を盛り込んで，患者さんにとって最善の具体的治療目標を決定するための診断を行い，前処置も含めた治療方針と治療計画を立案する．

図　治療に必要な3つの診断

1 術前の顎機能検査

生体の解剖と生理をふまえた顎機能検査

歯科の専門領域は顎口腔系であり，これを構成する顎関節，筋，咬合に関する初診時の機能検査は不可欠なものであることはだれもが認識している．しかし，ほとんどの医療機関で，このきわめて大切な機能検査が的確には行われていないという現実があり，その理由は従来一般に提唱されてきた顎機能検査法の有効性が必ずしも高くはなく，しかも日常臨床に十分組み込めるものとは言い難いことが挙げられる．本書では，生体の解剖や生理を踏まえた有効性の高い触診法を，また臨床の現場に明日からでも診療システムとして導入でき，共通の診断基準のもとで捉えることのできる実践的な筋と顎関節の触診法を示す．これらは従来法の問題点を整理して改良を加えて筆者らが20年前から臨床導入しているもので，20秒程度で行うことができ，初診時のスクリーニングとしても有効である．

全部床義歯の患者さんは，有歯顎から無歯顎に至る過程で顎口腔系に不調和が生じ，顎関節や筋に障害が発現している可能性が高い．著者らはすべての患者さんに対し，初診時はもとよりリコール時にもこの顎機能検査を行っている．その目的は，①病態診断，②病状記録，③患者さんの病状認識，④治療の評価，⑤予後の評価 である（表1）．

筋と顎関節の疼痛には，①自発痛，②運動痛，③圧痛の3種が挙げられるが（表2），この中で特に圧痛に関しては，患者さんが自覚していない場合がほとんどであるため，病状を患者さん自身に認識してもらううえでも，顎機能検査はきわめて大切である．

1．顎関節の検査

著者らは，初診時のスクリーニングとして，まず顎関節部側方から触診を行い，疼痛の有無や左右の顎関節の最大開閉口運動時における回転と滑走のタイミングを読み取る．

異常が疑われた場合は，①側方からの検査，②後方からの検査，③下方（下顎角部）からの検査，④上関節腔における滑走状態の検査の4種の触診を行って（表3），初診時の臨床診断を下す（図1～4）．これは種々の病態をできるだけ漏れなく把握するために，側方からの触診の後に必要に応じて他の3種の触診を組み合わせて施行するものである．また，顎関節音に関する検査には，顎関節用ステレオステソスコープの使用が有効である（図5, 6）．

2．筋の検査

著者らが初診時にスクリーニングとして検査する

表1　顎機能検査の目的

1. 病態診断
2. 病状記録
3. 患者さんの病状認識
4. 治療の評価
5. 予後の評価

表2　筋と顎関節の疼痛

1. 自発痛
2. 運動痛
3. 圧痛

表3　顎関節触診

1. 側方からの検査
2. 後方からの検査
3. 下方（下顎角部）からの検査
4. 上関節腔における滑走状態の検査

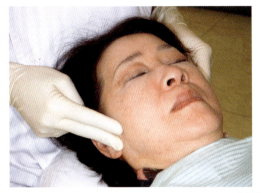 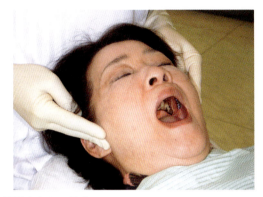

図1-a，b　顎関節部側方からの検査

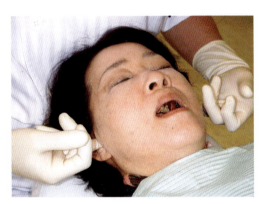 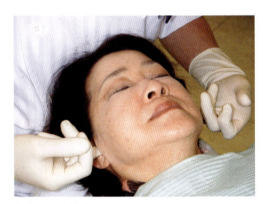

図2-a，b　顎関節部後方からの検査

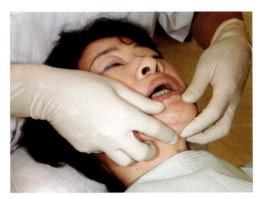

図3　顎関節下方（下顎角部）からの検査

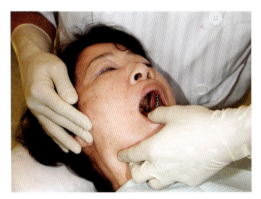

図4　上関節腔における滑走状態の検査

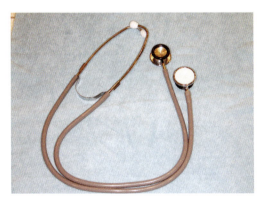

図5　ステレオステソスコープ

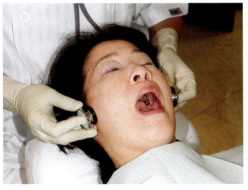

図6　顎関節雑音はステレオステソスコープによる聴診が効果的である

1 術前の顎機能検査

筋は**表4**に示すように咬筋，側頭筋，顎二腹筋の3種10部位であり，患者さんを水平位として，左右の示指により左右側均等に圧を加える双指法で，**表5**に示す5段階評価を行っている（**図7～18**）．

著者らは適正手指圧の基本を1,000gとして，症例に応じ800～1,200gの範囲で使い分けている．たとえば，痩せている方には弱めに800gで，太っている方，脂肪層の厚い方には強めに1,200gで触診する．

この適正手指圧の体得は一般にきわめて困難で長年の経験が必要とされているが，市販されている2kgのバネ秤を横にして置き，左右の示指（人差し指）末節の腹部で保持し，指の圧感覚と秤の示す目盛りとの関係をみながらバイオフィードバックの要領で訓練すると，通常であれば数十分程度の短時間のトレーニングで適正手指圧を体得できる．臨床に先立ち，この訓練は必須である．

表4 筋の触診部位と順序

1. 咬筋深部の触診
2. 咬筋浅部起始部の触診
3. 咬筋浅部停止部前縁の触診
4. 咬筋浅部停止部後縁の触診
5. 咬筋浅部中央の触診
6. 側頭筋前部の触診
7. 側頭筋中部の触診
8. 側頭筋後部の触診
9. 顎二腹筋前腹の触診
10. 顎二腹筋後腹の触診

表5 圧痛の5段階評価

- －：痛くない
- ±：違和感あり
- ＋：痛い
- ＋＋：かなり痛い（眼瞼反射の発現）
- ＋＋＋：激しく痛い（体動の併発）

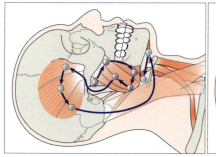

図7 筋の触診部位と順序．初診時にスクリーニングとして診査する筋は，咬筋，側頭筋，顎二腹筋の3種10部位である

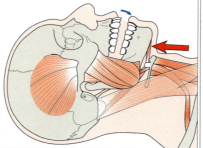

図8-a，b 顎二腹筋前腹の触診．軽く開口した状態で行い，顎二腹筋後腹の触診は頭部を後屈させ下顎前方位で行う

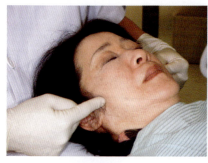

図9 咬筋深部の触診．左右の示指で双指法により均等に圧を加える

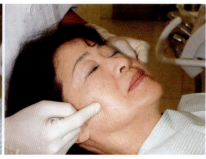

図10 咬筋浅部起始部の触診

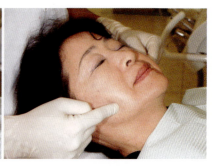

図11 咬筋浅部停止部前縁の触診

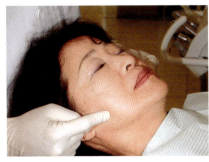 図12 咬筋浅部停止部後縁の触診
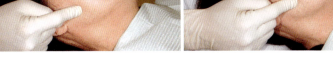 図13 咬筋浅部中央の触診
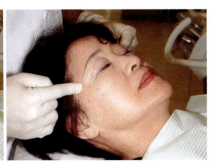 図14 側頭筋前部の触診

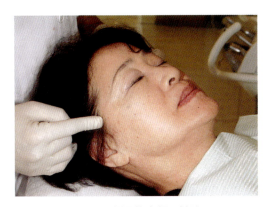 図15 側頭筋中部の触診
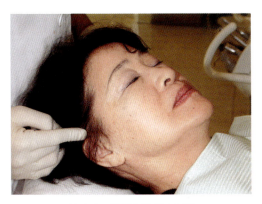 図16 側頭筋後部の触診

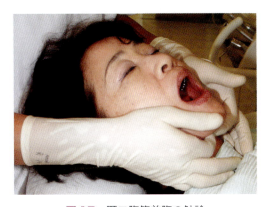 図17 顎二腹筋前腹の触診
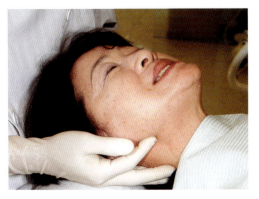 図18 顎二腹筋後腹の触診

3．障害が認められたときの対応

　この顎関節と筋の触診法は，前述のように20秒程度の短時間で行え，しかもだれにでも短時間で習得できるもので，臨床上きわめて有効性が高い．顎関節や筋に障害が認められ，顎関節症と診断された場合は全部床義歯による治療を行ううえでも難症例であり，当然必要に応じて顎関節症に対する治療を行うことになる．しかし，無歯顎の患者さんで，顎関節円板の前方転移を認めるが陳旧性に移行しており，自発痛，運動痛，著明な開口制限などの自覚症状を認めず，日常生活に特に支障のない場合は，通常，顎関節症に対する積極的な治療の必要性は低いと判断し，通法による義歯製作に入る．

　ただし，そのような症例においても，顎関節円板の復位を伴うか否かにかかわらず，特に患側顎関節のレトロディスカルティッシュへの負担過重を防止する必要がある．具体的な対応として，側方チェックバイトによって調節された咬合器の患側作業側側方顆路角をそのまま用いるのではなく，5°程度前方へ角度変更をしたうえで咬合構成を行う．また，新義歯装着後も患側への側方ガイドが後方へ行きすぎないように，あるいは患側後方臼歯部の咬合低位をきたさないよう，定期検診時に精査する．

2 一般検査

■ 術前に行う一般検査のポイント

　無歯顎患者の多くは，何らかの全身疾患を伴っていたり高齢化により生理的機能が低下して，反射機能が衰えた状態にある．

　また，義歯の装着経験がある場合は，それに対する不満や新しく製作する義歯に対する要求，ならびに期待や希望といった心理的側面を有しており，補綴治療の原則である「残存組織保全」と「機能回復率向上」を全部床義歯治療において両立させることは容易ではない．そこで，予知性の高い全部床義歯治療を行うためには，十分な術前の検査・診断が重要となってくる．

　ここで，最初に行う検査は問診である．これは，患者さんへの心理状態を捉える意味でもたいへん重要な審査項目といえる．基本的にはPOS（Problem Oriented System；問題志向システム）に則って行うべきである．すなわち，患者さんにとっての問題点は何かということを十分に掘り下げて聴取しなければならない．

　検査の順序としては，まず問診から全身的な検査を行い，次に局所的検査として現病歴の問診と現症の検査（口腔外検査，口腔内検査，X線検査）を行う．

　本書では，検査を一般検査と機能検査に分け，無歯顎患者にとって必要な検査事項について述べることとし，本項では，一般検査について説明する．

■ 医療面接時の問診

1．全身的検査

1）年齢・性別

　人工歯の形態・寸法・色調の選択，人工歯排列，歯肉形成時の形態付与のための情報となる．

2）主訴

　現在，患者さんが最も困っていること，気になっていること，不都合だと感じている事項を聴取する．

3）家族歴

　全部床義歯の製作に直接関係する可能性は少ないが，患者さんの既往歴と照らし合わせ，遺伝性の疾病の可能性を考察する情報となる．

4）既往歴

　高齢者の場合は，全身的疾患を有することが多いため注意を要する．感染症の有無や麻酔経験の有無，心臓・循環器系疾患，血液疾患などの有無は，治療方針に影響を与える．消耗性疾患や糖尿病では，急激な骨吸収や口腔乾燥を伴うことがあるため，予後不良の恐れがあり，十分な患者教育が必要となる．これらの疾患は程度により，十分にコントロールされてから治療を行うべきであり，主治医との対診が必要となる．

　また，金属やレジンにアレルギーがある場合，設計に考慮が必要となる．

5）生活環境

　生活様式，習慣，経済力，職業などにより，来院回数，来院時間，義歯の設計（金属床義歯の選択や，金属人工歯，インプラント使用の可否など）に影響を与える．

　また，食事の嗜好や食品の種類による咀嚼の可否は，現在使用している義歯の評価や新義歯の設計，患者教育に必要な情報となる．

■ 局所的検査──現病歴について

　主訴の問診に伴い，①歯の欠損の時期や原因，②義歯の使用経験の有無と使用年数，③主訴をはじめとする訴えの詳しい内容，④それら訴えの部位と自覚症状，⑤それらの初発時期，⑥現在食べられる食品と食べられない食品，⑦新しく製作する義歯に対

する期待と要望などを詳しく聴取する．

歯の欠損時期や原因は，治療開始の時期や予後の予想に有用な情報である．義歯の使用経験の有無は，新義歯の予後に影響を及ぼすことを念頭におき，特に全部床義歯の経験のない患者さんには，全部床義歯とはどういうものなのかを長所短所ともに十分説明する必要がある．

また，新しく製作する義歯への期待と要望は，新義歯設計の有益な情報となる．

局所的検査――現症について

1. 口腔外検査

1）正貌

- 正貌全体の外形を人工歯選択時の参考にする場合がある
- 頬の膨らみの状態，口唇部や口角部の状態を観察し，歯肉形成や前歯部人工歯の排列を考察する
- 現在義歯を使用している場合は，装着した状態も観察し，新義歯設計の参考とする
- 口角部が荒れていたり，口唇のまわりに皺ができている場合は，現在使用中の義歯の咬合低位が疑われるため，人工歯咬合面の摩耗状態も併せて検査する
- 口角部や鼻唇溝が左右非対称な場合は，下顎の偏位が疑われる

2）側貌

- 上下口唇から人中部やオトガイ部にかけての凹み度合い
- 現在使用している義歯があれば，義歯を装着した状態で上唇と下唇の突出度合い
- 旧義歯によるリップサポートを改善するべきかの考察

2. 口腔内検査

1）欠損部顎堤の状態

- 欠損部顎堤は高さ，幅，形状，大きさ
- 骨吸収の状態
- 骨隆起（口蓋隆起，下顎隆起，上顎歯槽結節部の隆起）の有無
- 添窩：アンダーカット（後顎舌骨筋窩，犬歯窩，上顎歯槽結節部の添窩）の有無

2）欠損部顎堤とその周囲組織粘膜面の性状と形態

- 欠損部顎堤粘膜の被圧縮性，浮動性
- フラビーガム，炎症の有無
- 旧義歯による圧痕や潰瘍の有無
- 各小帯の形態，付着位置
- 切歯乳頭，口蓋小窩
- 上顎歯槽結節外側のポケット
- 粘膜上の外斜線の位置と同部のデンチャースペースをエアシリンジを用いた検査
- 舌下部と頬粘膜の緊張度合い
- 頬筋，下唇下制筋，咬筋の発達度合い
- オトガイ筋，オトガイ筋の緊張度合いと付着位置

これらの検査は視診だけでなく，圧痛を感じる部位やリリーフを必要とする部位を手指で確認する．

3）上下顎歯槽堤の対向関係

義歯の設計，特に人工歯の選択や排列に関係する情報である．診断用模型を採取して，咬合器に装着し確認する場合もある．

4）唾液の分泌量と性状

唾液の分泌量は，義歯の予後を予想する大切な情報である．唾液の分泌量が少ない場合は，義歯の維持安定が不良となり，粘膜面に潰瘍を形成しやすくなる．また，唾液の性状は極端に粘性が高いと印象面に影響を与えることがある．

5）舌の大きさ

舌が大きいと一般的に義歯の維持安定が不良となる．著しく舌が大きい場合は，人工歯排列位置や下顎義歯床舌側研磨面の形態に配慮しなければならない．

6）旧義歯の状態

使用年数，修理の有無，義歯の形態と厚さ，義歯の清掃状態，維持安定性を精査する．そのほか，床粘膜面の適合状態と床縁の位置，咬合と人工歯排列の状態を以下の項目について精査する．

2 一般検査

① 床粘膜面の適合状態と床縁の位置

義歯の適合状態は，適合試験材などを義歯床粘膜面に塗布した後，手圧，あるいは左右側咬合面間にロールワッテなどを介在させて咬合させることによって検査する．これは，ロールワッテなどを介在させずに単に咬合させた場合，咬合の状態によって義歯が偏位する可能性があるため，正確な適合性が判断できないためである．床縁の位置は，義歯を装着した状態での視診や，患者さんに機能運動（開閉口運動，嚥下運動など）をさせて床縁の過不足を検査する．

② 咬合

咬合高径，咬合接触状態の水平的な偏位の有無，早期接触の有無，咬頭干渉の有無，咬合平面の位置と傾斜度，咬合平面の彎曲度，咬合面の形態，咬耗の程度などを口腔内外で検査する．特に，水平的な偏位の有無や早期接触・咬頭干渉の有無を検査する際は，上下顎臼歯部を拇指と示指で触診しながらタッピングとグラインディングを行わせ，早期接触と咬頭干渉の有無を検査する．

また，咬合紙を用いて咬合診査する際には，生体の逃避反射（表情筋の緊張による顎位の後方偏位）に留意し，口角を後方へ牽引する動作をやめるように促す必要がある．

③ 人工歯排列の状態

前歯部人工歯の審美性に不満を訴える患者さんや義歯が外れやすいと訴える患者さんの場合，前歯部の被蓋関係，歯軸傾斜度，排列位置の不良が原因であることが多いので，顔貌の検査と併せて評価する．

また，頬や舌を嚙みやすいとか，片側で嚙むと義歯が外れやすい，うまく嚙めないと訴える患者さんは，臼歯部の被蓋関係や排列位置の不良が原因であることが多い．

3．X線診査

1）パノラマX線写真

顎骨内の状態と残存歯槽部の骨高径を検査する．

2）側斜位経頭蓋撮影法

顎関節の関節窩に対する顆頭の位置，顆頭の形態，骨の吸収状態などを検査する．

4．MRI検査

顎関節の関節円板の位置と形態，顎運動時の関節円板動態を検査する．

以上の検査により得られた情報をもとに，まず病態診断と患者さんの現状を把握する．さらに，患者さんの訴えと抱える問題の原因と，現在の病態に至った原因を究明して，再発を防止するための発症メカニズムの診断を行う．そのうえで，すべての条件を盛り込んで，患者さんにとって最善の具体的治療目標を決定するためのエンドポイントの診断を行い，前処置（48～57頁）も含めた治療方針と治療計画を立案する．

以下，実際の症例を通じて一般検査の手順を供覧する（図1～29）．

CASE 1

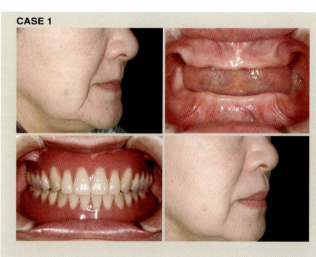

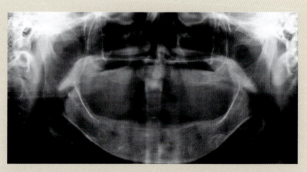

図2 パノラマX線写真

図1 顎堤吸収は中程度で，義歯装着により適正なリップサポートが得られる

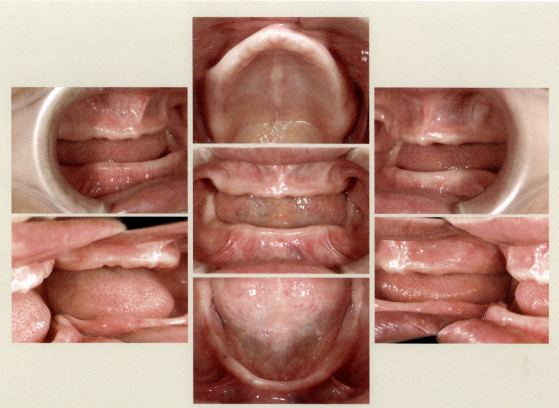

図3　上下顎顎堤の状態

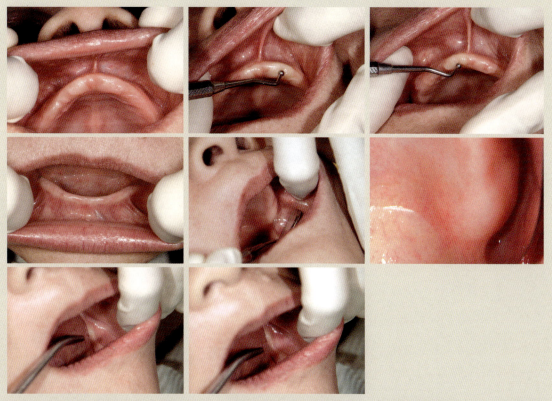

図4　顎堤粘膜や周囲組織粘膜面の検査．上顎では前歯部歯槽堤の厚みと歯槽堤部の検査，および上顎歯槽結節部のスペースの確認を行い，下顎はエアシリンジを用いて粘膜面上の外斜線部のデンチャースペースを確認する

2 一般検査

CASE 2

図5　正貌および側貌から皺や下顎前突様顔貌がみられる

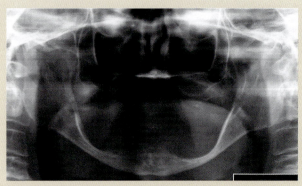

図6　臼歯部歯槽堤に高度な骨吸収が認められる．オトガイ孔は上方へ開放している

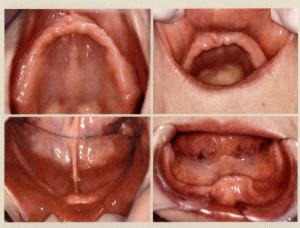

図7　上顎前歯部歯槽堤には著明なフラビーガムが認められ，骨吸収像が認められる

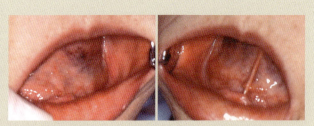

図8　左右非対称な下顎前歯部歯槽堤はヒモ状に残存している

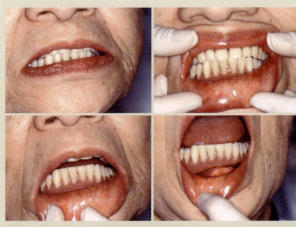

図9　床縁の設定位置や前歯部の排列が不適切なため，わずかに開口しても下顎義歯が浮き上がる

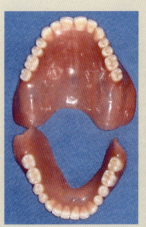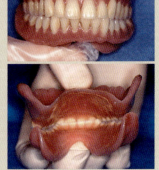

図10　旧義歯の検査

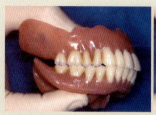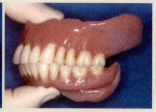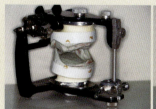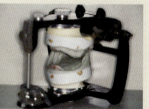

図11 旧義歯は咬合高径が低く，下唇部の筋との調和がとれていない

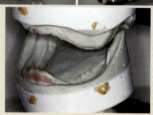

図12 模型上での検査．上下顎とも歯槽堤の傾斜が著明で，下顎は骨体部にまで吸収が及んでいる

CASE 3

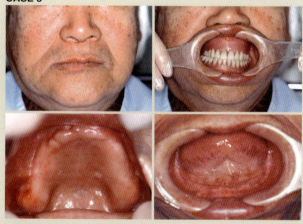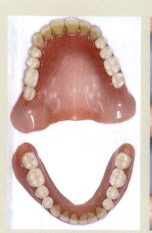

図13 正貌より口角部や鼻唇溝が左右非対称である．旧義歯装着時には咬合平面が傾斜している．上顎にはフラビーガムが認められる

図14 顎機能検査により右側顎関節に圧痛を認めた

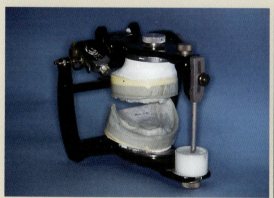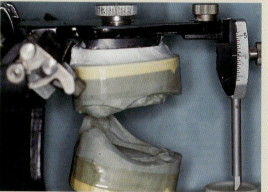

図15 模型上での検査．上下顎とも著明な顎堤吸収を認めた

2 一般検査

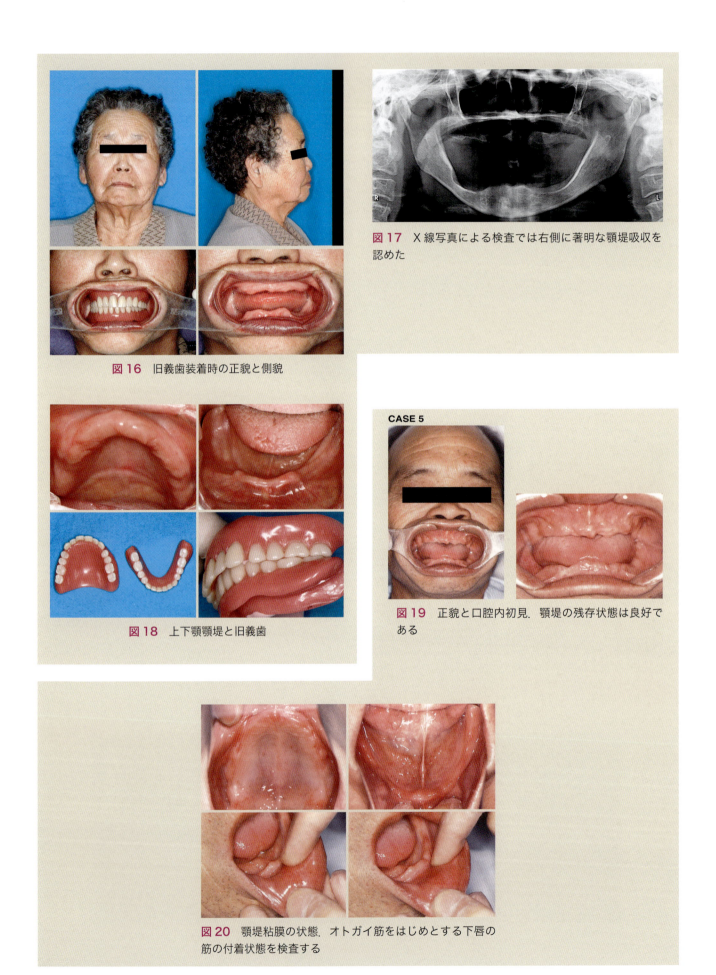

図16　旧義歯装着時の正貌と側貌

図17　X線写真による検査では右側に著明な顎堤吸収を認めた

図18　上下顎顎堤と旧義歯

図19　正貌と口腔内初見．顎堤の残存状態は良好である

図20　顎堤粘膜の状態．オトガイ筋をはじめとする下唇の筋の付着状態を検査する

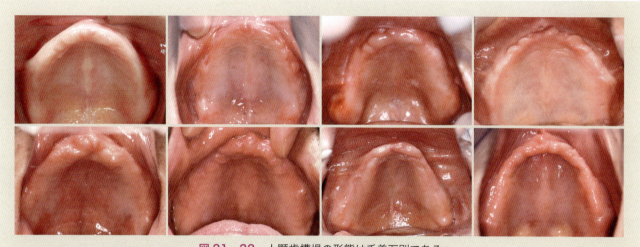

図21，22　上顎歯槽堤の形態は千差万別である

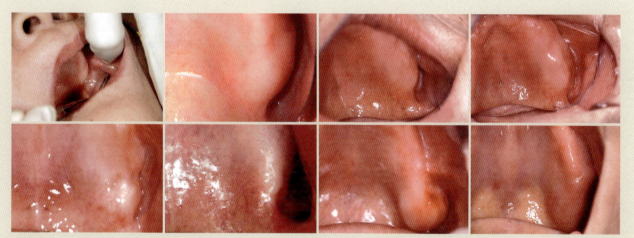

図23，24　個人差がある上顎歯槽結節部の状態．このバッカルスペースを義歯で封鎖する必要があるため十分に検査しておく

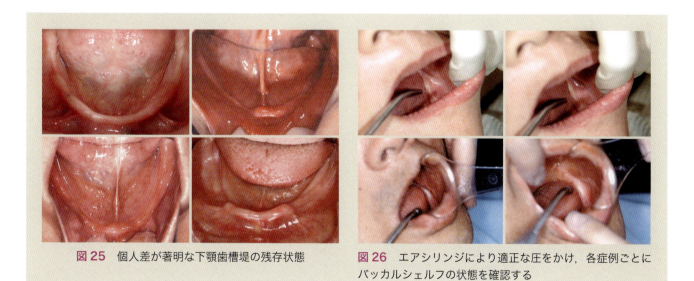

図25　個人差が著明な下顎歯槽堤の残存状態

図26　エアシリンジにより適正な圧をかけ，各症例ごとにバッカルシェルフの状態を確認する

3 概形印象と診断用模型の製作

確実な概形印象のポイント

　全部床義歯臨床における概形印象では，治療に必要な解剖学的ランドマークを含み，患者さん固有の口腔内を再現することが重要である．

　無歯顎者の概形印象において必ず再現すべき解剖学的ランドマークは，<u>上顎では，上唇小帯，切歯乳頭，頰小帯，口蓋小窩，上顎歯槽結節外側，ハミュラーノッチ</u>であり，<u>下顎では，下唇小帯，頰小帯，舌小帯，顎舌骨筋線，後顎舌骨筋窩，レトロモラーパッド，粘膜面上での外斜線</u>である．

　これらの解剖学的ランドマークは，診断用模型上での検査・診断はもとより，個人トレー製作時の外形を設定する際に重要な手がかりとなる．

　現在，全部床義歯の概形印象は無歯顎用既製トレーとアルジネート印象材による方法が一般的で，1回法と2回法（2重印象法）がある．2回法は，より確実な印象採得が可能であるが，手技が煩雑なうえチェアタイムも長くなり，患者さんに与える負担も大きいという難点がある．

　一方，1回法では一般に的確な概形印象が困難とされているが，本書では1回法により確実に印象を採得する臨床上のポイントを上下顎それぞれについて示す．

1. 上顎の概形印象（図1～15）

　上顎における既製トレーの選択にあたっては，左右の上顎歯槽結節外側の幅をコンパスで測定し，これを覆う適切なサイズのものを選択する．そして，口腔内にトレーを試適して上唇小帯や上顎歯槽結節外側と干渉していないことを確認する．

　実際の印象採得にあたっては，口蓋皺襞嵌凹部と上顎歯槽結節部外側ポケットに気泡が入りやすいため，あらかじめこれらの部位にアルジネート印象材を手指にて添入しておく．

　トレーの挿入にあたっては，まずトレー後方部より顎堤に圧接し，気泡が入らないように注意しながら順次トレー前方部まで圧接する．患者さんに「いー」「うー」「おー」の発音と軽い吸啜を行ってもらうことで，ある程度の筋形成を行うことができる．

　これにより，頰粘膜や口唇などの可動粘膜が押し広げられた印象とはならずに，辺縁の長さや厚みがコントロールされた適切な概形印象を採得することが可能となる．

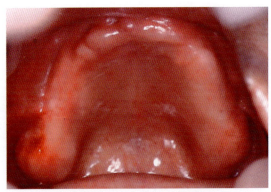

図1　上顎の概形印象に先立ち，解剖学的ランドマークの検査を行ったうえで既製トレーの選択に入る．まずは上唇小帯の付着位置ならびに犬歯窩のアンダーカットを検査する

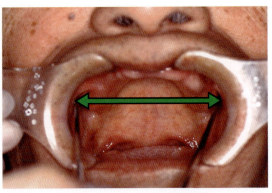

図2　ハミュラーノッチから上顎歯槽結節に至る空間の深さや幅，ならびに頰小帯の付着位置を検査する

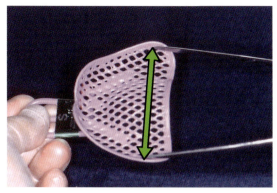

図3 両側上顎歯槽結節の外側幅径をコンパスで測定する

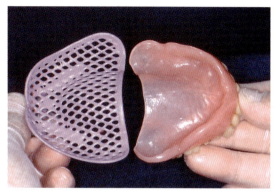

図4 上顎歯槽結節を覆い，やや小さめの既製トレーを選択する．旧義歯を参考にしてトレーの選択をすることも有効である

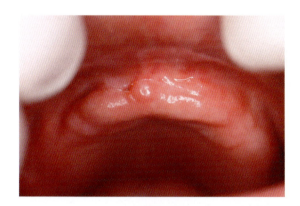

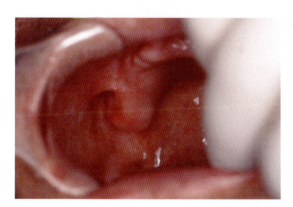

図5-a, b トレーを試適し，上唇小帯との位置関係を確認する

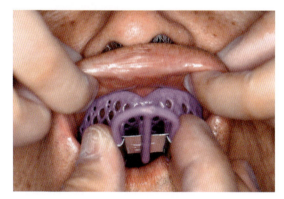

図6-a, b トレーが上顎歯槽結節を覆い，頰粘膜を押し広げていないことを確認する

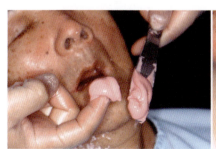

図7 アルジネート印象材の練和

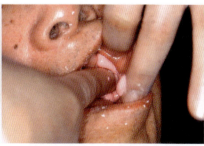

図8 ハミュラーノッチから上顎歯槽結節の外側にかけては印象材が入りにくく，適切な印象採得が困難なため，あらかじめ手指で印象材を添入する

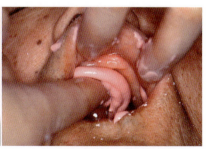

図9 口蓋皺襞嵌凹部も気泡が入りやすいため，あらかじめ印象材を擦り込む

3 概形印象と診断用模型の製作

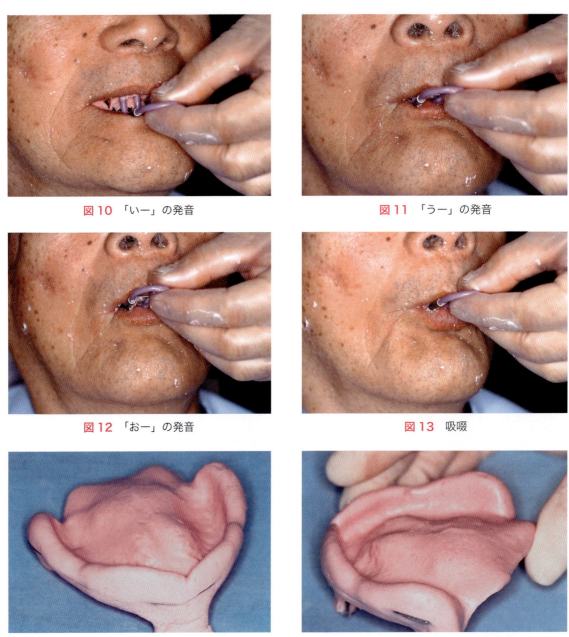

図10 「いー」の発音

図11 「うー」の発音

図12 「おー」の発音

図13 吸啜

図14-a, b　ハミュラーノッチから上顎歯槽結節外側の空間に印象材が入り，適切な辺縁の長さや厚み，小帯が再現された概形印象

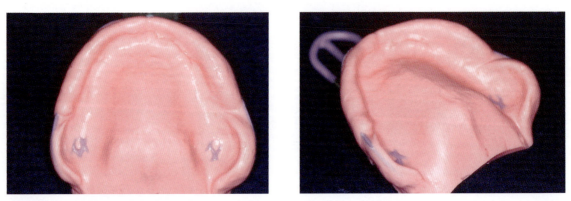

図15-a, b　犬歯窩，上顎歯槽結節外側のアンダーカット，また後方の解剖学的ランドマークである口蓋小窩が採得られている

2. 下顎の概形印象 (図16〜30)

　下顎は上顎と異なり，顎堤吸収が進行するにしたがって残遺歯肉を歯槽骨に繋ぎとめている膠原線維性結合組織が失われることにより付着歯肉の幅が狭くなる．したがって，顎堤吸収が著明な症例では，歯槽頂付近の狭い範囲以外は可動粘膜となる．そのため，下顎の概形印象採得時にこの可動粘膜部は骨面から浮上してヒモ状のシワがより，解剖学的なランドマークが失われた印象になる．解剖学的ランドマークは個人トレーの外形を設定する際に重要な手がかりとなるため，概形印象で可動粘膜部が骨面から浮上してヒモ状のシワができないように骨面に密着させた状態で，粘膜面上の外斜線部，バッカルシェルフ (頬棚)，レトロモラーパッド (臼後結節)，顎舌骨筋線，後顎舌骨筋窩などの解剖学的ランドマークを確実に採得する方法を示す．

　まず，下顎におけるトレーの選択は，左右のレトロモラーパッドの内側をコンパスで測定し，トレー舌側後縁部が適合するやや大きめのトレーを選択する．選択したトレーを口腔内に試適し，レトロモラーパッドを覆い小帯と干渉していないことを確認する．

　通常，下顎の概形印象採得時には，舌骨舌筋や上・下縦舌筋の緊張が誘発され，レトロモラーパッド部と舌側縁部が密着して，後顎舌骨筋窩へアルジネート印象材が十分に圧入されないため，同部の的確な印象採得が困難である．

　同部を常時的確に印象上に再現するためには，まずアルジネート印象材をトレーに盛り付けたうえで口腔内の所定の位置の上方まで軽く挿入する．次いで，舌を前方へ突出するように指示して，横舌筋，オトガイ舌骨筋，オトガイ舌筋を緊張させ，上縦舌筋，下縦舌筋，垂直舌筋，舌骨舌筋を弛緩させることにより後顎舌骨筋窩部に空隙が形成された状態で，この空隙へ印象材を送り込むようにトレーを所定の位置まで圧入する．この操作により，後顎舌骨筋窩部をはじめとする解剖学的ランドマークの確実な印象採得が可能となる．

　なお，後顎舌骨筋窩部へ前もってシリンジでアルジネート印象材を注出した後に，印象材を盛り付けたトレーを口腔内へ挿入する印象採得法は，特に顎堤吸収が進行した無歯顎高齢者では誤嚥による窒息の危険性があるため著者らは禁忌と考えている．

　トレーを所定の位置まで圧入後，下顎歯槽堤の残存状態がきわめて良好なケースでは，上顎の概形印象採得時と同様に，患者さんに「いー」「うー」「おー」の発音と吸啜を行ってもらい，概形印象採得時にも筋形成を行う．しかし，モンゴロイドである典型的な日本人の場合はほとんどのケースで下顎歯槽堤の吸収が著明で残存状態が不良なため，この基本的機能運動を行わずに顎堤粘膜を押し広げるように歯槽骨に圧接して概形印象を採得しなければならないケースがほとんどである．

　このように顎堤粘膜を押し広げて印象採得した場合は，粘膜面上の外斜線部が特に最終的義歯床縁の位置の推定が困難となる．そのため，エアシリンジを用いて確認したデンチャースペースを参考にして印象面に水溶性インクで床外形予想線を記入したうえで，診断用模型のための石膏注入を行う．この操作により解剖学的ランドマークが診断用模型上に印記される．

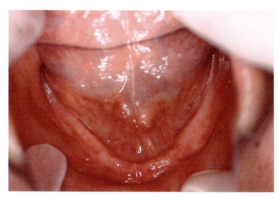

図16　下顎の概形印象に先立ち，解剖学的ランドマークの検査を行ったうえで既製トレーの選択に入る

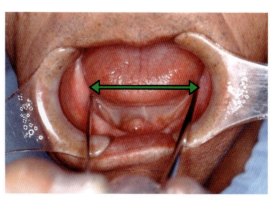

図17　両側のレトロモラーパッドの内側幅径をコンパスで測定する

3 概形印象と診断用模型の製作

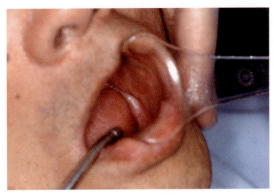

図18 粘膜面上の外斜線から頰棚にかけての印象域は、エアシリンジを用いて頰粘膜に一定の圧でエアを送り、デンチャースペースの範囲を確認する

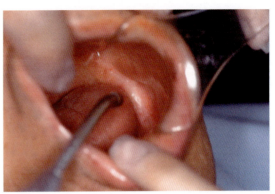

図19 その際、適切な空気圧の評価が大切となる。評価の方法は、空気圧をかけながら外頰部を手指で圧迫し、圧が強すぎることにより下顎骨骨体部を越えてデンチャースペースが拡大しすぎていないか否かを確認する。拡大しすぎていた場合には、圧を低下させて適切な空気圧になるようにコントロールする

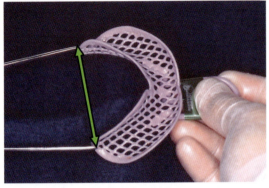

図20 両側のレトロモラーパッド内側幅径に合わせたトレーを選択するが、下顎の場合は少し大きめのトレーを選択する

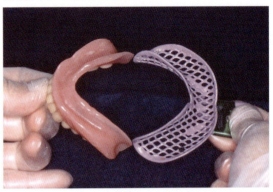

図21 既製トレーを選択するうえでは、旧義歯を参考にすることも有効である

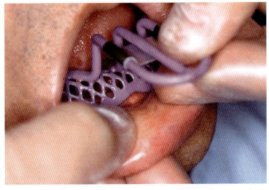

図22 トレーを試適し、レトロモラーパッドを完全に被覆していることを確認する

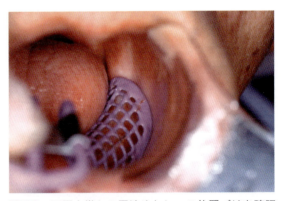

図23 下唇小帯との干渉やトレーの位置づけを確認する

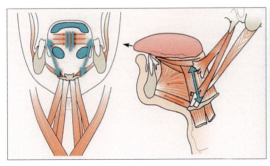
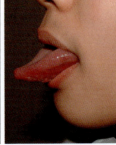

図24-a, b 後顎舌骨筋窩部の印象を確実に採得するには舌を前方へ突出させる。横舌筋を収縮させて舌を細長くし、オトガイ舌骨筋とオトガイ舌筋を収縮させて舌を前方へ突出させると、舌骨舌筋は弛緩し後顎舌骨筋窩が直視可能となる

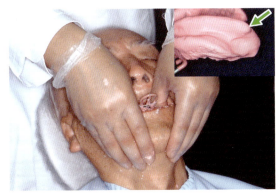

図25 後顎舌骨筋窩には，舌を前方に突出させて後顎舌骨筋窩に空隙を作った後，所定の位置までトレーを圧接する

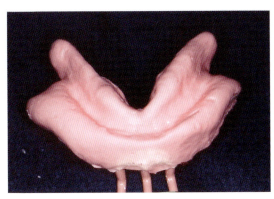

図26 顎舌骨筋線を越え，後顎舌骨筋窩が十分に再現されている

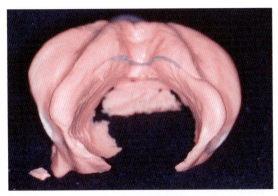

図27-a，b アルジネート印象材を用いた1回法の概形印象であっても，可動粘膜を骨面に密着させ，解剖学的ランドマークを適切に含んだ印象採得が可能である

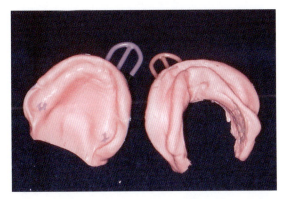

図28 解剖学的ランドマークが再現された上下概形印象

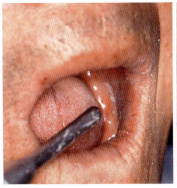

図29-a，b エアシリンジによりデンチャースペースを観察し，下顎外斜線部床縁の位置と形態を確認する

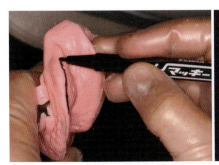

図30 下顎外斜線部の確認

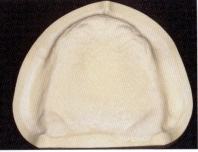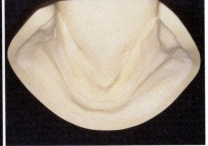

図31-a，b 概形印象採得時に本項で示した臨床上のポイントを抑えることで，患者さんの負担も少なく，効率のよい，しかも解剖学的ランドマークを含んだ概形印象が1回法で常時採得可能となる．これにより的確な診断用模型が製作できる

4 全部床義歯における支持の評価に基づく診断と設計

支持能力に応じた機能圧の適正配分のための評価項目

　補綴治療の原則である「残存組織保全と機能回復率向上の両立」を図るためには，まず保全すべき残存組織の状態を十分に検査・診断する必要がある．そして，補綴装置の設計のための診断で最も注意を払わなければならない重要な要素は，残存諸組織の支持能力である．すなわち，残存組織の支持能力に応じた歯列の再建を具現化するためには，支持組織の検査・診断の結果に基づいて支持能力を推定し，その支持能力に応じて諸組織へ機能圧を適正に配分することが補綴治療を成功へ導くうえできわめて大切である．

　全部床義歯においては，床下粘膜をはじめとする残存組織の支持能力は，顎堤吸収の程度，顎堤の形態，前後的走行方向，対合歯列との対向関係，粘膜の性状などの条件により異なるため，症例ごとにやはり総合的に評価する必要がある．

　これらに関する基本的事項を以下にまとめて示す．

顎堤粘膜の支持能力の推定

1. 上顎と下顎の違い（図1）

　顎堤粘膜の支持能力については，上顎と下顎とでは解剖学的に全く条件が異なることを認識しておく必要がある．

　顎口腔系において，上顎歯列と下顎歯列は，機能的に接触し協同して機能を営む．同様に口蓋と舌も協同して機能を営んでおり，口蓋，あるいは舌の一方が欠損すれば咀嚼，発音，嚥下などの機能はいずれも不能となる．

　上顎では歯が欠損すると歯を支持するための唇頬側部の歯槽突起部は吸収しても，上顎骨と口蓋骨が存在し本来の機能を営むため，口蓋側の歯槽突起部の吸収は比較的少なく，顎堤がえぐれるような著しい吸収を示すことはきわめてまれである．

　一方下顎では，上顎骨と口蓋骨の代わりに舌が存在するため，歯が欠損すると歯を支持する機能を果たしていた唇頬側部の歯槽突起部のみならず，舌側板も含めた舌側部の歯槽突起部も同様に著明な吸収を示す．

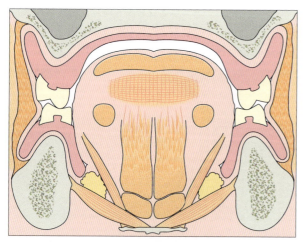

図1　上顎と下顎の解剖学的違い

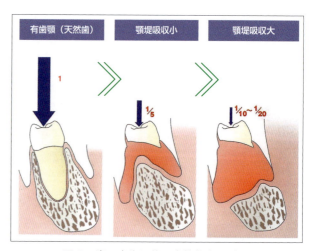

図2　歯の喪失に伴う支持能力の減弱

したがって下顎では，顎堤がえぐれるような著しい吸収を示すケースがしばしば見受けられる．そのため，上顎と比較して下顎では，遊離端欠損症例における支台歯の遠心への引き倒し作用が顕著に現れる場合が多い．

2. 歯の喪失に伴う支持能力の減弱（図2）

歯が欠損すると，欠損部顎堤の支持能力は，日本人では骨の残存状態が比較的良好ないわゆる中等度の顎堤の場合でも，健全有歯顎者と比較しておよそ1/5程度に減弱する．顎堤の吸収が著明に進行した場合は，健全有歯顎者と比較しておよそ1/10～1/20程度に著しく支持能力は減弱する．

3. 顎堤の前後的走行方向と支持能力（図3）

前述のように，上顎と下顎とでは解剖学的に全く条件が異なり，上顎では通常認められない著明な顎堤吸収が下顎ではしばしば認められる．これにより下顎では顎堤の前後的走行方向が著明に傾斜し，機能時に大きな義歯の推進力が発現する．そのため，咬合平面に対する欠損部顎堤の前後的走行方向のなす傾斜度が大きいと支持能力は一般に著明に減弱し，支台歯に加わる側方圧を著しく増大させる結果となる．

4. 上下顎臼歯部顎堤の左右的対向関係と支持能力（図4）

上下顎臼歯部の顎堤吸収が著明なケースで，歯槽頂間線が咬合平面となす角度が著明に小さくなると，支持能力は一般に著明に減弱し，義歯に生じる推進力や支台歯に加わる側方圧を著しく増大させる結果となる．

5. 印象採得法（図5）

下顎全部床義歯の製作にあたって，床下粘膜の最終印象採得にはノンスペースタイプの個人トレーと印象用コンパウンドを用いて機能時に近い加圧印象を採用する．これにより下顎全部床義歯の床下粘膜全体に機能圧を適正に分散できるため，粘膜支持能力を最大限に引き出すことになり，きわめて有効性が高い．

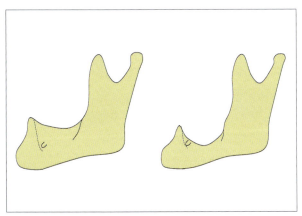

図3　顎堤の前後的走行方向

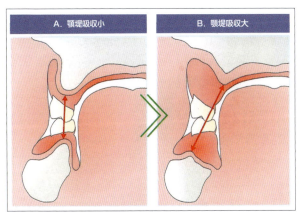

図4　上下顎臼歯部顎堤の左右的対向関係

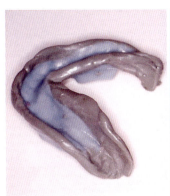
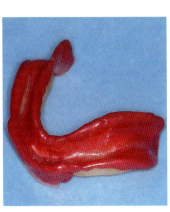

図5-a，b　印象採得法と支持．辺縁部のみの筋形成では歯槽頂部のみが強くあたる義歯になる

4 全部床義歯における支持の評価に基づく診断と設計

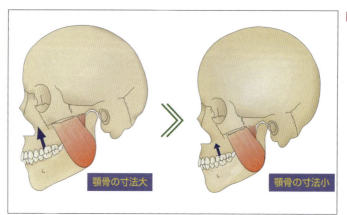

図6　顎骨の寸法

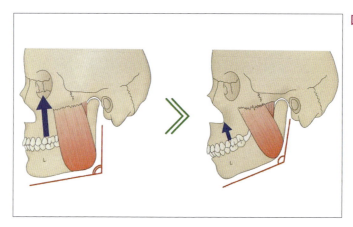

図7　顎骨の形態

歯列に加わる力の推定

　残存組織保全のためには，まず保全すべき残存組織の状態を十分に検査・診断する必要がある．そして，各症例ごとに歯列に加わる力を支持能力に応じて適正に配分することが補綴治療の予知性を高める鍵となる．

　しかし，ここで実際の臨床にあたって注意しなければならないのは，歯列に加わる力自体に症例による大きな差が見られることである．したがって，歯列に加わる力の適正配分により残存組織の保全を図るには，機能時や非機能時に歯列に加わる力の大きさを各症例ごとに的確に推定することが重要である．そして，この歯列に加わる力の大きさは，顎骨の形態，筋の付着位置と走行方向，筋の発達度合い，顎関節の状態，嗜好食品の性質，咀嚼パターン，年齢・性別などにより影響を受けるため，これらの事項についても症例ごとに検査・診断を行い，総合的な評価を行う必要がある．

　咬合力とは，咀嚼筋の働きにより，上下顎の歯あるいは人工歯を噛み合わせたときに生じる上下顎歯列咬合面に加わる力を言うが，その測定結果は，測定方法，歯種，歯の位置などにより大きく左右される．しかし，前述の因子に影響されて個人差が大きく現れるため，次に各因子ごとにその傾向を示すことにする．

1. 顎骨の寸法（図6）

　一般に顎骨の寸法が大きいほど，その個体が構成する筋骨格系の規模が大きくなるため，歯列に加わる咬合力も大きくなり，顎骨の寸法が小さいほど，歯列に加わる咬合力も小さくなる．

2. 顎骨の形態（図7）

　下顎骨の形態は歯列に加わる力に影響を及ぼす．いわゆる「あご張り」の骨格では，下顎骨のゴニアルアングルが小さいほど，歯列には大きな咬合力が加わる．逆に，ゴニアルアングルが大きいほど，歯列に加わる咬合力は小さくなる．

図8 筋の付着位置と走行方向

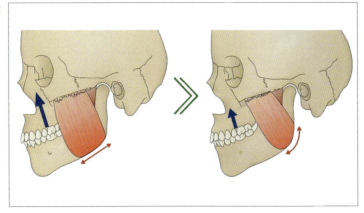

図9 筋の発達度合い

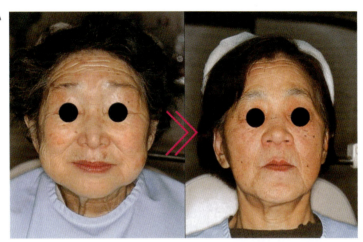

図10 顕著な顎運動習癖を示す

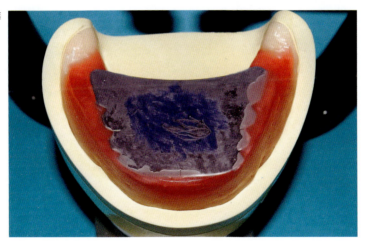

3. 筋の付着位置と走行方向（図8）

咀嚼筋群の中で最も咬合力と関連性の高いのは咬筋である．しかし，咬筋停止部の位置には個人差があり，下顎角部の前方にまで広く付着している場合は，咬合平面となす角度がより直角に近づき大きな咬合力を発揮することになる．一方，停止部が後方で走行方向が30°変化した場合には力学的にも20%程度の咬合力の減弱が推定される．

4. 筋の発達度合い（図9，10）

筋の発達の度合いには著明な個人差が認められる．これに対しては，安静時と最大嚙みしめ時の咬筋浅部筋束のボリュームを触診により評価するが，ケースにより容易に2～3倍の差が認められる．

4 全部床義歯における支持の評価に基づく診断と設計

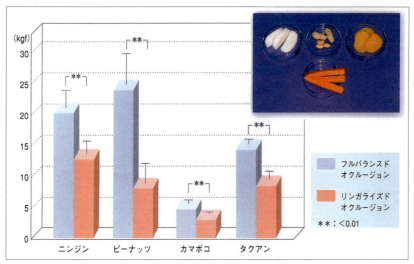

図11 食品ごとの破砕に要する力（垂直力）

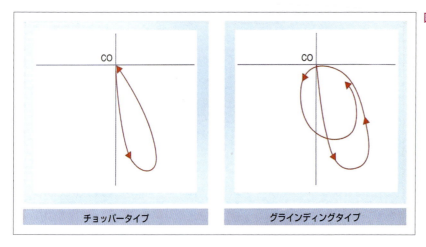

図12 咀嚼パターン

5. 嗜好食品（普段食べている食品の種類と性質．図11）

患者さんが普段，硬性繊維性食品や硬性弾力性食品など咀嚼に大きな力を必要とする食品を好んで食べている場合，あるいは「全部床義歯による治療を受けた後にはぜひともこういった食品を食べられるようになりたい」と願っている場合には，それだけ大きな咀嚼力が歯列に加わることが推定される．

たとえば，タクアンの破断には通常カマボコを破断する場合の3～5倍の咬合力が必要であるので，実際に患者さんが普段食べる食品の種類と性質を問診により把握し，それらに十分に対応できる補綴の設計を行う必要がある．

6. 咀嚼パターン（食べ方．図12）

咀嚼パターンは構成する咬合様式による影響を大きく受け，前方歯誘導型で後方臼歯部が偏心位でディスクルージョンとなる場合は，一般にチョッパータイプとなりやすく，歯列に加わる力学的負担は比較的小さい．一方，上下顎のいずれかが無歯顎で，歯列の安定のために両側性平衡を保つ必要がある場合には，一般にグラインディングタイプを示すことが多く，歯列に加わる力学的負担は比較的大きいとされている．

しかし，同じ両側性平衡咬合でも，リンガライズドオクルージョンのように，フルバランスドオクルージョンと比較して接触面積が小さく食品溢出効果が高い咬合様式を構成した場合には，チョッパータイプにより近い咀嚼運動を営むようになり，通常歯列に加わる力学的負担も比較的小さくなることを認識しておく必要がある．

表1　顎堤粘膜の支持能力と歯列に加わる力の評価

1. 顎堤粘膜の支持能力の評価
   ① 上顎と下顎の解剖学的違い
   ② 歯の喪失に伴う支持能力の減弱
   ③ 顎堤の前後的走行方向
   ④ 上下顎臼歯部顎堤の左右的対向関係
   ⑤ 印象採得法
2. 歯列に加わる力の評価
   ① 顎骨の寸法
   ② 顎骨の形態
   ③ 筋の付着位置と走行方向
   ④ 筋の発達度合い
   ⑤ 顕著な習癖の有無
   ⑥ 普段食べている食品の種類と性質
   ⑦ 咀嚼パターン
   ⑧ 年齢・性別

表2　咬合に関する診断・設計事項

・咬合様式
・咬合面形態
・人工歯の近遠心的寸法
・人工歯の頬舌径
・排列する人工歯数
・歯部人工歯の排列位置
・滑走間隙量
・咬合平面の彎曲度

表3　前歯部歯列に関する診断・設計事項

・前歯部人工歯の排列位置，歯軸，捻転度
・前歯部人工歯の材質，形態，寸法，シェード

7. 年齢・性別

　最大噛みしめ時に歯列全体に加わる咬合力をデンタルプレスケールを用いて測定した平均値は，20代の正常有歯顎者全体で約85kgf（約30〜150kgf），男性が約100kgf，女性が約70kgfであり，有意に男性の方が大きな値を示した．

　また，高齢者は若年者と比較して一般に咬合力の減衰を示す傾向が認められるが，実際には高齢者といっても個人差が大きいため，臨床にあたっては直接，前述の筋の触診を行うことにより個々に評価を行うことが肝要である．以上の「顎堤粘膜の支持能力」と「歯列に加わる力」の評価を行い（**表1**），この整合性をとるための診断と設計を行う．設計は主に**表2，3**で示す咬合と床に関する事項である．

5 前処置

低侵襲を意識した前処置

　全部床義歯治療において欠損部顎堤とその周囲組織の状態および旧義歯の状態は，新しく製作する全部床義歯の維持・安定などに影響を及ぼし，予後を大きく左右する因子である．

　この欠損部顎堤と周囲組織の状態としては，
① 小帯（上唇小帯，頰小帯，舌小帯）の付着異常
② フラビーガム
③ 顎堤の著明な吸収
④ 骨隆起（口蓋隆起，下顎隆起），上顎歯槽結節部のアンダーカット，骨の鋭縁
⑤ 義歯性線維腫

などが挙げられる．

　また，影響を与える旧義歯の状態としては，
⑥ 義歯による圧痕
⑦ 顎堤の吸収による義歯の不適合
⑧ 不適切な床縁の位置や形態による義歯の維持不良
⑨ 人工歯に咬耗による咬合高径の低下，顎の偏位

などが挙げられる．

　これらに対する前処置としては，外科的前処置，粘膜調整，旧義歯に対する前処置の3つに分けられる（**表**）．

　本項では，特に軟組織の異常に対する前処置のうち，
1. 上唇小帯切除術
2. 下顎頰小帯切除術
3. フラビーガムの除去手術
4. ティッシュコンディショニング

について，著者らが臨床で行っている効果的で侵襲の少ない術式を紹介する．

表　全部床義歯における前処置

1．外科的前処置	
●小帯（上唇小帯，頰小帯，舌小帯）の異常 →	小帯切除術
●フラビーガム →	フラビーガムの除去手術
●顎堤は著明な吸収 →	歯槽堤形成術（口腔前庭拡張術，人工骨の埋入など）
●骨隆起（口蓋隆起，下顎隆起），上顎歯槽結節部のアンダーカット，骨の鋭縁 →	歯槽骨整形術
●義歯性線維腫 →	義歯性線維腫切除術
2．粘膜調整	
●旧義歯による圧痕 →	ティッシュコンディショニング
3．旧義歯に対する前処置	
●顎堤の吸収による義歯の不適合 →	リライニング
●不適切な床縁の位置による義歯の維持不良 →	床縁の再設定
●人工歯の咬耗による咬合高径の低下，顎の偏位 →	咬合面再形成

1. 上唇小帯切除術（図1〜12）

　上唇線に上唇小帯が掛かる場合は，大きく笑ったり大声を発したりした際に，この上唇小帯部の床縁から辺縁封鎖が破られ，義歯が脱離するきっかけとなる．このような場合は，上唇小帯切除移動術を施行する必要がある．以下に止血鉗子ペアンを用いる上唇小帯切除移動術の手順を示すが，本法は著者らが25年来用いてきたもので，出血もなく術後疼痛も通常ほとんど求められず，臨床上有効である．

① 浸潤麻酔は必要最少量とする．表面麻酔を行った後，疼痛を緩和する目的で小帯部を引っ張り，粘膜を緊張させた状態で浸潤麻酔を行う．浸潤麻酔は少量（0.2cc程度）で十分であり，麻酔液の量が多いと小帯部が膨張し，適切な位置での小帯切除が困難になるので注意を要する．

② 止血鉗子はペアン鉗子を用いる．コッヘル鉗子は，鼻根部の薄い粘膜が破れ，傷口が大きく開いてしまうので使用しない．モスキート鉗子では，止血幅が十分でなく，また持針器ではオス・メスの入り込む部分が浅いため不適切である．ペアン鉗子は，幅がありオス・メスでしっかりと圧迫して止血できるため最適である．

③ 止血鉗子は鼻根部まで十分に深く挟む．その際には小帯の中央ではなく，歯槽堤に沿わせて挟み，残遺が歯槽堤側に残らないようにする．

④ 術者は，鼻根部で鉗子の先端が持ち上がらないように把持部を手で支える（ぶらさげておくと鉗子の先端部で粘膜が破れる恐れがある）．

⑤ 止血は約7分間行い，その後，止血された圧痕部の中央を剪刀で切断する．

⑥ 鼻根部に相当する最深部まで切断する必要はない．また，最深部まで切断すると傷口が開いて縫合が必要となるため，最深部から2〜3mm程度切断せずに残す．

⑦ 口腔粘膜治療用軟膏を塗布する（ケナログ，アフタゾロンなど）．

⑧ 癒着防止のためにティッシュコンディショナーで小帯部床縁を埋める．また，傷口に摩擦が加わらないように，ティッシュコンディショナーの表面をクロロホルムと大型の筆で滑沢に仕上げる．滑沢に仕上げることにより，鯵面の治癒が円滑に促される．

⑨ 必ず3日後に瘢痕部のティッシュコンディショナーをスタンプバー，カーボランダムポイントなどにより削除調整する．これは瘢痕治癒で重層扁平上皮が縮み，ティッシュコンディショナー部と干渉してくるのを防ぐためである．その際には，少し多めに削除し，調整後はクロロホルムで再度表面を滑沢に仕上げる．

図1　上唇小帯切除術

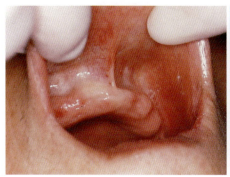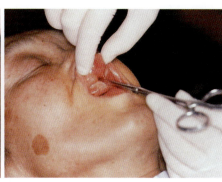

図2, 3　小帯の付着位置が高い症例．大声で笑ったり，咬合せずにずっと開口していると辺縁封鎖が失われ，義歯が脱離してくることがある．浸潤麻酔後，ペアン鉗子を用いて歯槽部まで深く挟む

5 前処置

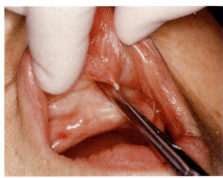
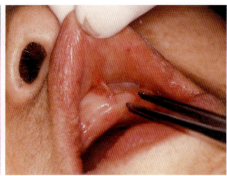

図 4-a, b　術者は鼻根部で鉗子の先端が持ち上がらないように把持部を手で支え，約 7 分間保持する

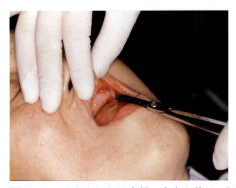
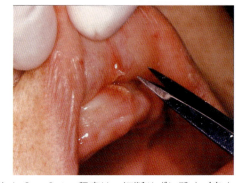

図 5, 6　止血された圧痕部の中央を剪刀で切断する．最深部から 2～3mm 程度は，切断せずに残す（奥まで切ると傷口が開いて縫合が必要となる）

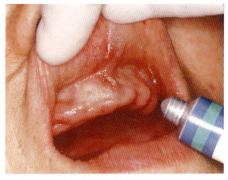
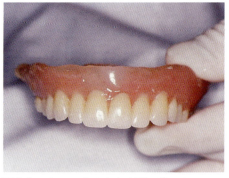

図 7　口腔粘膜治療用軟膏の塗布（ケナログ，アフタゾロンなど）

図 8　硬化後，クロロホルムと大型の筆でティッシュコンディショナーの表面を滑沢に仕上げる

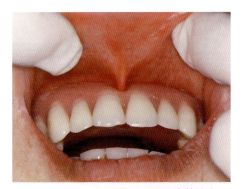
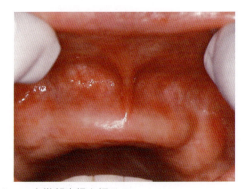

図 9, 10　癒着防止のためにソフトライナーで小帯部床縁を埋める

50

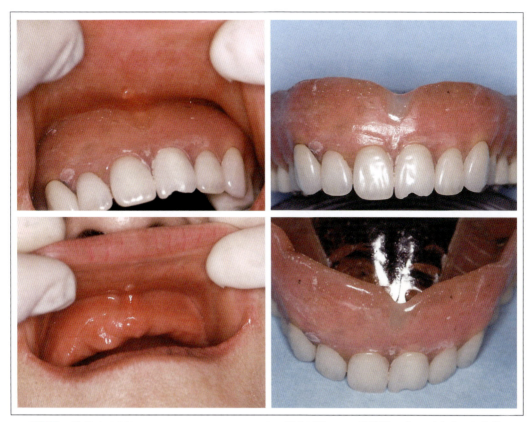

図11 術後3日目にティッシュコンディショナー部を調整し，1週間後に傷口が治癒した状態

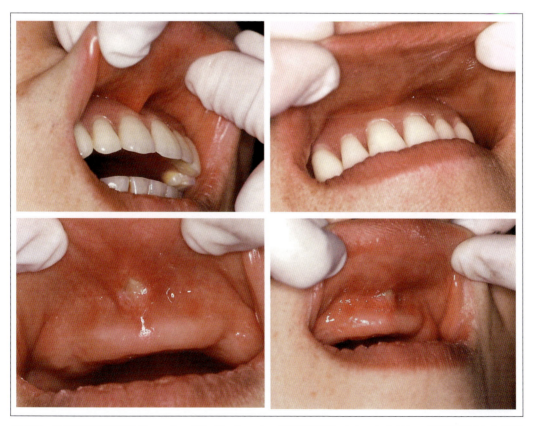

図12 3日後に瘢痕部のティッシュコンディショナーを削除調整しなかったために，潰瘍を形成した症例

2. 下顎頰小帯切除移動術（図13〜20）

全部床義歯症例で下顎頰小帯が歯槽頂に付着している場合は，この下顎頰小帯部の床縁から辺縁封鎖が破られ，義歯が脱離しやすくなる．このような場合は，義歯の安定を得る目的で下顎頰小帯切除移動術を行う．以下に電気メスの凝固用チップを用いる下顎頰小帯切除移動術の手順を示すが，本法も25年来著者らが用いてきたもので，簡便で出血もなく臨床上有効である．

① 通常の電気メスを応用する．チップは先端が大きな球形をなす凝固用チップを選択する．
② 手指で頰小帯部を外側へ牽引しながら触診し，小帯付着部寄りの最も緊張の強い部位を確認する．頰小帯部を外側へしっかりと牽引しながら最も緊張の強いところを電気メスのチップで軽く触れて焼却すると，小帯部粘膜表面がちぎれるように広がる．この操作を数回繰り返していく．完全に小帯部が消失するまでこの操作を繰り返す．凝固用チップを使用しており，出血は認められない．
③ 口腔粘膜治療用軟膏を塗布する．
④ 癒着を防止するため，ティッシュコンディショナーで小帯部床縁を埋め，硬化後，クロロホルムと大形の筆でティッシュコンディショナーの表面を滑沢に仕上げる．滑沢に仕上げることにより，鰺面の治癒が円滑に促される．
⑥ 必ず3日後には瘢痕部のティッシュコンディショナーを粘膜と干渉しないよう削除調整し，調整部位はクロロホルムで再度，滑沢に仕上げる．

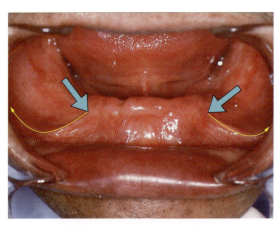

図13 下顎頰小帯切除移動術

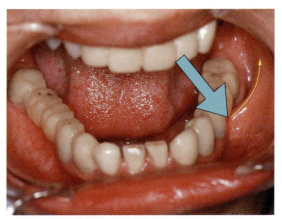

図14 全部床義歯症例で頰小帯の付着位置が歯槽頂付近のため，辺縁封鎖が得られない場合やブリッジ症例でポンティック部歯槽頂付近に頰小帯が付着している場合には，前処置として頰小帯切除術を行うことがある（症例は有歯顎患者ブリッジ症例）

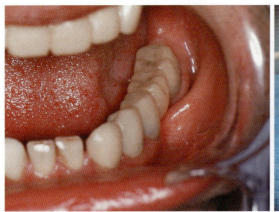
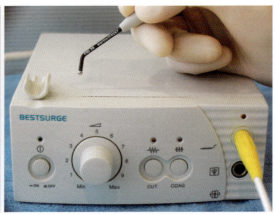

図15-a，b 電気メスの応用

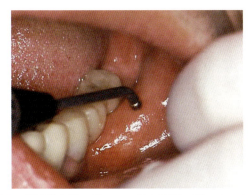

図16 頬粘膜を引っ張って，最も緊張の強いところを電気メス（凝固用チップ）で軽く触れる

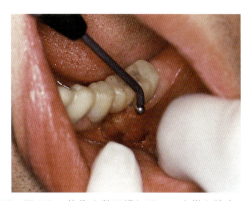

図17 図16の施術を数回繰り返して小帯を除去していく

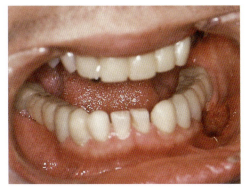

図18 頬粘膜を引っ張っても緊張部分がなくなるまで繰り返す

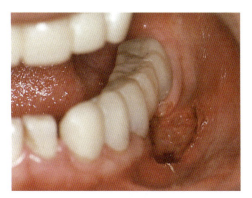

図19 頬小帯が完全に除去された状態

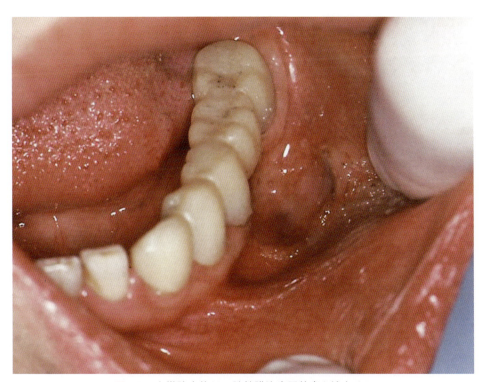

図20 小帯除去後は口腔粘膜治療用軟膏を塗布する

3. フラビーガムの除去手術（図21～27）

臼歯部にまで及ぶ広範囲のフラビーガムは，デュアルバイトの原因となり上顎床後縁の辺縁封鎖性を低下させ離脱を招くため，予知性を高める目的で原則として切除手術を施行する．

高齢・疾患などの理由で切除手術を避けなければならない場合は，印象採得時に無圧ではなく，むしろ個人トレーの内面にイソコンパウンドを盛って，適切な形態にフラビー部を整えて同部を選択加圧し，デュアルバイトを避けて義歯の安定を図る．その際には，ノンスペースタイプの個人トレー内面にフラビーガム相当部のみパラフィンワックス1～2mmのスペーサーを付与し，同部の唇側にのみイソコンパウンドを盛って唇側へ倒れ込まないようにしながら加圧下で形態を整える．

本項では，著者らが臨床で行っているフラビーガム除去手術のポイントを示す．

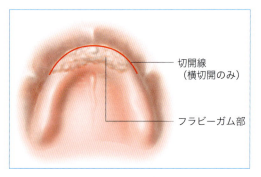

図21　フラビーガムの症例

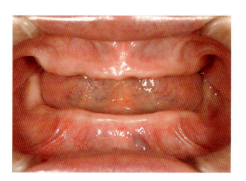

図22　フラビーガムの症例

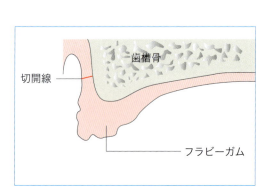

図23　唇側から切開を入れる（横切開のみ）

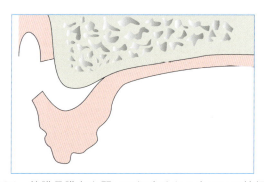

図24　粘膜骨膜弁を開いて切歯孔から出ている神経は引っ張らないように注意し，必要があれば切断する

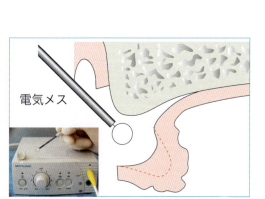

図25　内部の肉芽組織をループ型の電気メスチップを用いて，粘膜を破らないように注意しながら削ぐように除去していき，フラビーガム部粘膜の厚径を正常な口蓋部粘膜とほぼ均等になるように仕上げる

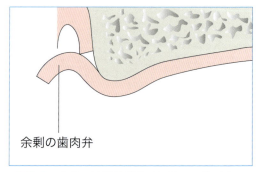

図26　余剰の粘膜骨膜弁は切除し，整形する

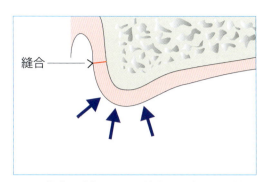

図27 粘膜骨膜弁を戻して縫合し，十分に圧接する

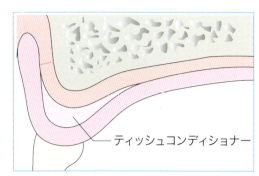

図28 義歯床粘膜面にティッシュコンディショナーを塡入し，間隙部を埋めて適合を図る．必ず翌日来院してもらい調整を行う

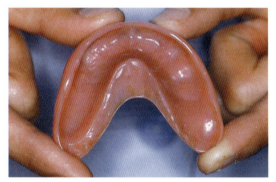

図29 上顎全部床義歯の床粘膜面．無口蓋義歯（ノンルーフデンチャー）

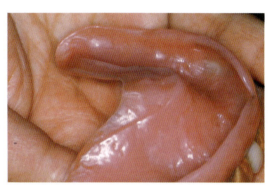

図30 無口蓋義歯による圧痕の処置を行わずに，床をわずかに拡大して再度，無口蓋義歯を新製し装着したために，さらに顎堤が著明に吸収した

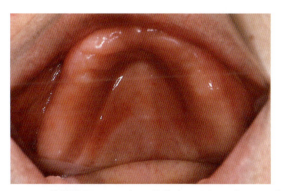

図31 口蓋粘膜面には，無口蓋義歯により形成された楔状の圧痕が二重に認められる

4．ティッシュコンディショニング（図28〜36）

本症例は，他院で7年前に顎堤の条件がよかったため無口蓋義歯を製作したが，3年使用した時点で咬合時痛と著明な顎堤吸収を認めたため，再度，床外形をわずかに拡大して無口蓋義歯を製作したものである．口蓋には，無口蓋義歯により形成された楔状の圧痕が二重に認められる．

コーカソイドと比較して，日本人は歯槽堤の被圧抵抗性が著明に弱いため，一般に無口蓋義歯（ノンルーフデンチャー）は避けるべきである．このように顎堤粘膜が著明に変形をきたした症例では，体液循環抑制を改善して顎堤吸収の進行を止める目的で，まず前処置としてティッシュコンディショニングを行って顎堤粘膜の変形を取り除く必要がある．

5 前処置

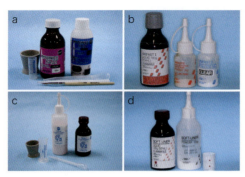

図32 義歯床後縁を即時重合レジンにて延ばした後，ティッシュコンディショナーにて粘膜調整を行う（a, b：即時重合レジン／c, d：ティッシュコンディショナー）

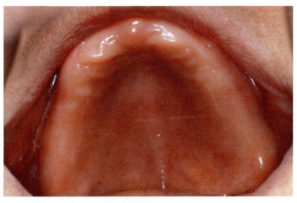

図33 ティッシュコンディショニングを開始して1カ月半の状態．圧痕がほぼ消失している

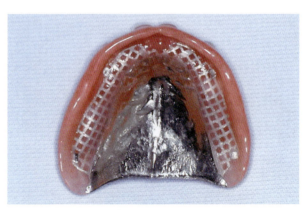

図34 3カ月後に印象採得を行い製作した上顎全部床義歯粘膜面．ティッシュコンディショニングにより，楔状の圧痕は消失している

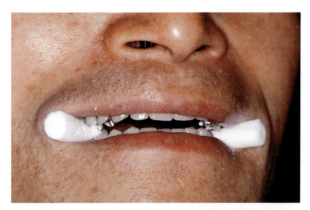

図35 左右の第二小臼歯と第一大臼歯の中間の位置でロールワッテを7〜10分間程度休憩を取りながらしっかり噛みしめていてもらう

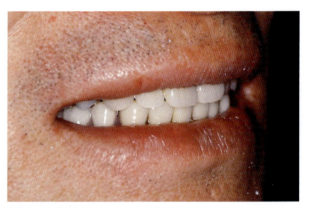

図36 旧義歯圧痕の影響を抑制した後，床粘膜面と咬合関係の検査，調整に移る

5．新義歯装着時の旧義歯による圧痕への対応

新義歯装着時には，旧義歯による圧痕の影響を抑制するため，上下顎新義歯を装着した状態で，左右の第二小臼歯と第一大臼歯の中間の位置でロールワッテを7〜10分間程度噛んでもらう．これにより，旧義歯による圧痕の影響を効果的に抑制することができる．その後，装着のための床粘膜面と咬合関係の検査・調整に移る．

これらの前処置により，義歯の維持・安定や咬合高径の改善が図られ顎位の安定が得られるため，適切な顎位で義歯の製作を行うことができるようになる．また，顎機能異常を有する患者においては，症状の改善が認められるようになる．

フラビーガム症例における印象採得のポイント

　フラビーガムの印象は一般に変形を避けるためオープントレーで無圧印象が推奨されている．しかし，無圧ではライトタッピングで咬合構成を行っても実際の咀嚼などの機能時にはフラビー部が著明に沈下し，極端な二体咬合のデュアルバイトとなり，上顎義歯後縁の封鎖が破られて義歯が脱離することになる．

　したがって，本書で示す術式でフラビーガム切除術の施行は有効であるが，手術が適応にならないケースでは，著者らは逆にきちんと形態を整えて行う加圧印象を推奨しており，長期的にも良好な予後が得られている．そのポイントは，フラビーガムを唇側へ押し倒さないように形を整えて押さえ込むもので，術式はフラビーガム部にリリーフを行って個人トレーを製作し，筋形成に先立ってフラビーガム部の唇側部にまずイソコンパウンドを塡入してフラビーガム部の形を整えて加圧する方法である．

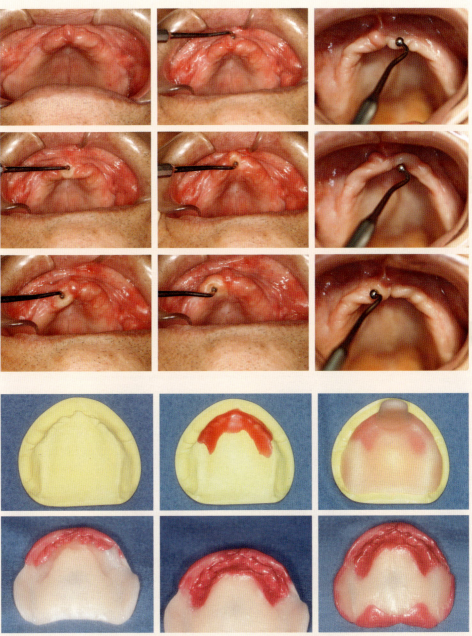

Fig.1, 2 同，②．フラビーガムが唇側へ押し倒されないように形を整えて加圧する．フラビーガム部にはリリーフを行って個人トレーを製作し，筋形成に先立ってフラビーガム部の唇側部にまずイソコンパウンドを塡入してフラビーガム部の形を整えて加圧する

6 個人トレーの製作

個人トレーの製作基準とそのポイント

　機能印象における筋形成と最終印象は，個人トレーを用いて行うのが原則であり，個人トレーが適正に製作されているか否かが，機能印象の成否を左右する．本項では，個人トレーの製作基準と，臨床に役立つ製作のポイントを示す．

1. 個人トレーの製作基準（図1～13）

① 適切な個人トレーを製作するためには，前項で示した適切に概形印象を採得して診断用模型を製作しておくことが不可欠である．

② 個人トレーの着脱方向を考慮し，必要最少量のブロックアウトとリリーフを行う．

③ 機能圧印象を行うとともに，口腔内挿入時のトレーの位置付けを明確にするため，個人トレーの内面にスペーサーは付与せず，ノンスペーストレーとして製作する．

④ 個人トレーの外形線は，筋形成材のスペースを確保するため，床縁予想線より2～3mm短くする．ただし，上下顎ともに義歯床後縁部は粘膜が反転して義歯床縁を包み込む部分ではないので，短くせずに最終義歯の床縁予想線と一致させるか，やや長めに設定する．上唇小帯部は，周囲1mm離して設定する．

⑤ 個人トレーの厚さは撓みを抑制するため2.0mmを確保する．

⑥ 把柄は上下顎とも，基本的に口唇の動きを規制しないように唇側へは延ばさず，かつ閉口時に障害にならない長さで，適正なリップサポートと調和してデンチャースペース内に収まるように設置する．

⑦ また，上顎用個人トレーの把柄には，最終印象採得後に口腔内から撤去する前に患者さん固有の上唇下縁の位置を記録し，適正な蠟堤製

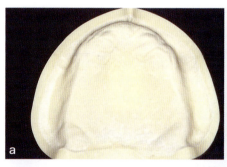
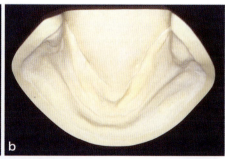

図1-a, b　適切な概形印象から製作された模型．個人トレーの外形線は床縁予想線より2～3mm短くする

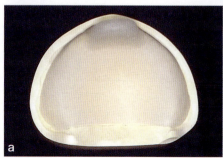
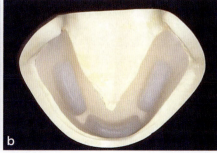

図2-a, b　上顎個人トレーの後縁は，ハミュラーノッチをつないで，口蓋小窩を含み，下顎個人トレーの後縁は，レトロモラーパッドを覆う．上下顎とも，トレーの位置づけを確実にするため，スペーサーは付与しない

作の基準とする．そのため，上顎把柄の前縁は平均的リップサポートを考慮して切歯乳頭後縁から約7mm，長さは唇側床縁の位置から上顎前歯までの平均的長さよりもわずかに長くし，顎堤の小さいケースでは25mm，大きいケースで30mmを基準にして製作する．

⑧　下顎では咬合平面に対してほぼ垂直に機能圧を加えて加圧印象を採得するため，下顎臼歯部にフィンガーレストを付与する．このフィンガーレストの高さは，低すぎると口腔周囲組織を押し下げてしまい，筋形成面の上に多量の最終印象材が溜まってしまうことになる．そのため，フィンガーレストの高さはほぼ咬合平面の高さに合わせて設定する必要がある．上顎では，個人トレーの口蓋中央部を示指で保持し，所定の位置まで挿入するが，着力点が低いほうがバランスは良好となるため，フィンガーレストは付与しない．

⑨　個人トレーの製作に使用する材料は，常温重合型トレー用レジンか光重合型トレー用ベースプレートを圧接成形するのが一般的で適している．

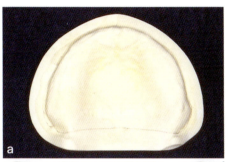

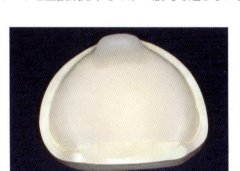

図4　完成した上顎の個人トレー．フィンガーレストは設置しない

図3-a，b　トレー後縁は短くしない

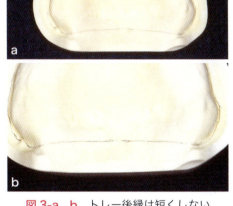

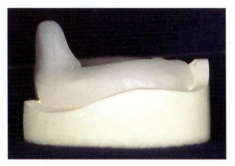

図5　口唇の動きを阻害しないように，把柄を付与する

図6　把柄を唇側へ伸ばすと筋形成時に干渉となる

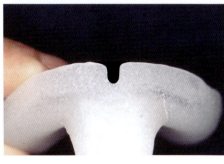
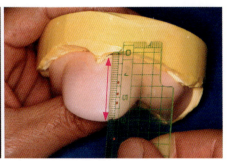

図7，8　上唇小帯部は左右に1mmのスペースを付与する．把柄は，上顎の大きさに応じて25〜30mmの長さに設定する

6 個人トレーの製作

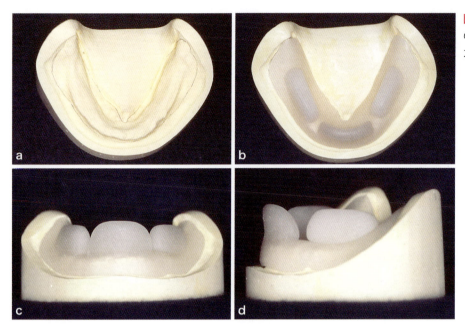

図 9-a〜d　下顎は咬合平面の高さにほぼ一致させてフィンガーレストを設置する

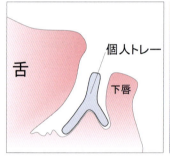

図 10　印象時に口唇の動きを障害しないように把柄の高さにも留意する

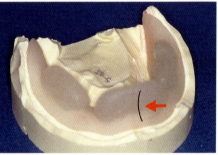

図 11　把柄の唇面は箙凹させる

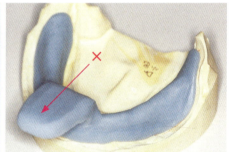

図 12　把柄は前方へ伸ばさない

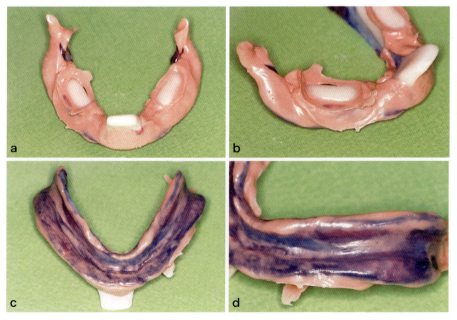

図 13-a〜d　フィンガーレストの高さが不足すると，その分奥まで手指を挿入することになる．その結果，最終印象時に口腔周囲筋を押し広げ，筋形成された頬側や唇側床縁部に多量の最終印象材が停滞することになる

2. 試適時の注意点 (図14〜18)

口腔内試適の際には，個人トレー外形と周囲組織との関係に注意し，機能時に干渉せず筋形成材が入るスペースが2mmは確保されていることを確認する．スペースが確保されていない場合は調整を行うが，小帯部は可動性が大きいため特に注意が必要で，手指により補助しながら積極的な運動を行わせて可動範囲を確認し，機能運動時にトレー辺縁と干渉しないように調整する．また，個人トレーの上顎歯槽結節部は，閉口状態で下顎の5mm側方に偏心位をとってもらい，筋突起と側頭筋停止部が干渉しないことを確認する．干渉が認められたならば，トレーの厚さを減じることにより調整する．

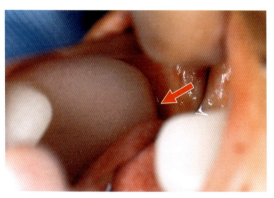
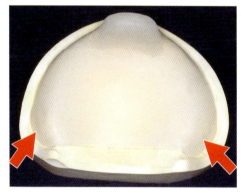

図14-a, b 上顎歯槽結節部を覆い，5mm側方に偏心運動範囲で筋突起と干渉しないことを確認する

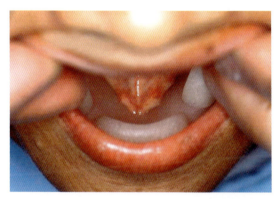

図15 下顎トレーの試適では，トレーの辺縁が長すぎることによる浮き上がりがないことを確認する

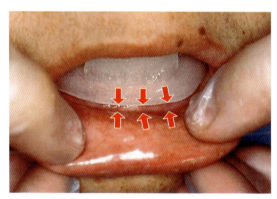

図16 オトガイ部では，小帯の可動性とともに，唇側から加わる圧，オトガイ筋の付着位置についても検査しておき，約2mmのスペースを確認する

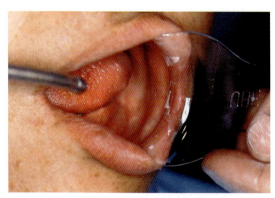

図17 トレー辺縁の長さは，エアシリンジでエアを送ってデンチャースペースとの関係を確認する

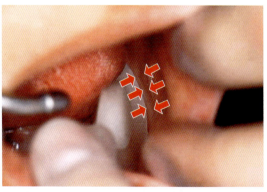

図18 粘膜面上の外斜線部における個人トレー辺縁とデンチャースペースとのスペースを確認する

1 筋形成

具体的基準に基づく上下顎の筋形成

完成義歯床縁の長さと形態を決定する重要な作業が筋形成である．一般に全部床義歯の辺縁封鎖には，筋形成によって決定される義歯床縁の位置と形態が最も大きな影響を及ぼすと考えられているが，辺縁封鎖の主役はあくまでも研磨面であり，筋形成は辺縁封鎖のための大前提という位置付けにある．そして，適切な筋形成を行うためには，口腔内の検査・診断と，機能運動に関与する口腔周囲の解剖の理解が不可欠である（図1～3）．

しかし，これまでの筋形成については，その具体的な基準や方法があいまいで理解しにくかったため，完成義歯床縁の長さや形態が，術者により異なることも多かった（図4）．そこで本項では，著者らが日常臨床で行っている筋形成のポイントを示し，解剖学的にも機能的にも口腔内の周囲組織と調和した床縁形態にインプレッションメイキングする方法を，上顎と下顎に分け，それぞれ具体的に解説する．

筋形成材料

筋形成には，従来トレーコンパウンドやペリコンパウンド，イソコンパウンドなどを，義歯床辺縁の部位によって使い分ける方法が推奨されている．しかし，溶解点の異なる数種類のコンパウンドを，異なる個々の口腔内の状態に合わせてその流動性を調節しながら用いることは，通常きわめて困難で熟練を要する操作である．そのため，著者らは溶解点が比較的低く，温度によりコンパウンドのフローを調節しやすく，かつ操作時間にゆとりのあるイソコン

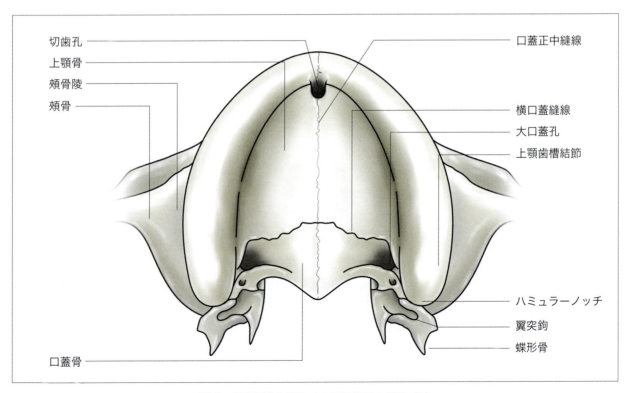

図1　機能運動に関与する口腔周囲の解剖（1）

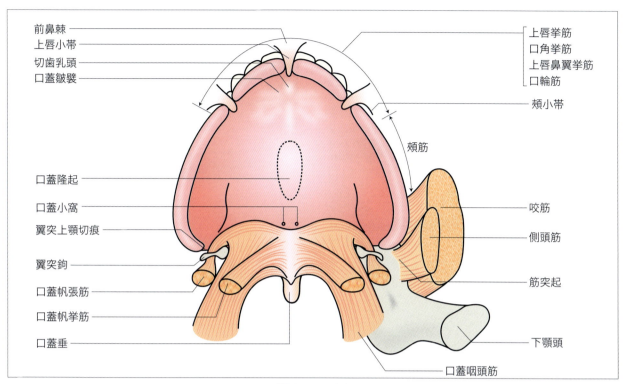

図2 同，(2)

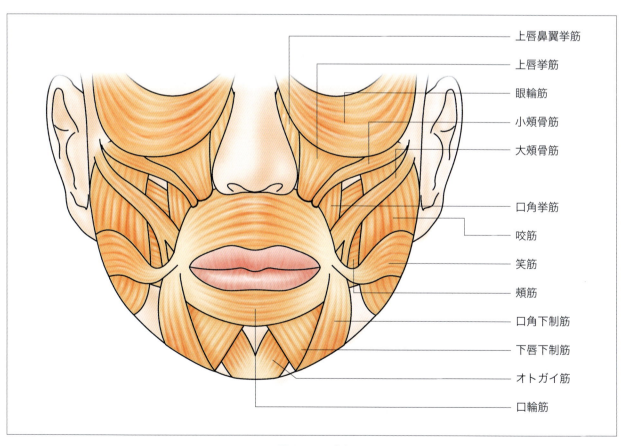

図3 同，(3)

1 筋形成

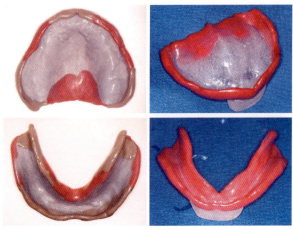

図4-a〜d 従来の3種の筋形成材を用いる方法と著者らの行っているイソコンパウンドのみによる方法

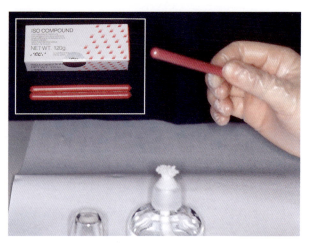

図5 イソコンパウンドは，炎から十分離して均一に軟化する

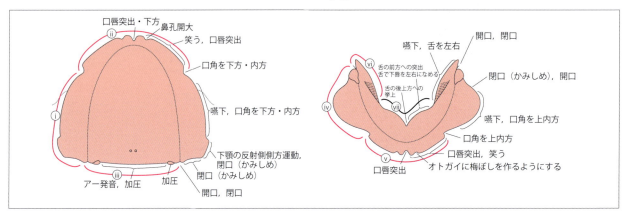

図6 従来一般に筋形成時に行われてきた各部の運動

パウンドのみを単独で用いて筋形成を行う方法を推奨している．すなわち，一種類のコンパウンドの特性を熟知し，取り扱いに十分習熟して使いこなせるようになることが，適切な筋形成への第一歩と考えている．

実際に使用する際には，イソコンパウンドを火炎から十分に離して軟化し（図5），一部分のみをオーバーヒートさせずにまんべんなく加熱し，全体を均一な状態にする必要がある．また，イソコンパウンドはフローがよいために変形しやすいので，トレーを口腔外に取り出す際には特に床後縁部に注意を要す．

上顎の筋形成

上顎の筋形成について，そのポイントと方法について述べる（図6，7）．

1. 上顎の筋形成は，イソコンパウンドを個人トレーの辺縁にのみ付着させて行う

上顎は脂肪・腺組織に富むため，個人トレーの辺縁にのみコンパウンドを付着させ，床内面はなるべく加圧せずに無圧で印象採得する．ただし，犬歯窩の陥凹している部分には，トレー内面にコンパウンドを塡入し，粘膜としっかり適合させることが，上顎義歯の安定を良好に保つうえで重要となる．また，床後縁部においても，トレー内面にコンパウンドを付着させ，ポストダムのための選択加圧を行う．

2. 筋形成の基本動作は「いー」「うー」「おー」吸啜である

筋形成のあたっては，従来より一般に義歯床辺縁周囲の筋が関与する異なる機能運動を部位別に行ってもらうことが多い．しかし，口腔周囲筋は，行っ

1. 上顎歯槽結節	1.「いー」
2. 上唇小帯	2.「うー」
3. 上顎頰小帯	3.「おー」
4.（床後縁）	4. 吸啜

図7 上顎義歯床縁決定のポイント

図8 効果的な筋形成の基本動作．この基本動作を行ったうえで，ポイントとなる部位ごとに的確な機能運動と精査を行い，義歯床縁を決定する

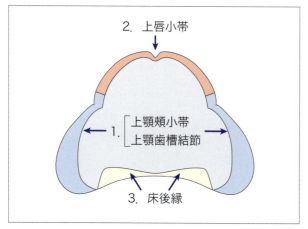

図9 上顎における筋形成の手順

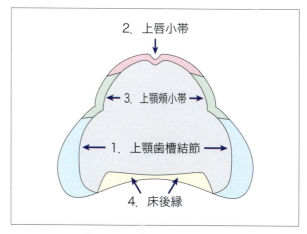

図10 通常の筋形成の手順

てもらうすべてが関連して一つの運動を行うため，一種類の機能運動をさせるだけでは不十分である．

著者らは，それらすべての機能運動を含む運動として，「いー」「うー」「おー」吸啜を基本動作とし，すべての部位においてそれらをしっかり行ってもらっている（図8）．ただし，吸啜については，あまり強く吸啜しすぎるとデンチャースペースが失われるため，中程度の力で行ってもらうように注意する必要がある．

3．上顎筋形成のポイントは，上顎歯槽結節，上唇小帯，上顎頰小帯であり，筋形成も，基本的にはこの順序で行う（図9）

まず，個人トレー製作時に唇側アンダーカット部へブロックアウトを施した場合は，同部の個人トレー内面にコンパウンドを塡入して適合させる．

次いで筋形成に入るが，最初に両側歯槽結節部の筋形成を行うことにより，トレーの位置をしっかりと定める．その後，上唇小帯と上顎頰小帯の筋形成を行い，最後にトレー後縁部の選択加圧を行う（図10）．

イソコンパウンドを用いて行う筋形成に習熟したならば，図9に示すように，上顎歯槽結節から頰小帯部にかけて両側同時に行い，次いで上唇小帯と上顎頰小帯部の筋形成を一度で行えるようになると効率的である．

以下，各部位ごとの筋形成のポイントを述べる．

上顎歯槽結節

1．上顎歯槽結節と頰粘膜との間隙にコンパウンドを確実に押し込み，機能運動をさせる

上顎歯槽結節と頰粘膜との間隙（バッカルスペー

1 筋形成

> 1. 筋形成材をいったん確実に押し込んでから筋形成に入る
> 2. 義歯床研磨面と頬粘膜の適合により確実な辺縁封鎖を得る
> 3. 筋突起の運動範囲を印記する
> 4. 側頭筋の緊張状態を印記する
> 5. 咬筋の緊張状態を印記する
> 6. ハミュラーノッチをすべて封鎖する
> 7. 翼突鉤部を確実に選択加圧する

図11 上顎歯槽結節部の筋形成のポイント

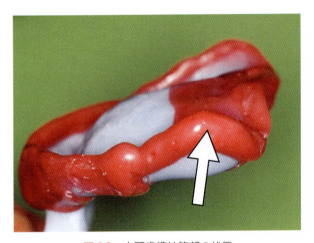

図12 上顎歯槽結節部の状態

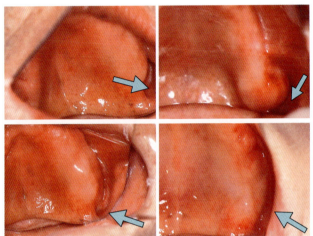

図13-a～d 上顎歯槽結節と頬粘膜との間隙は個人差が大きい．この空間をイソコンパウンドで完全に埋める必要がある

ス）の大きさは個人差が大きいため，筋形成に先立ち，その深さや幅についてミラーを用いて十分確認する．そして，まずバッカルスペースにトレー辺縁に付着させたコンパウンドを手指により確実に押し込み，「いー」「うー」「おー」吸啜をしっかり行ってもらう．これにより，義歯研磨面と頬粘膜面が適合し，確実な辺縁封鎖を得ることができる（図12～14）．

2．筋突起の側方運動範囲を印記する

側方運動時には，下顎の移動に伴い，筋突起が義歯辺縁部に干渉してくる恐れがあるため，コンパウンドが軟らかいうちに下顎をゆっくり左右に5mm程度動かして筋突起の運動範囲を印記（ボーントリミング）する（図15）．

3．閉口筋の緊張状態を印記する

筋突起の内側には側頭筋が停止しており，咬筋浅部も上顎義歯床後方部に近接している．したがって，噛みしめ時にこれらの筋が緊張して義歯床辺縁部に対して干渉となる恐れがあるため，術者が患者さんの下顎を手で保持し，強い噛みしめを行ってもらい，側頭筋と咬筋浅部の緊張状態を再現し，それを印記する必要がある．

4．ハミュラーノッチは後縁まで完全に被覆し，翼突鉤部は選択加圧を行う

ハミュラーノッチは，後縁まで完全に被覆する．また，翼状鉤部は義歯完成後，少しでも当たると痛みが顕著に発現する部位であるため，コンパウンドをトレー内面に付着させて十分加圧（選択加圧）する（図16）．

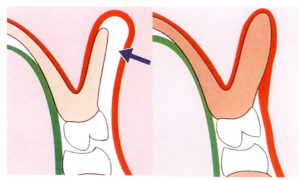

図14 上顎歯槽結節部には筋形成材をいったん確実に押し込むのがポイントである

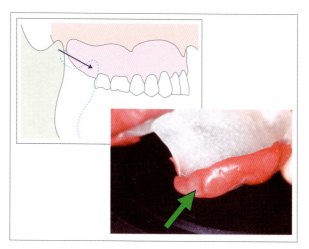

図15 筋突起の運動範囲と側頭筋の緊張状態を印記する

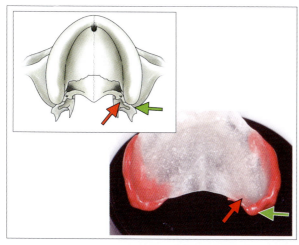

図16 ハミュラーノッチ部は（緑矢印）後縁部まで完全に封鎖し，選択加圧を行って翼突鉤部（赤矢印）への対応を図る

上唇小帯

1. コンパウンドをしっかり押し込み，「いー」「うー」「おー」吸啜を行ってもらう

　上唇小帯とは，唇側歯肉と上唇粘膜との間の緊張するヒダで，主に結合組織からなる．筋形成を行う際は，まず，口腔内の上唇小帯の付着位置と口腔前庭の深さを確認する．次に，軟化したコンパウンドをトレー辺縁に盛り上げ，唇側歯肉と上唇粘膜との間にしっかり押し込み，「いー」「うー」「おー」吸啜を行ってもらう（図18）．この動作により，小帯の運動範囲を明確に印記すると，床縁での切れ込みは狭く細長い形態となる．

　最後に床縁の長さが短くなっていないことを確認する．また，上唇小帯の付着位置が高い症例では，前処置として上唇小帯切除術（前処置：48〜57頁参照）を行う必要がある．なお，顎堤吸収が著明な症例では，小帯部床縁に前鼻棘が干渉となってくる場合があるので注意を要する．

上顎頬小帯

1. 筋形成やダイナミックインプレッションテクニックを行っても，適切な形態を得ることは困難である

　筋形成では，各種の機能運動を行った際に，床辺縁部の最も短くなった状態が再現され，これが辺縁形態となる．したがって，上顎頬小帯部においては，小帯が最も下がった状態が再現されることになる．しかしこの形態では，上顎頬小帯部の適切な辺縁封鎖は得られない（図19，20）．

2. 「いー」と長く強く発音してもらい，このときに上顎頬小帯をミラーを用いて覗き込んでも，床縁が見えないようにする

　「いー」と強く長く発音してもらうことにより，頬筋大頬骨筋，小頬骨筋，笑筋，口角挙筋，上唇鼻翼挙筋など（図21）を緊張させ，このときに小帯部の床縁が露出しないように形態を調整する（この床縁形態は，筋形成やダイナミックインプレッションテクニックによって得られる形態とは異なる）．なお，調整時に床縁を長くすると，痛みや義歯の維持安定を妨げる原因となるため，床縁の厚みを増すことにより対応するのがポイントとなる．

　この部位に関しては，蠟義歯試適時に床縁形態を再度確認し，必要に応じて修正を加える必要がある．

1 筋形成

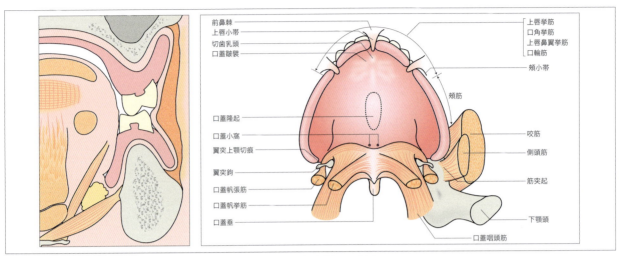

図17　上顎頬小帯への対応

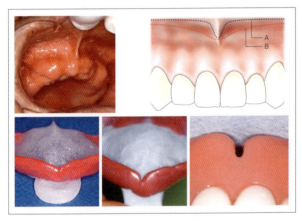

図18　上唇小帯部は筋形成材を一度確実に押し込んでから筋形成を行う

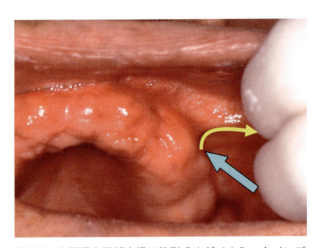

図19　上顎頬小帯部床縁は筋形成やダイナミックインプレッションテクニックを用いても適切な形態を得ることは困難である

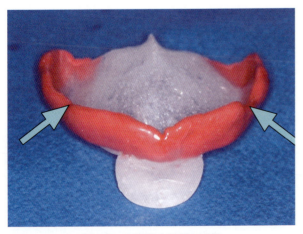

図20　上顎頬小帯部の形態

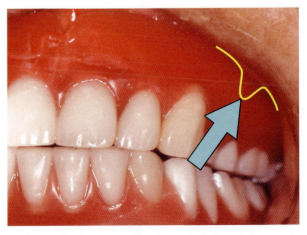

図21　上顎頬小帯部床縁に対する試適時には「いー」と強く長く発音してもらい，デンタルミラーで覗き込んでも小帯部床縁が見えないことを確認する

床後縁

1. 上顎床後縁部は選択加圧を行う

上顎床縁の後縁を除くすべての部位において，頬粘膜が床縁部から床研磨面を覆い，辺縁封鎖をより確実なものにしている．しかし，床後縁は粘膜に覆われていないため，辺縁封鎖が得られにくい．そのため，上顎床後縁部は選択加圧を行い，ポストダムを付与する必要がある．選択加圧は，非圧縮性の最も大きい大口蓋孔付近のトレー内面に，コンパウンドを広く付着させて行う．その際には，翼突鉤についても再度確認し，十分に加圧するように心掛ける（図22～28）．

また著者らは，作業模型が完成したならば，床後縁部粘膜の被圧縮性を直接口腔内で触診した結果を参考にして，模型をさらにわずかに削除することによってポストダムを付与し，確実な床後縁部の封鎖を図っている．

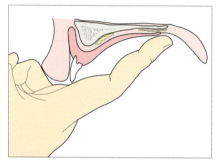

図22 上顎義歯床後縁の位置は，後方より床後縁を手指で触って移行的になる位置に決定する

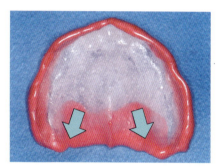

図23 被圧縮性の高い大口蓋孔部を中心に選択加圧する

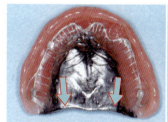 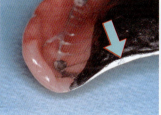

図24-a，b スウェンソン法は金属床や精密重合には適応させない．これではむしろ義歯の易脱離を招く

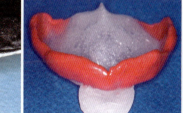 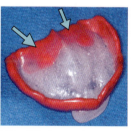

図25-a，b 上顎床後縁部の選択加圧印象

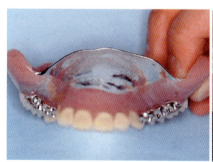

図26 床後縁は粘膜面へ移行形態とする

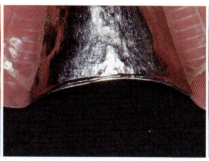

図27 床後縁部の粘膜が厚い場合

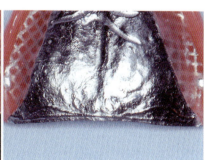

図28 床後縁部の粘膜が薄い場合

1 筋形成

下顎の筋形成

　一般に，歯槽骨の吸収がわずかで良好な顎堤条件であれば，筋形成も比較的容易に行うことができる．

　しかし，重度歯周疾患の既往や，不適合義歯の長期装着に起因する著しい歯槽骨吸収が認められるようないわゆる難症例では，口腔周囲組織の機能解剖の理解が十分なくては，デンチャースペースとなる印象域をどこまでに設定すればよいのか的確に診断することが困難になる．そして，十分な機能解剖の知識のもとに検査・診断がなされれば，一見とらえどころのない口腔内でも，筋形成の目安となる指標が明確なものとなる（図29〜31）．

　義歯の印象は，インプレッション"テイキング"ではなく"メイキング"であることを前述したが，歯科医師は単に患者さんの口腔内の機能的形態を印記するのではなく，その患者さんにとって適切な義歯の形態になるように，各部の形態を検査・診断し，形作っていく必要がある．

　そこで本項では，前項の機能解剖を踏まえた上顎の筋形成法に引き続き，下顎の義歯床がどのような形態になればよいかをイメージしながら，インプレッションメイキングするための筋形成材料の取り扱いを含めた実際の操作と下顎義歯床辺縁設定の要点を，図36 に示す下顎筋形成のポイント 5 カ所ごとに解説する．

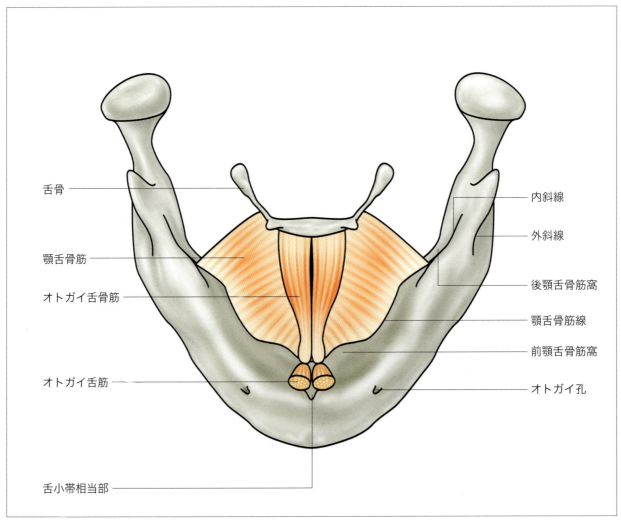

図29　機能運動に関与する下顎周囲筋の解剖

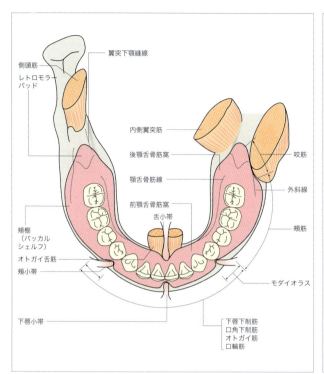
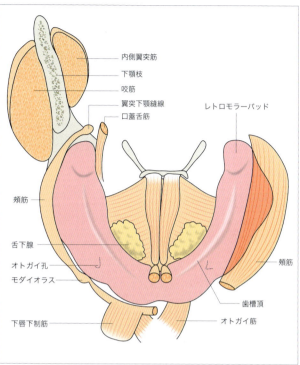

図30-a, b　下顎義歯と周囲筋との関係

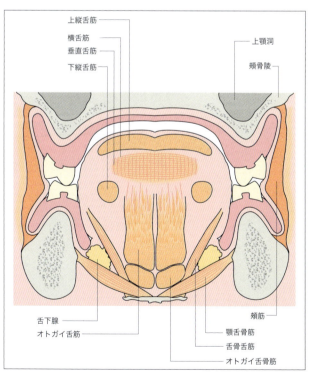
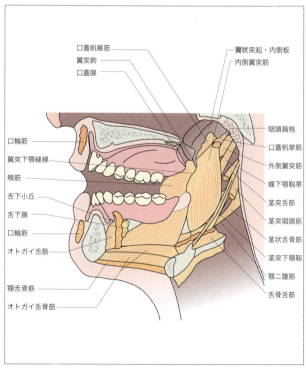

図31-a, b　上下顎義歯と周囲筋との関係

7 筋形成

材料の扱いと筋形成

　前項で筋形成材料の選択基準とその使用法について述べた．下顎についても基本的には同じことがいえるが，上顎と大きく異なるのは床下組織の構造の違いから，コンパウンドを用いてトレーの内面をリベースするように**床下粘膜の全面均等加圧**を行う必要があるという点である（図32～34）．

　概形印象の項でも述べたように，下顎は上顎と異なり顎堤吸収が進行するに従って残遺歯肉を歯槽骨に繋ぎとめている膠原線維性結合組織が失われ，付着歯肉の幅が狭くなる．したがって，顎堤吸収が著明な症例では，歯槽頂付近の狭い範囲以外は可動粘膜となり，下顎の概形印象採得時には骨面から浮上してヒモ状のシワがよった状態になっている．

　したがって，アルジネート印象材を用いて概形印象を行い製作された診断用模型は，顎堤の吸収が進行したケースほど歯槽頂部に存在する付着歯肉の範囲が狭まり，歯槽頂の両サイドは骨面から粘膜が浮き上がった状態で再現されている．

　診断用模型上で製作されたノンスペースタイプの個人トレーは，ホワイトシリコーンにより適合性試験を行うと歯槽頂部のみ強く接触している状態が観察できる．

　そのため，トレー周囲のみの筋形成で最終印象採得を行うと，完成義歯も歯槽頂部のみが強くあたってくる義歯となり，疼痛発現に対して義歯床内面の調整を何度も行わなければならず，咬合関係まで狂う結果となり，義歯調整の繰り返しを余儀なくされる．

　この問題に対して，コンパウンドを用いて下顎個人トレーの内面をリベースするように床下粘膜の全面均等加圧を行うことが，義歯床粘膜面全体に機能圧を適正に配分をもたらし解決策となる．

　一方，顎堤の残存状態がきわめて良好で吸収がわずかなケースでは，通法に従って全面均等加圧を行うと，コンパウンドが十分に溢出できず，歯槽頂部に圧が集中する．そのため，完成義歯は歯槽頂部に痛みを生じさせる場合がある．これに対しては，再度コンパウンドを均等に軟化して，再度均等加圧を行う必要がある．

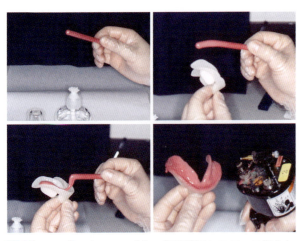

図32-a～d　イソコンパウンドは適正なフローの得られる温度幅が広いため，コントロールが容易である

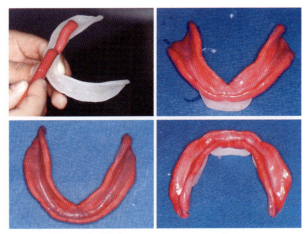

図33-a～d　1種類のコンパウンドで筋形成を行うにはイソコンパウンドが最適である

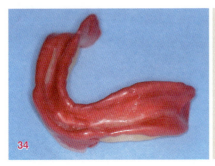

1.「いー」
2.「うー」
3.「おー」
4. 吸啜

図34　下顎の個人トレーはイソコンパウンドでリベースすることにより，粘膜面の確実な全面均等加圧を行う
図35　効果的な筋形成の基本動作

下顎義歯床筋形成の実際と臨床術式

下顎の筋形成の要点については，それぞれの部位別に次の「下顎義歯床筋形成の基本と各部の診断のポイント」（74～81頁）で述べるが，実際の術式は，図36の5つのポイントの順序で筋形成を行うのではなく，コンパウンドをトレーの内面全体に盛って加圧し，トレー辺縁の各部に適量のコンパウンドを溢出させて以下の順で一気に筋形成する（図36～42）．

① 「いー」「うー」「おー」，吸啜の機能的基本動作を行ってもらう
② 中心咬合位の咬合高径で下顎を保持し，嚙みしめてもらう
③ 舌を口腔外へ出さずに術者の手指を押してもらう
④ 舌小帯部のみコンパウンドを軟化し，下唇を左右の口角までなめてもらう

1. 舌側床縁前方 2/3
2. 舌側床縁後方 1/3
3. 下顎外斜線部
4. 下顎頰小帯部
5. 唇側部

図36　下顎義歯床縁決定のポイント

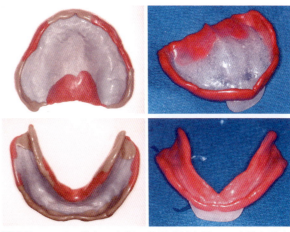

図37-a～d　従来の3種の筋形成材を用いる方法と著者らの行っているイソコンパウンドのみによる方法

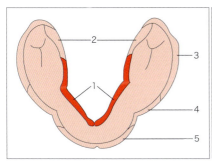

図38　下顎舌側床縁前方 2/3 の部分では，顎舌骨筋部と舌小帯部の 2 段階に分けて筋形成を行う

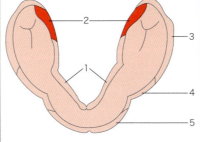

図39　舌側後方 1/3 では，後顎舌骨筋窩まで床縁を延ばすと辺縁封鎖や義歯の安定性を良好にするうえでは有利である．しかし咀嚼，嚥下，発音の舌骨舌筋などのスペースを阻害するため，極度の顎堤吸収を示す症例以外では，顎舌骨筋線で床縁をとめるほうが臨床上有利である

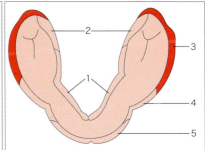

図40　頰棚（バッカルシェルフ）部は床を十分に拡大し，この部分で義歯を指示することが望ましいと従来いわれてきた

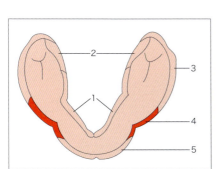

図41　下顎頰小帯部は口角下制筋，下唇下制筋，口輪筋，頰筋などの影響を受ける

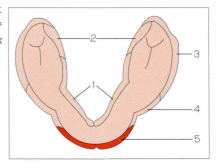

図42　下顎唇側部床縁には，口輪筋，オトガイ筋，下唇下制筋，口角下制筋が主に関与する

7 筋形成

下顎義歯床筋形成の基本と各部の診断のポイント

① コンパウンド（イソコンパウンド）によりトレー内面全体にリベースを施し，全面均等加圧を行うとともに，粘膜面との適合性を良好なものとする．その際，トレー辺縁の各部に適量のコンパウンドを溢出させ，これにより筋形成は各部を同時に手際よく行う

② 舌側前方 2/3 の部分

開口時にも床縁が口腔底に触れていること．顎舌骨筋部と舌小帯部の 2 度に分けて筋形成を行う．顎舌骨筋に対してはトレーを上方から保持した術者の両拇指を舌で強く押してもらう．コルベン状の床縁の厚さは 3mm とする．舌小帯に対しては，後にこの部分のみ軟化して下口唇を左右になめてもらう（図 43 〜 48）

③ 舌側後方 1/3 の部分

1. 「いー」
2. 「うー」
3. 「おー」
4. 吸　啜

図 43　効果的な筋形成の基本動作

1. 顎舌骨筋
2. オトガイ舌骨筋
3. オトガイ舌筋
4. 舌小帯

図 44　下顎舌側床縁前方 2/3 に関連する組織

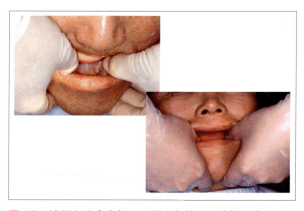

図 45　適正な咬合高径で下顎を保持した状態で噛みしめてもらい，咬筋をはじめとする閉口筋の緊張状態を再現する

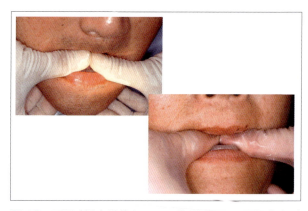

図 46　下顎舌側床縁前方 2/3 の筋形成では，両拇指を舌尖部で強く押してもらい，顎舌骨筋，オトガイ舌骨筋，オトガイ舌筋の緊張状態を再現する．本法により舌の位置と押す強さが適正であるかを確認できる

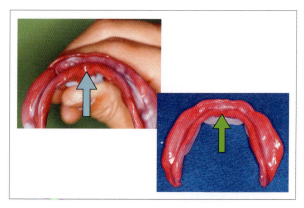

図 47　次いで舌小帯部のみ軟化して下口唇を左右になめてもらう

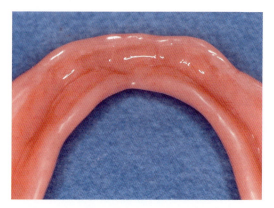

図 48　舌下腺部の床縁は厚さを 3mm に仕上げる

違和感と発音障害を軽減する目的で，顎舌骨筋線に床縁を設定して移行形にする．まず，義歯完成時には顎舌骨筋線をわずかに2mm程度越えて義歯床を製作する．その後，義歯装着時に触診で診査し，長過ぎる場合は微調整して移行形に仕上げる．レトロモラーパッド部の舌側床縁も顎堤の吸収が著明なケース以外では，後顎舌骨筋窩までは伸ばさずに，顎舌骨筋線をわずかに越えたところで粘膜面へ移行形とし，舌後方側縁部と舌根部で辺縁封鎖を図る（図49〜53）

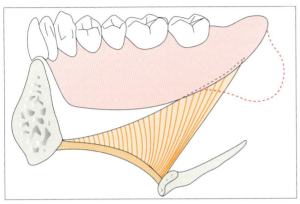

図49　舌側床縁後方1/3は，顎舌骨筋線を2mm程度越えて床縁を設定し，装着時に診査して移行形にする

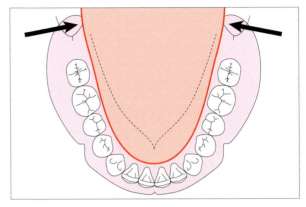

図50　レトロモラーパッド部の舌側床縁を移行形態とし，舌後方側縁部と舌根部で舌側床後縁部の辺縁封鎖を図る

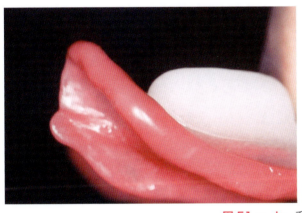

図51-a，b　舌側後方1/3の筋形成

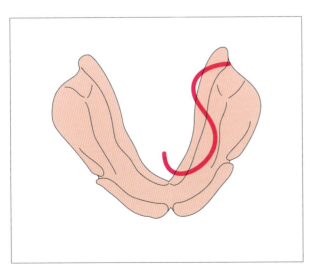

図52　通常，筋形成を行うと後顎舌骨筋窩と前顎舌骨筋窩に筋形成材が入り，S状カーブが形成される

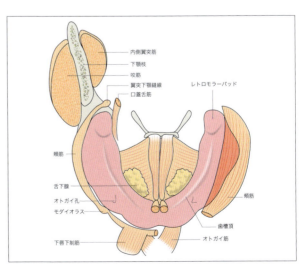

図53　舌側後方1/3に関連する筋

1 筋形成

④ **下顎外斜線部**

エアシリンジでエアを送りデンチャースペースの範囲を確認しながら筋形成を行う．吸啜と噛みしめも忘れずに行う（図54〜63）．

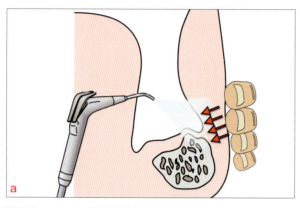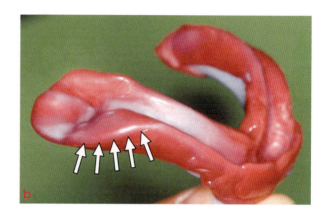

図54-a，b　下顎外斜線部
a：エアシリンジでエアをかけて下顎外斜線部床縁の位置と形態を確認する．エアの強さは外頬部に手指を添えて骨体部を越えない範囲が基準である．b：下顎外斜線部の形態

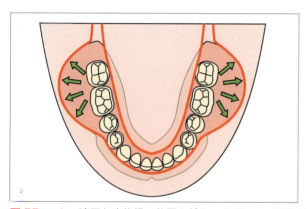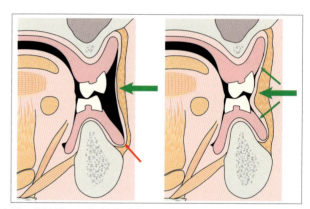

図55-a，b　適正な床後縁の位置を越えて広げると，辺縁封鎖を図る頬粘膜の反転部分が少なくなり，床縁が露出するため，十分に辺縁封鎖を図ることができない

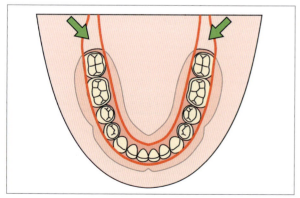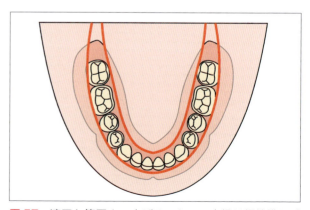

図56　床後縁が短すぎ，レトロモラーパッドよりも前方に床縁が設定されると辺縁封鎖を図ることができない．したがって，床縁は長すぎても短すぎてもいけない

図57　適正な範囲まで広げることで，床縁は頬粘膜と舌で覆われて辺縁封鎖が得られる．見えるのは被圧縮性の高いレトロモラーパッド部分の床縁のみである

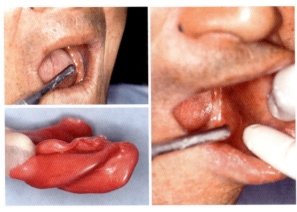

図58-a〜c　エアシリンジによりデンチャースペースを確認し，下顎外斜線部床縁の位置と形態を決定する

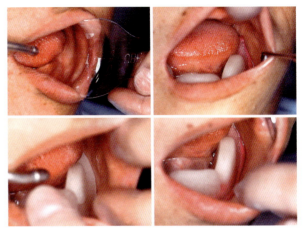

図59-a〜d　下顎個人トレーの試適と筋形成

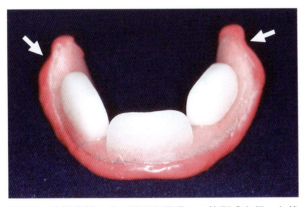

図60　咬筋浅部などの緊張を再現して筋形成を行った状態（masetter groove の印記）

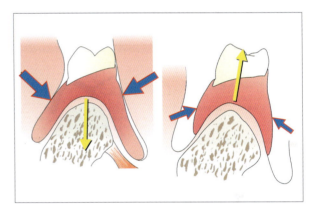

図61　下顎外斜線部床縁

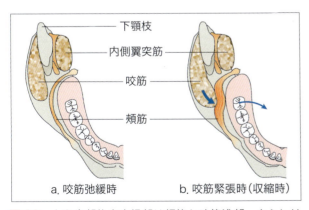

図62　大臼歯部後方床縁部は頬筋と咬筋浅部，さらには側頭筋停止部の影響も受ける．咬筋浅部は収縮時に頬筋を介して床縁に影響を及ぼし，義歯を不安定にしたり疼痛を発現させたりする．側頭筋停止部も床後縁の形態に影響を及ぼす場合があるので，要注意である

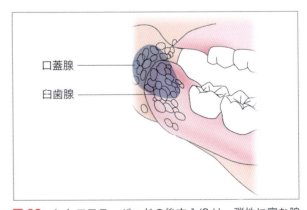

図63　レトロモラーパッドの後方1/2は，弾性に富む腺組織である．この上に床縁を設定し，積極的に辺縁封鎖を図る（青い範囲はレトロモラーパッド）

1 筋形成

⑤ **下顎頰小帯部**

小帯の付着部からの走行が遠心へ向かっていることを確認し，バッカルシェルフ部の床を小帯が包み込むように床縁と床研磨面を仕上げる（図64，65）

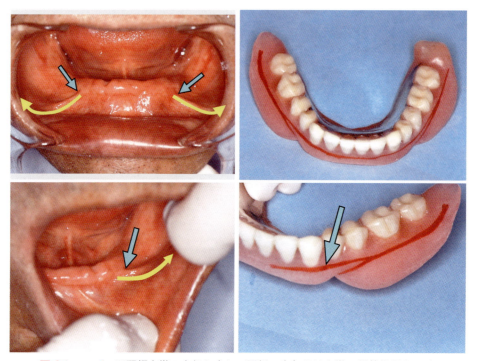

図64-a～d　下顎頰小帯の走行と床との関係．青矢印は小帯の付着位置を示す

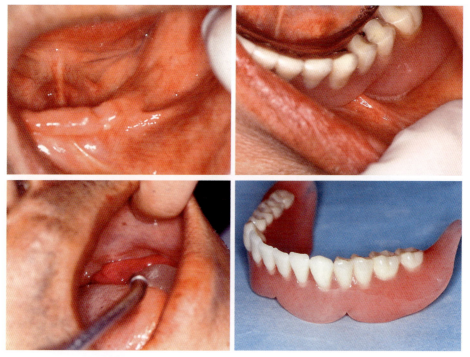

図65-a～d　頰小帯部床縁をエアシリンジで確認する

⑥ **唇側部**

オトガイ筋，口輪筋，口角下制筋，下唇下制筋とバランスをとるようにわずかに陥凹させる．そのために，下顎唇側部は筋形成時に床縁の厚さが2～2.5mmになるようにし，後の人工歯排列時に下顎前歯の歯頸部を引っこめて排列する（図66～76）．

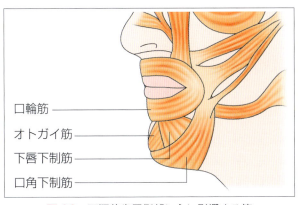

図66 下顎義歯唇側部に主に影響する筋

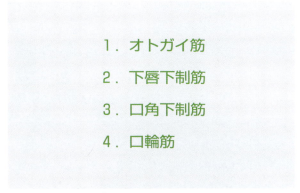

図67 下顎義歯唇側部に主に関係する筋

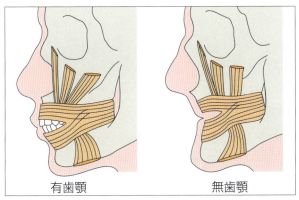

図68 天然歯列は歯，歯槽骨，歯列で口腔周囲が形作られる．しかし，歯を喪失し，歯槽骨が著明に吸収した状態における下顎のデンチャースペースは，かつて天然歯が存在していたときの前歯部の唇舌的な歯軸を通常受け入れることができない

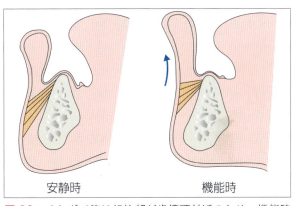

図69 オトガイ筋は起始部が歯槽頂付近のため，機能時には口腔前庭が著明に浅くなるので注意する．筋形成の基本は，やはり「いー」「うー」「おー」吸啜であり，必要以上に下口唇を上方へ挙上させないことがポイントである

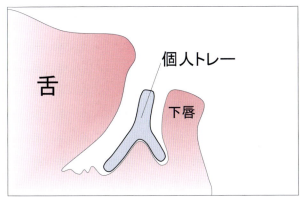

図70 個人トレーの把柄はデンチャースペースの内側に収める

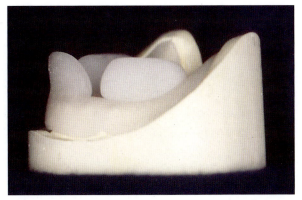

図71 印象時に閉口を阻害しないように把柄の高さにも留意する

1 筋形成

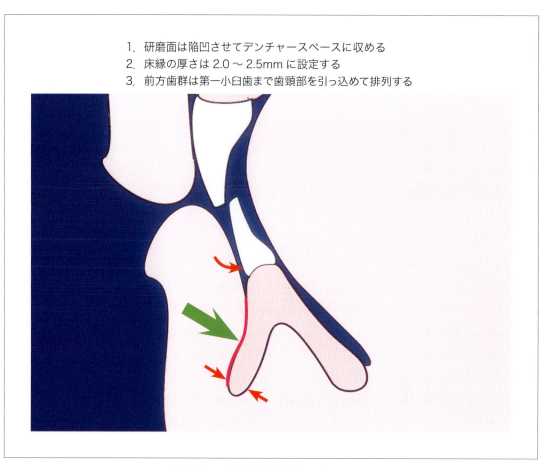

図72　下顎唇側義歯床部のポイント

1. 研磨面は陥凹させてデンチャースペースに収める
2. 床縁の厚さは2.0〜2.5mmに設定する
3. 前方歯群は第一小臼歯まで歯頸部を引っ込めて排列する

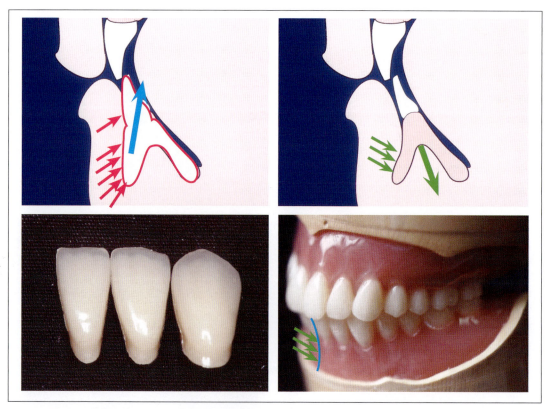

図73　義歯を安定させる方向に周囲の筋が作用するように適度に陥凹させて研磨面を形作る

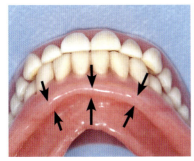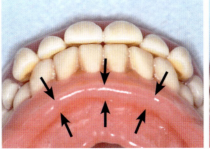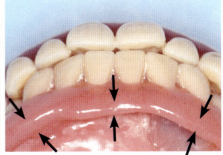

図 74-a～c 下顎唇側床研磨面を陥凹させるためには，下顎唇側床縁の厚みを 2.0～2.5mm の厚さになるようにすることが必要である

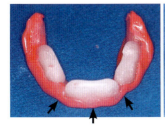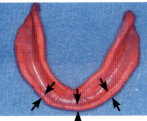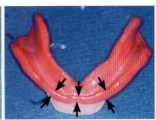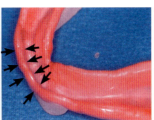

図 75-a～d 下顎唇側部の筋形成

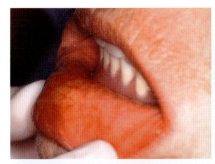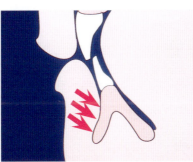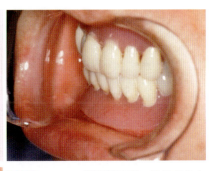

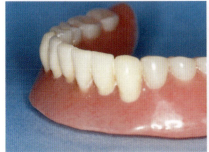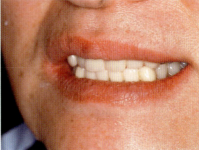

図 76-a～e 歯頸部を引っ込めることで，同部に関与する筋群を義歯がむしろ安定するように活用できる．唇側研磨面を陥凹させる度合いは症例により異なり，上顎に対する下顎の前後的位置関係により決定する．たとえば，下顎前突の症例では，ここに示すように著明に陥凹させた状態が周囲組織と調和しており，下顎義歯の安定が図れる

⑦　下顎の筋形成の手順は，基本的に筋形成材をトレー内面へ一度に盛りつけて，各部を同時に手際よく行う．舌小帯に対してのみ，後にこの部分のみ軟化して下口唇を左右になめてもらい，筋形成を終了する．

8 最終印象

筋形成面を活かした最終印象

前項では，最終印象に先立って行う筋形成について，解剖学的ランドマークを含めたインプレッションメイキングの方法を述べた．筋形成終了後の最終印象の段階で，筋形成面が跡形もなくなってしまうほど多量の最終印象材を用いて印象採得を行っているのを見かけるが，最終印象はあくまで筋形成でボーダーを作ったトレー内面の精密印象による1層のウォッシュである．

そこで本項では，個人トレーを用いた筋形成後，その筋形成面を活かした最終印象を行う手順について述べる（図1）．

1. 上顎の粘膜は被圧縮性に富むので変形を避けて極力弱圧で行う
2. 下顎は粘膜の浮上に対応して均等加圧とする
3. 印象時の内圧はトレー辺縁からの距離の2乗に比例する
4. したがって，上顎では適正な遁路の付与が必要である

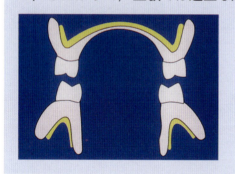 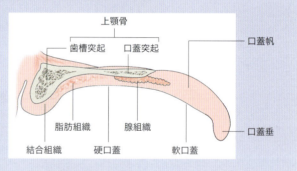

図1　上顎は無圧印象，下顎は加圧印象で行う

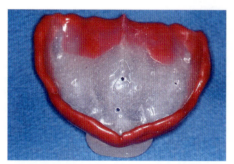

図2　上顎個人トレーには遁路を形成する．遁路の位置は口蓋中央やや前方にまず1つ，そこから辺縁までの距離の1/2のところに順次付与していく

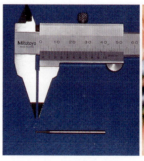 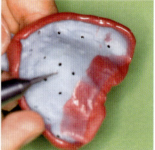

図3-a, b　遁路は直径1.5mm程度のラウンドバーを用いて形成する（フィッシャーバーはレジンがからみつくため不適当）．直径が大きすぎると印象材が流出し，正確な印象が得られない

上顎の最終印象

　上顎の粘膜部下は脂肪組織や腺組織に富むため，加圧印象を行うと組織の変形を生じてしまう．そのため，なるべく無圧に近い弱圧下で印象採得を行うが，ノンスペースタイプの個人トレーを用いるため，トレーを所定の位置に戻す際には圧がかかる．そこで，上顎の個人トレーには遁路を形成して印象材の溢出を容易にし，圧が加わることによる粘膜面の変形を最小限に抑制する必要がある．

　個人トレー内面の内圧は辺縁からの距離の2乗に比例して増加するため，遁路は最も内圧が高まる口蓋中央のやや前方にまず1つ形成する．そして，そこから辺縁までの距離の1/2のところに順次形成付与していく．また，唇側はS字状の断面形態をなすために印象材が溢出しにくく，個人トレーが所定の位置まで戻りにくくなる．これを防ぐためには，唇側歯槽頂付近にも遁路を1カ所付与するのが有効である（**図2〜6**）．遁路形成後，個人トレーに接着剤を1層塗布した後，印象採得を行う．

　上顎個人トレーは，下顎個人トレーのようにリベースを行っていないことと遁路が付与されていることから，印象材（インジェクションタイプの重付加型シリコーン印象材）は不足しないだけの必要最少量（約3〜4cm）を用いる．練和，盛り付けの後，トレーを所定の位置まで挿入する．

　その後は患者さんに「いー」「うー」「おー」の発音や軽い吸啜の動作は行ってもらわずに，術者が手

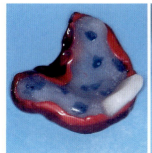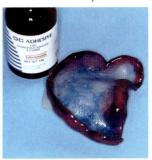

図4-a，b　接着剤は1層塗布し，完全に乾燥してから最終印象を行う．また，接着剤は必ず辺縁部外側5mmの範囲と遁路の外側にも塗布する．塗布しないと流れ出た印象材が剥がれることにより，印象面に影響が出る場合がある

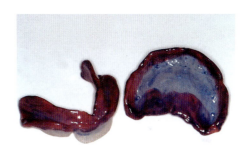

図5　接着剤塗布後の上下顎個人トレー

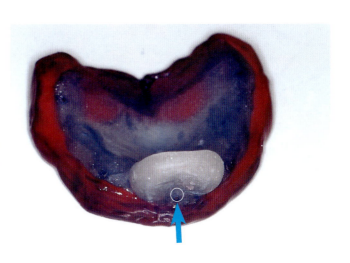

図6　唇側は，S字状の形態をなすために印象材が溢出しにくい．このため，唇側歯槽頂付近にも遁路を1カ所付与することにより，印象材の流れをよくし，トレーを的確に所定の位置に戻すことができる

8 最終印象

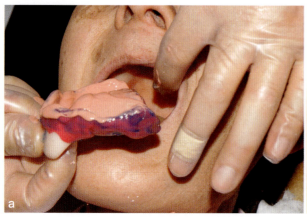
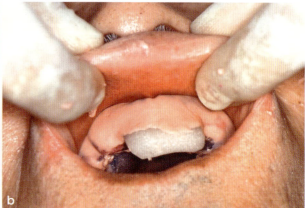

図7-a 必要量のシリコーン印象材インジェクションタイプを盛り，乾燥させた口腔内へ挿入する

図7-b トレーを所定の位置まで挿入し，余剰な印象材を排除した後，軽く保持する

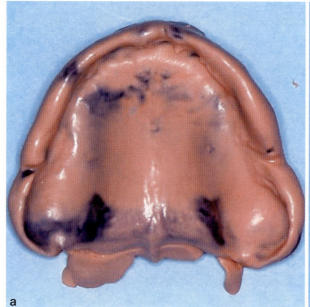
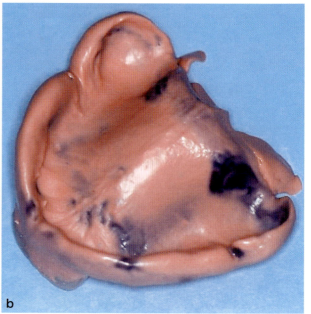

図8-a, b 印象材が硬化した状態．余剰な印象材は排除されている

指で口唇と頰粘膜をしっかり牽引することにより，筋形成面にかぶっている余剰な印象材を手際よく確実に排除する．

また，閉口状態で下顎を保持し，嚙みしめを行ってもらい，閉口筋の緊張状態を再現する．さらに左右へ5mm側方運動を行ってもらい，筋形成面上にかぶっているシリコーン印象材を排除し，筋突起と側頭筋停止部の運動範囲を再度明記する．その後は，印象材が硬化するまでの間，閉口させた状態で個人トレーを介して印象を保持する（図7, 8）．

上顎の最終印象のポイント

① 最終印象に先立ち，旧義歯の圧痕はティシュコンディショニングにより取り除いておく．
② ノンスペースタイプの個人トレーに直径1.5mmの遁路を効率よくあける．
③ 接着剤は必要最少量をトレー内面に1層塗布する．トレー表面には，辺縁より5mmの範囲と遁路を開けた部位にも塗布し，剥がれによる印象の変形を抑制する．
④ 最終印象は，インジェクションタイプの重付加型シリコーン印象材を必要最少量（約5cm）準備する．
⑤ 上顎はなるべく無圧印象とする．いったん，加圧下で印象材を溢出させ，術者が唇と頬を手指で牽引して筋形成面上の印象材を十分に排除する．噛みしめと側方運動も再度行ってもらう．その後，閉口状態で軽くトレーを保持し，印象材の硬化を待つ．
⑥ 印象材の硬化後，個人トレーの把柄に上唇下縁のラインを描記すれば，咬合床製作時の蠟堤の高さの基準となる（図9，10）．
⑦ 印象の撤去時には，特に上顎結節部における筋形成材の変形に注意し，印象辺縁からエアを吹き込みながら口腔内から印象を撤去する（図11，12）．
⑧ 床後縁の位置決定は蠟義歯試適時に行うが，最終印象の際も位置を確認して，選択加圧印象を行う（図13，14）．

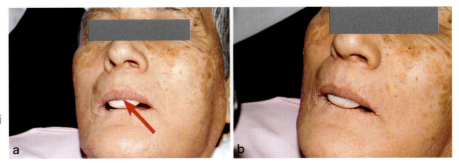

図9-a, b 個人トレーの把柄に上唇下縁のラインを瞳孔線と平行に記入する（97頁参照）

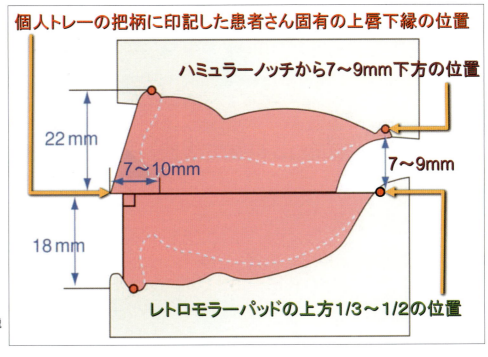

図10 臨床で有効な蠟堤の製作基準

8 最終印象

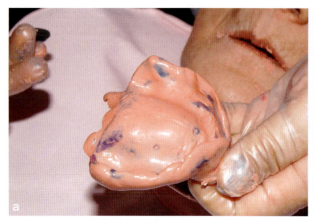

図11-a 印象辺縁からエアを吹き込みながら口腔内から印象を撤去する

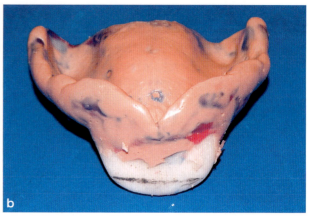

図11-b トレーの把柄に上唇下縁のラインが明記されている

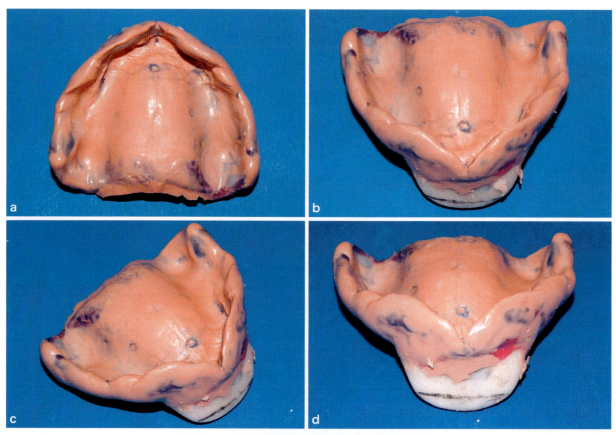

図12-a～d 口腔内から撤去された上顎最終印象

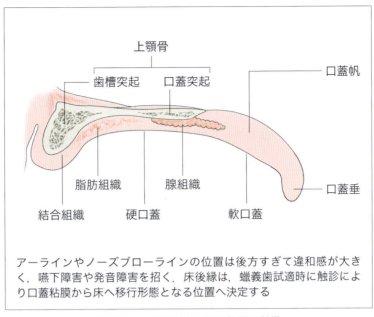

図13 上顎義歯床後縁の位置の基準

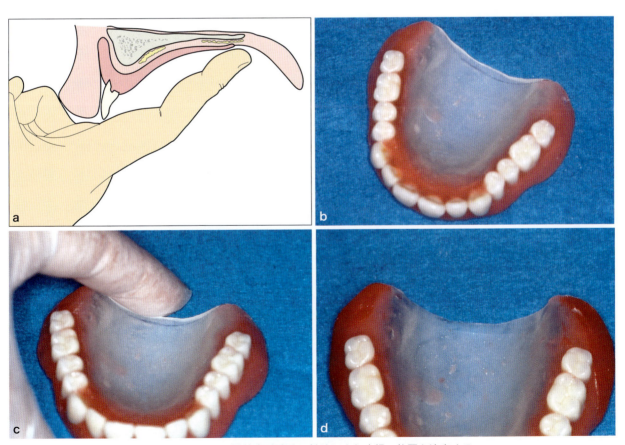

図14-a〜d 蠟義歯試適時に触診により床縁の位置を決定する

8 最終印象

下顎の最終印象

　上顎と同様に，最終印象に先立ち旧義歯の圧痕はティッシュコンディショニングにより取り除いておく．下顎については，辺縁のみ筋形成を行うと完成義歯は歯槽頂部が強くあたって辺縁が浮いた状態の床内面となるため，機能圧を適正配分する目的から加圧印象を行う必要がある．このため，筋形成時には個人トレーの内面全体にコンパウンドを盛り，リベースを行う要領で全面均等加圧を行う（図15）．

　また，下顎のトレーでは上顎と異なり，いずれの部位でも床縁までの距離が短いため，逃路を形成する必要はない．

　個人トレーに接着剤を塗布した後，必要最少量の印象材（約1cmで十分であるが，手練和では2cm程度が練和しやすい）を練和する．練和後，印象材を手指で内面に1層塗り付けてトレーをかぶせ，加圧下で最終印象を採得する．そして，上顎と同様に口唇と頬粘膜を手指によりしっかりと牽引するとともに，患者さん自身に舌を前方へしっかりと出して左右へ振る運動を十分に行ってもらい，余剰な印象材を排除する．また，適正な顎位で下顎を保持し噛みしめを行ってもらい，閉口筋の緊張状態を再現する．その後，上顎と同様に閉口状態で印象材が硬化するまで加圧下で保持する．

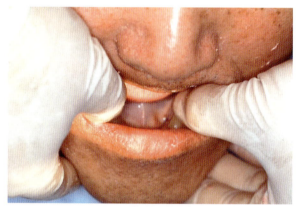

図15 印象材はトレー内面に手指で1層塗布した後，顎堤に適合させ，手指で口唇と頬粘膜をしっかり牽引して余剰な印象材は排除する（舌の前方運動も十分行ってもらう）

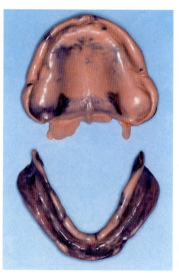

図16 上下顎の最終印象

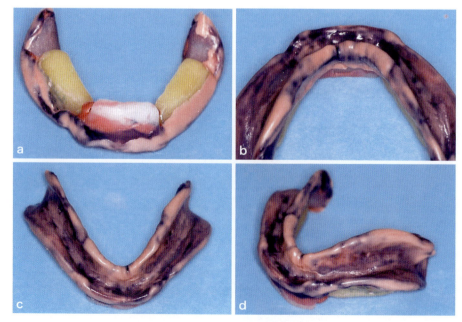

図17-a〜d 印象撤去後の正面観および印象撤去後の内面の状態．余剰な印象材は排除されている

下顎の最終印象のポイント

① 下顎は加圧印象とする（両手で 5 〜 6kgf）．
② 遁路は付与しない．
③ 最終印象はインジェクションタイプの重付加型シリコーン印象材を必要最少量（約 1cm）準備し手指で内面に 1 層塗りつけるように延ばす．
④ 下顎顎堤へ均等に加圧し，溢出してきたわずかな印象材は筋形成面から排除する．舌側は十分な舌運動を行ってもらい，唇頬側は術者が唇と頬を手指で動かして印象材を十分に排除する．
⑤ 閉口状態で下顎を保持し，嚙みしめを行ってもらい，閉口筋の緊張状態を再現する．
⑥ その後も均等な加圧状態で印象材の硬化を待ち，硬化した後，特に後顎舌骨筋窩部における筋形成材の変形に注意し，印象辺縁からエアーを吹き込みながら印象を口腔内から撤去する．
⑦ イソコンパウンドで均等加圧を行ったはずの粘膜面で，加圧が不十分だった部位にシリコーン印象材が満たされ，より適正な全面均等加圧が達成できる（図 16 〜 19）．

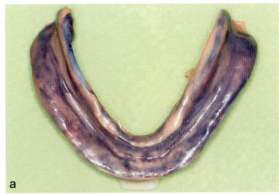
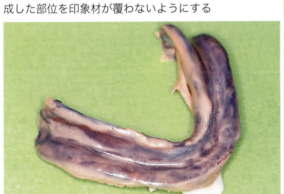
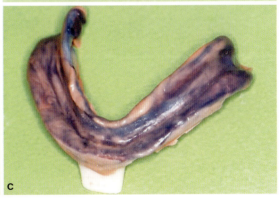

図 18-a 〜 c　印象内面．印象材は，内面と辺縁部に手指で 1 層塗布する．トレーを適合させた後，術者の手指で口唇と頬粘膜をしっかりと牽引し（舌の運動は患者さん自身にしてもらう），余剰な印象材を排除する．筋形成した部位を印象材が覆わないようにする

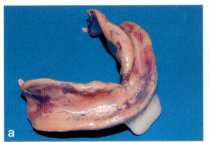
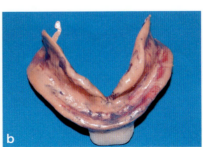
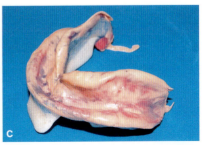

図 19-a 〜 c　イソコンパウンドでの均等加圧が不十分だった部位にシリコーン印象材が満たされ，より適正な全面印象加圧が達成されている

9 作業模型，咬合床の製作

廉価で迅速・確実に行える作業模型製作法

　作業模型は，機能印象面を正確に再現して残存組織を解剖学的に把握でき，確実な技工操作が行えて適正な補綴装置が製作できる必要がある．本項では，臨床上有効な石膏注入と模型製作法，リマウントのためのスプリットキャスト製作，さらに，作業模型上での形態修正のポイントを中心に述べる（表1，図1〜13）．

　1．一般的な製作法としては，まず採得された印象における床辺縁のコルベン形態が再現でき，しかも基礎床製作時にアンダーカットの生じない位置に，ビーディングワックスかユーティリティワックスによりビーディングを施す．その際には，ビーディングを施す部位に印象用アドヒーシブを1層添付すると付着操作が容易となる．ビーディングの後，その周囲にボクシングワックスによりボクシングを行い模型材の注入を行う通法である．この従来法は，印象を変形・損傷させないように注意を要し，かなりの所要時間と材料費がかさみ，材料を繰り返し使用するのが困難な点が問題となる．

　2．これに対して著者らの考案した作業模型製作法は，ステンレス製の容器と紙粘土を用いる方法で，これらはいずれも100円程度で購入できて繰り返し使用可能である．ステンレス製の容器に紙粘土を敷き，個人トレーを用いて採得した印象を位置付ける．印象辺縁とステンレス容器辺縁の間をカップ1杯程度のアルジネート印象材で封鎖する．義歯辺縁相当部が露出するようにアルジネート印象材をカットし，ステンレス容器の周囲に1回の石膏注入で適正な模型のサイズになる位置まで布製ガムテープを巻き石膏を注入する．石膏硬化後，模型は容易に撤去できる．本法によれば，印象を変形・損傷させる危険性がほとんどなく，きわめて短時間で迅速に行え，はるかに廉価で，模型材がワックスの継ぎ目から漏れることもなく確実で弧形変形が生じるおそれもない．

　3．硬化した石膏模型の基底面に石膏を追加して台付けする操作は一般に広く行われてきたが，これによると作業模型の表面に弧形変形が生じ，全部床義歯の適合精度に影響を及ぼす．この模型の弧形変形を防止するには，型枠を用いた台付けなど二次石膏の追加を必要としないよう，上顎口蓋部や下顎後顎舌骨筋窩のように模型が薄くなる部位でも10mm以上の厚さを確保するように1回で十分な石膏を注入する必要がある．

　4．スプリットキャストの製作にも，型枠は模型の弧形変形を生じさせるため使用しない．型枠を使用すると，追加する二次石膏の量が多くなり，その硬化膨張により作業模型表面には凹状の弧形変形が生じる．

　5．作業模型基底面は平坦に仕上げ，基底面中央部には凹凸を付与しない．これは重合後，咬合器へ模型をリマウントする際のスプリットキャストの位置再現精度を高めるためである．義歯は，重合収縮により模型基底面を凸状に変形させるため，基底面中

表1　適切なスプリットキャストの製作法

1．一次石膏は最も薄くなる部位でも20mmを確保し，二次石膏の硬化膨張により模型表面が凹面になる弧形変形を防止する
2．二次石膏としての盛り足しを行わないためにも，既製のスプリットキャスト型枠は使用しない
3．模型基底面は平坦に仕上げる．レジンの重合収縮により模型には基底面が凸面になる弧形変形が生じ，これに由来する咬合器への模型再装着時の位置的誤差を，基底面を平坦に仕上げることにより最小限に抑制する
4．模型側壁は基底面と垂直に仕上げ，透明ビニルテープによる模型の固定でずれが生じないように配慮する
5．基底面辺縁部にのみスタンプバーを用いて凹凸を付与する
6．凹凸の形態は楔状ではなく半円形とすることにより，削合操作時の模型のガタつきや位置的ずれを抑制する
7．分離材には効果が確実なアイスラーかワセリンを1層塗布する

図 1-a, b　従来の作業模型製作法. 作業模型に再現すべき位置の下方にビーディングワックスで縁取りをし, 焼き付ける. 次いで, 口腔底部の形態にパラフィンワックスを切り抜き焼き付ける. 最後に石膏が漏れるすき間のないようにボクシングワックスで周囲を取り囲む. この従来法は印象を変形させないように十分注意を払う必要があるとともに, 操作が煩雑でコストが高くつく. また, 石膏注入時にも周囲がワックスのため不安定で操作しずらい. また, 石膏硬化後にワックスを取り除く際にも義歯研磨面の豊隆の参考とするトレー外面に付着した印象材を破損させやすい

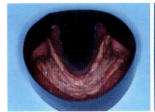
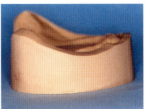

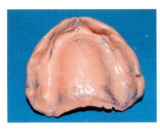
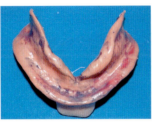
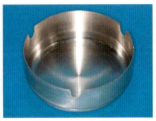
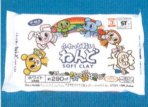

図 2-a〜d　著者らの提唱する作業模型製作法. 灰皿と紙粘土 (いずれも 100 円), そして極少量のアルジネート印象材を使用する. 紙粘土は, 湿ったペーパータオルに包んでジッパー付きビニール袋に入れて冷蔵保存することにより, 繰り返し長期間使用可能となる

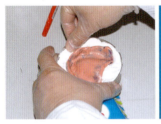
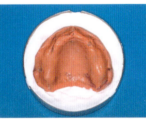
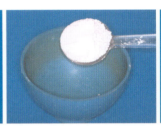
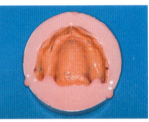

図 3-a〜d　上顎作業模型の製作. 紙, 粘土をステンレス容器に敷き, 個人トレーを位置付け, アルジネート印象材で辺縁を封鎖する. 少量のアルジネート印象材で辺縁封鎖することにより, 石膏模型の同部が滑沢に仕上がる

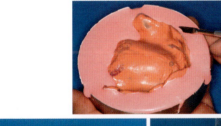
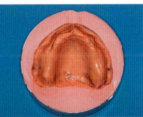

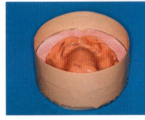
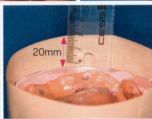
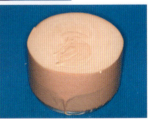

図 4-a〜e　義歯床辺縁部が露出するようアルジネート印象材をカットし, ステンレス容器の周囲にガムテープを巻いて石膏注入を行う

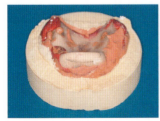
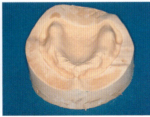
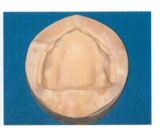

図 5-a〜c　石膏硬化後, 個人トレーと模型は容器から撤去できる

9 作業模型，咬合床の製作

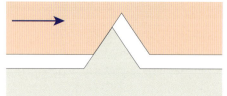

図6 楔状の形態を付与すると，スプリットキャスト部と固着しておかないと削合時に模型ががたついてしまう

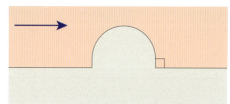

図7 半円形の断壁を基底面と垂直に交わるようにして削合時のガタつきを防止する

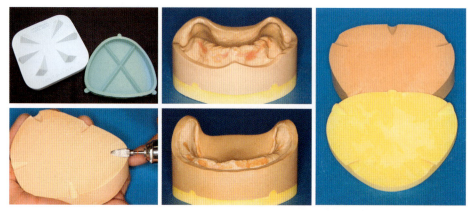

図8-a〜e スプリットキャストの型枠は使用せず，模型辺縁部の溝の断面が半円形になるようにスタンプバーで削除する

央部の形状を平坦にすることが，スプリットキャスト接合面のガタつきを抑制することになる．

6．作業模型の基底面は，咬合床製作後に蠟堤の咬合平面と平行にし，これに垂直に側壁を仕上げる．

7．基底部辺縁部にのみ，スプリットキャストフィメール部をスタンプバーで削りこんで，通常上顎で5カ所，下顎で4カ所付与する．その形状は楔状を避け半円形とする．楔状型枠を使用した場合は，テープを取り除いて行う義歯削合時の側方運動に伴い，模型の安定性が不良となるためである．これに対し，半円形にするとフィメール部の立ち上がりが基底面に対して垂直に近くなり，義歯削合時の模型の安定性を良好に保つことができる．

8．分離材には効果が確実で，また被膜厚さの点からも，アイスラーかワセリンを使用する．ワセリンの場合は，フィメール部に停滞しないように薄く1層塗布する．

9．布製ガムテープで隔壁を形成し，雄部の石膏を注入する．

10．雄部の石膏が硬化したら，再度モデルトリマーにより模型基底面に対して垂直に側壁の仕上げを行

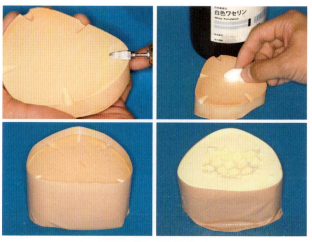

図9-a〜d 適切なスプリットキャストの製作法

い，スプリット面からの分離も確認する．

11．模型側壁のスプリット部には，作業中の浮き上がりなど，適合状態を確認しやすいように透明のビニールテープを巻く．その際，模型側壁が基底面と垂直で，側壁の全面が平行に仕上げられていないと，ビニールテープを巻くことにより模型が浮き上がるので注意する．

12．上顎歯槽結節後方の模型辺縁や下顎レトロモラーパッド後方の模型辺縁部は模型の後縁が干渉し

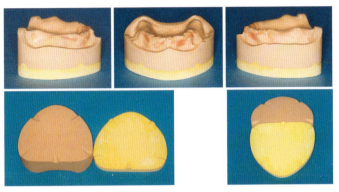

図10-a〜e 上顎スプリットキャストの完成

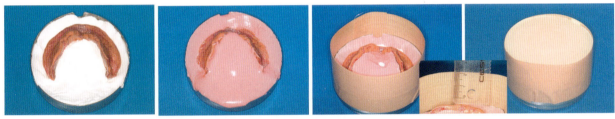

図11-a〜d 下顎作業模型の製作

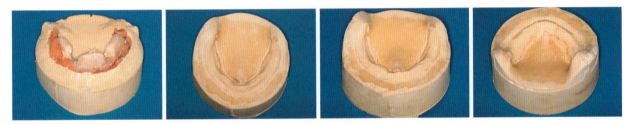

図12-a〜d 下顎作業模型の完成

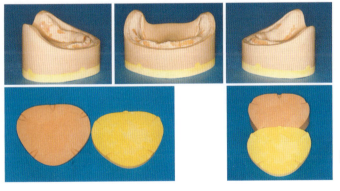

図13-a〜e 下顎スプリットキャストの製作

ないように形を整え，咬合器装着時に干渉しないように配慮する．また，埋没時にフラスコ下盒と模型の辺縁との位置的・形態的調和を図りやすくする．

13．下顎作業模型の舌側前方床縁部粘膜面に微小なノコギリ状の引きつりがある症例では，作業模型に忠実に義歯を製作して装着した場合，機能時に疼痛が生じるため同部の削除調整を余儀なくされる．この舌下腺域は，下顎の義歯の吸着にとって重要な部位であり，常に義歯床辺縁が口腔底を軽度に圧迫した状態で接していなければならないため，疼痛を回避する目的でこの部位を義歯装着後に削除調整すると，下顎義歯の吸着が得られなくなる場合が多い．したがって，この舌下腺相当部の床縁に認められる微小なノコギリ状の引きつりは，模型上で筋形成によって得られた幅3mmのコルベン状の形態を崩さない範囲で削除し，義歯床辺縁を移行的にし，さらにレジン重合後は同部を滑沢に研磨する必要がある（図14〜18）．

9 作業模型，咬合床の製作

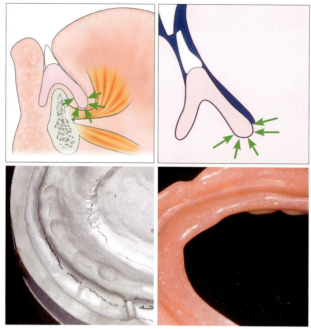

図14-a〜d　下顎舌側床縁前方2/3に相当する舌下腺部の床縁は，筋形成時に厚さを3mmに仕上げる．さらに，作業模型上で舌小帯の両側床縁に細かいノコギリ状の引きつりが認められる場合は，そのまま義歯を製作するのではなく，作業模型上で引きつり部を移行的に削って，義歯重合後に研磨により滑沢に仕上げる

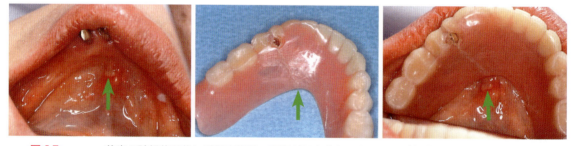

図15-a〜c　義歯の破損修理後に舌側床縁部の研磨が不十分なことにより舌側床縁部に疼痛が発現した

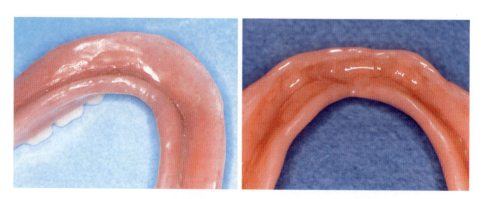

図16-a, b　微小な引きつりは模型上で削除し，重合後に研磨して滑沢に仕上げる

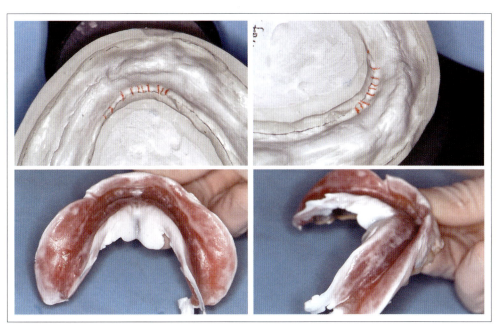

図17 床辺縁は平滑なうえ滑沢に研磨されているので粘膜面に疼痛は生じない

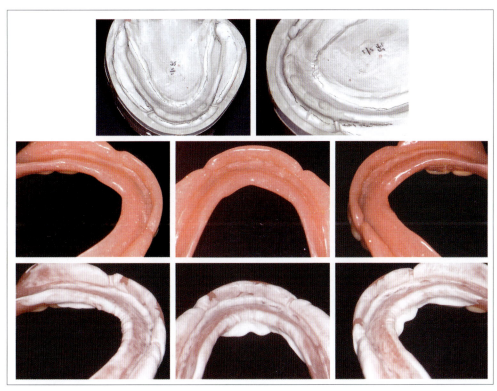

図18 舌小帯以外の微小な引きつり部を模型上で平滑にし，義歯では研磨をする

咬合床の製作

実際の咬合採得にあたっては，一人ひとりの患者さんに対して，適正な上下顎のリップサポートと咬合平面，咬合高径，水平的下顎位を診断して設定することになる．

また，咬合器上で効率よく人工歯排列と歯肉形成を行うためには，蠟堤の過不足に対応した追加や削除のワックス量が少ないことが望ましい．したがって，臨床において適切な咬合採得と人工歯排列，歯肉形成を効率よく行うためには，まず咬合床を患者さん一人ひとりに調和させるか，あるいは生体の平均値をもとに製作することが大切である．

本項では，これらの点を踏まえた臨床上有効性の高い咬合床の製作法を紹介する．

9 作業模型，咬合床の製作

咬合床の製作基準

1. 基準線の記入

蠟堤製作の頰舌的位置の基準として歯槽頂線を記入するが，後方を第二大臼歯相当部，前方は第一と第二小臼歯中間部相当部をマークし，その延長線を模型の辺縁に記入する．前方の基準を犬歯相当部に求める一般的な方法では，蠟堤が内側に入りすぎて舌房を阻害し，適正な排列が困難になる場合が多い．

また，人工歯排列と歯肉形成時にワックスを盛り足さなければならないことが多く，操作が煩雑となる（図19）．そこで蠟堤唇面の基準を上顎では，切歯乳頭後縁から7〜10mm前方の位置とし，これを通過する延長線を模型辺縁に記入する．本来，口唇が比較的前方へ突出していた方は10mm，突出していない方は7mmとする（図20，21）．

下顎では，人工歯排列の後方限界となるレトロモラーパッド前縁の延長線を模型辺縁に記入し，蠟堤後方の高さの基準となるレトロモラーパッド上方1/3〜1/2の高さの延長線を模型舌側辺縁に記入する．

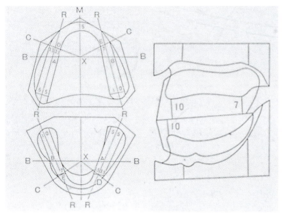

図19 従来の蠟堤製作基準．実際の臨床では，顎堤吸収の度合いがケースによって大きく異なるので，従来の基準は適切ではない

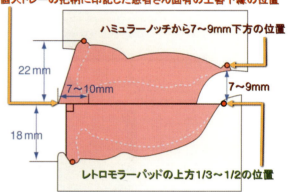

図21 臨床で有効な蠟堤製作基準

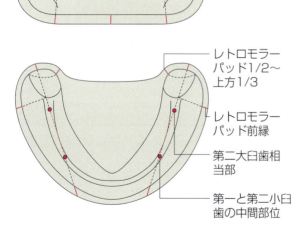

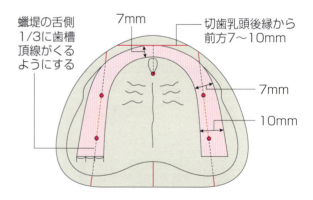

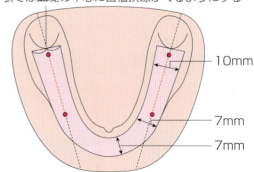

図20 臨床上有利な歯槽頂線と蠟堤の設定基準

2. 基礎床の製作

基礎床は，顎堤粘膜に直接触れる部分であり，良好な適合性と咬合採得時に変形しない十分な強度を備えていなければならない．

基礎床の適合不良や変形は，口腔内と作業模型の誤差を増大させ，咬合採得，チェックバイト，咬合器の顆路調節，蠟義歯の試適，のすべての工程に狂いを生じさせることとなり，必然的に完成義歯の精度に大きく影響する．

本項では，適合性がよく変形の生じにくい基礎床を安価な材料により，だれにでも短時間で簡単に製作できる分割重合法のポイントを示す．

1) 使用材料

基礎床材料としては，変形や破折の恐れが少ない常温重合レジンが適している．

2) 基礎床の外形

基礎床の外形は最終的な完成義歯の床外形を基準とする．ただし，床後縁に関して下顎ではレトロモラーパッド（臼後結節）を覆う位置まで，上顎では口蓋小窩を含む位置まで，いずれも粘膜への移行形態で製作しておき，蠟義歯試適時に最終的な位置を決定する．後縁部以外の床縁は，基本的にコルベン状をなすが，常温重合レジンで製作する範囲は，作業模型辺縁部の破損防止の目的で初期硬化開始前に2mm程度短くカットし，基礎床辺縁の不足分は蠟堤製作時にパラフィンワックスで回復する（図22，23）．

3) 基礎床の厚さ

咬合採得時の咬合力や蠟堤の温度変化によって変形しない強度が確保できる厚さが必要である．また，厚すぎると過度の重合収縮により基礎床の変形と適合不良を招き，人工歯排列時に干渉となる．以上の条件から，基礎床の厚さは，通常2mmが適正であり，初期硬化までは十分に圧接する（図24）．

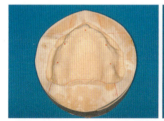 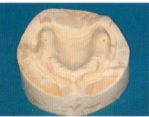 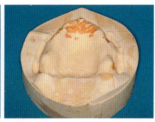 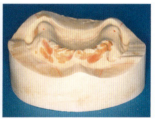

図22-a～d 上顎咬合床の製作．歯槽頂線と切歯乳頭後縁の位置を記入し（b），必要最小量のブロックアウトとリリーフを行う（c，d）

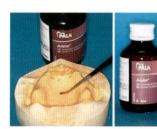
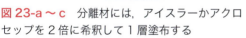

図23-a～c 分離材には，アイスラーかアクロセップを2倍に希釈して1層塗布する

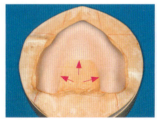 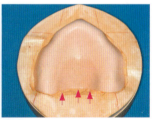

図24-a，b 2回法により適合性のよい基礎床を製作する

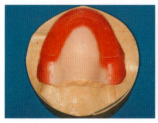 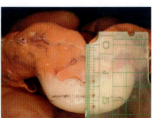 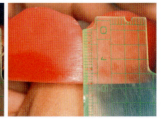

図25-a～c 把柄部に記入した上唇下縁のラインを蠟堤製作時の前方の高さに設定する．その際，上唇小帯の位置からの長さを基準とする

9 作業模型，咬合床の製作

4) 分割重合法

常温重合レジンは，完全重合には48時間程度かかるが，実際に臨床現場で短時間に高精度で，材料の無駄を最小限におさえて基礎床を製作する方法として，著者らは以下に示す2回分割重合法を推奨している（図26）．

1回の圧接によって製作した基礎床は，形態と厚さにもよるが図27に示すように，かなりの収縮変形が生じる．初心者はモールド板を分量と厚さの目安として使用する場合が多いが，結果として余剰分がかなり多く，材料の無駄が目立つ．

著者らが行っている2回法は，上顎では1回目を全体の2/3を覆う馬蹄形に圧接し，30分は放置してから後縁部を追加するのがポイントである．その際，辺縁部は発熱開始時から初期硬化が進行する数分間は十分に圧接する．30分放置後にいったん模型から取り外し，レジンを追加する接合部の浮き上がり部を移行形態に仕上げる．接合部にモノマーを1層塗布して2回目の圧接を行った後，硬化熱が消退後10分程度で取り外してもほとんど変形しない．下顎基礎床も，図28に示すように前方と後方に分けた2回法で良好な適合性が得られる．

この2回分割重合法では，初心者でも無駄なく短時間で適合のよい基礎床製作が行え，咬合採得時に温湯に浸漬してもほとんど変形せず臨床上有効である．

3. 上顎蠟堤の製作（図25，29～31）

- 著者らは上顎の蠟堤製作にあたり，最終印象を口腔内から撤去する前に，患者さん固有の上唇下縁の位置を直接個人トレーの把柄に記録し，これを蠟堤製作の前方基準にしている．この患者さん固有の上唇下縁が記録されていない場合は，前方の高さを歯肉頬移行部から22mmとする．その際，上唇小帯の形態に影響されないように，中切歯ではなく，側切歯相当部で蠟堤の高さを決定する．
- 後方の高さは，解剖学的にばらつきの少ないハミュラーノッチから7～10mmの範囲で上顎骨の大きさに応じて決定する．
- 臼歯部の頰舌的位置は，歯槽突起部の吸収の度合いに応じて歯槽頂線は内側へ移動するので，通常歯槽頂線上に蠟堤の舌側1/3が位置するようにわずかに外側に製作する．これにより適正な咬合採得や人工歯排列，歯肉形成の操作を行いやすくなる．
- 左右の歯槽頂線が非対称なケースでは，顎堤の残存

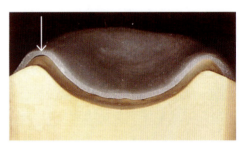

図27　1回法による上顎基礎床．適合性は不良で，温湯に浸漬すると大きく変形する

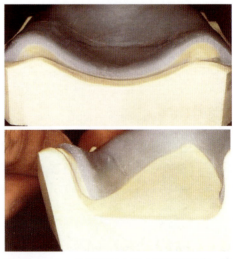

図28-a，b　2回法による上下顎基礎床．適合性は良好で，温湯に浸漬しても変形はほとんど生じない

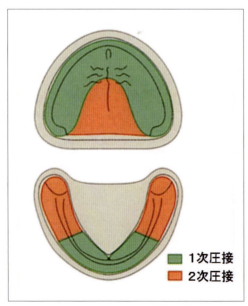

図26　適合性のよい2回法による基礎床の製作手順

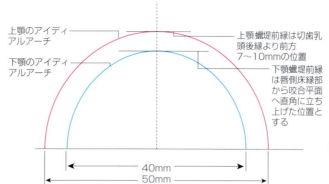

図29 臨床上有利な上下顎蠟堤唇側のアイディアルアーチ

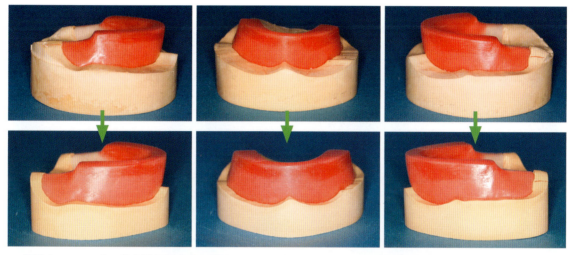

図30-a～f 上顎作業模型基底面を蠟堤の咬合平面と平行に，模型側面は基底面と垂直にトリミングする

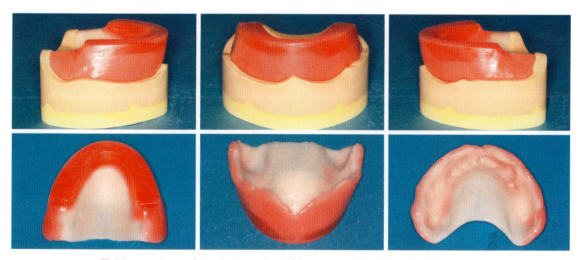

図31-a～f スプリットキャストが付与された上顎作業模型と咬合床の完成

状態が良好なほうを基準にして左右対称に製作する．
・蠟堤唇面の位置は，まず平均的リップサポートを考慮して製作した上顎個人トレーの把柄をもとに診断しておき，さらに模型辺縁に記入してある切歯乳頭後縁から前方7～10mmの表示線も基準として製作する．本来，口唇が比較的前方へ突出していた方は9～10mm，突出していない方は7～8mmを基準とする．

・中切歯の残根上義歯であったり，抜歯直後で骨吸収があまり生じていない場合は，切歯乳頭の後縁ではなく中央から7mm～10mm前方とする．
・蠟堤唇面のアーチは，上顎前歯部のアイディアルアーチ（直径50mmの円弧）と一致させる．
・蠟堤の幅は，前歯部で7mm，小臼歯部で7mm，大臼歯部で10mmとする．

9 作業模型，咬合床の製作

4. 下顎の蠟堤製作（図 32～36）

- 前方の高さは，歯肉頰移行部から 18mm とする．
- 後方の高さは，模型舌側辺縁に記入したレトロモラーパッド上方 1/3～1/2 とする．
- 臼歯部の頰舌的位置は，歯槽頂線上に蠟堤の中央が位置するように製作する．ただし，下顎歯槽堤の吸収が著明でレトロモラーパッドの形態まで頰側へ歪んでいるケースでは，歯槽頂線が通常頰側へ移動しているので，歯槽頂線上に蠟堤の中央が位置するのではなく，その顎堤吸収の度合いに応じて舌側寄りに製作する．これにより適正な咬合採得を行いやすく，しかも人工歯排列，歯肉形成の操作も行いやすくなる．
- 前歯部の前後的位置は唇側床辺縁部から上記基準で決定される咬合平面に対して垂直に立ち上げて製作する．
- 蠟堤唇面のアーチは，下顎前臼歯部のアイディアルアーチ（直径 40mm の円弧）と一致させる．
- 蠟堤の幅は，前歯部で 7mm，小臼歯部で 7mm，大臼歯部で 10mm とする．著者らは，前歯部を 5mm でなく，上下顎ともにあえて 7mm で製作しているが，これは咬合採得時に蠟堤の高さやリップサポートが不足した場合，温湯中で蠟堤を軟化してつまんだり舌側から押し広げることにより，新たにワックスを盛り足すという，煩雑で時間を要す操作を行わずに迅速に対応できるようにするためである．

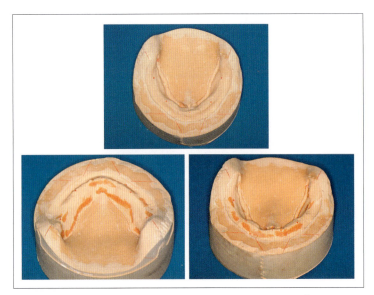

図 32 下顎に対しても歯槽頂線を記入して必要最小量のブロックアウトとリリーフを行う

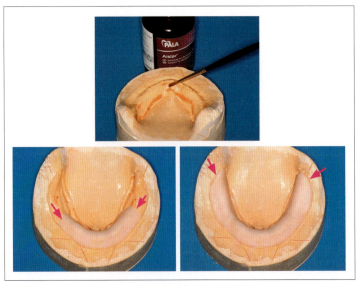

図 33 下顎も 2 回法により適合のよい基礎床を製作する

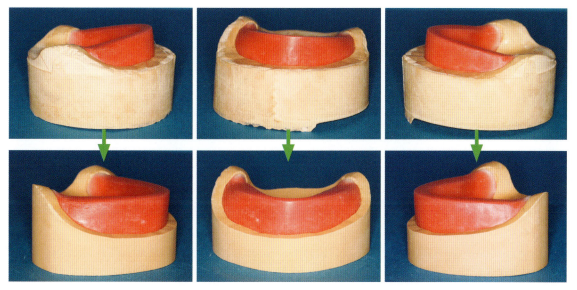

図34-a〜f 下顎作業模型基底面を蠟堤の咬合平面と平行に，模型側面は基底面と垂直にトリミングする

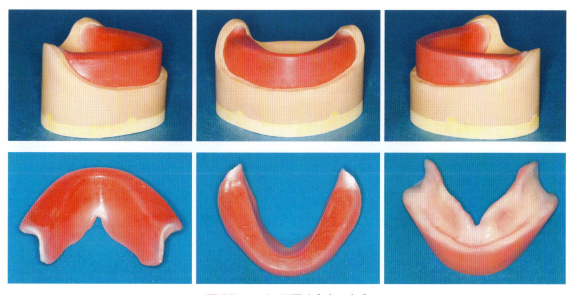

図35-a〜f 下顎咬合床の完成

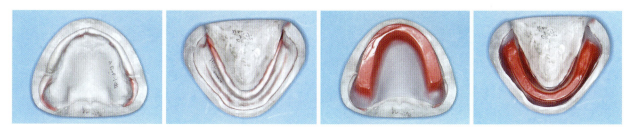

図36-a〜d 歯槽頂線が左右非対称の場合は，顎堤の残存状態が良好な方を参考にして蠟堤を左右対称に製作する

10 咬合採得

咬合採得を臨床に即して再考し，その基準を明確にする

咬合採得とは，中心咬合位をどの下顎位に構成するかを決定する作業である．無歯顎補綴における咬合採得では，咬合平面と口唇の豊隆度合いの設定と，中心咬合位を構成する下顎位を3次元的（上下的，前後・左右的）に決定する．

咬合平面と口唇の豊隆度合いは，口唇をはじめとする顔貌と調和させ，下顎位は上下的に筋と，前後・左右的に顎関節と調和させる．そして，臨床上効率よく的確に咬合採得を行うためには，咬合床の製作基準，咬合採得時の頭位や体位，採得手技などが適切でなければならない．

咬合床は，平均的な顎堤吸収状態を基準とした従来一般に示されている基準で製作するのではなく，前項で示した顎堤の吸収状態などに影響されない歯肉頬移行部，切歯乳頭，ハミュラーノッチ，レトロモラーパッド，歯槽頂線を基準として製作することが肝要である．

本項では，顎口腔系の構成と基本的下顎位の関係，さらに臨床上重要な咬合採得時の頭位や体位などの影響も十分に認識し，効率よく的確な顎間関係を記録するためのポイントと具体的方法を示す（図1）．

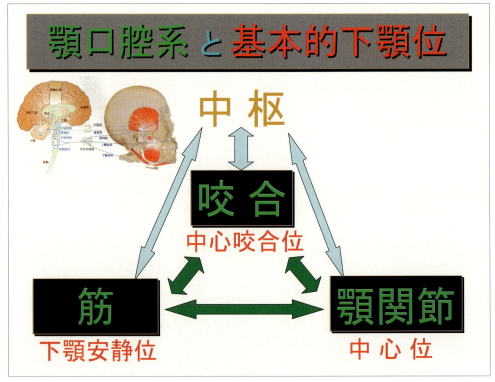

図1　顎口腔系と基本的下顎位の関係

1. 顎口腔系の構成と基本的下顎位の関係

下顎位を構成するためには，その基本的事項を確認しておく必要がある．

基本的下顎位には，下顎安静位，中心位，中心咬合位の3種があり，それぞれ顎口腔系を構成する咀嚼筋，顎関節，咬合が決定因子である．これらの調和がとれていることが，問題の生じにくい咬合構成の基本的条件であるとされている．そして，下顎位（中心咬合位）の設定にあたっての手順としては，咬合高径を決定した後に水平的な顎位の決定を行う．その際，咬合高径は筋で決定される下顎安静位と安静空隙が，水平的顎位は顎関節で決定される中心位（顆頭安定位）が従来より基準とされてきた（図2, 3）．

しかし，下顎安静位と中心位（顆頭安定位）の安定性は乏しく，安静空隙も個人差が大きいため，実際の臨床においては再現性が高く，確かな手掛かりとなる咬合採得法とは言い難い．したがって，下顎安静位と安静空隙量，そして中心位がいかなる特性をもつかを，歯科医師と歯科技工士は治療にあたり十分に認識しておく必要があり，本項ではさらに，より再現性が高く実際に臨床の現場で有効なことから著者らが採用している咬合採得の基準を示す．

> 1. 咬合高径…下顎安静位－安静空隙（2.0mm）
> 2. 水平的位置…中心位（顆頭安定位）

図2 従来の咬合採得の手順と基準

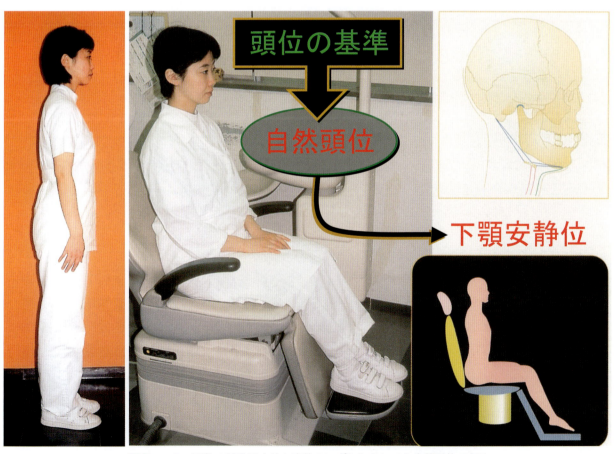

図3-a, b 頭位の基準は立体と座位のいずれにおいても自然頭位である

1）下顎安静位の安定性

　下顎安静位は全身の筋骨格系に異常の全く認められない人が直立し，あるいは背もたれによりかからない状態で椅子に座り，自然頭位にて楽な下顎位をとったときに初めて求まる下顎位である．したがって，下顎安静位は決して安定性の高いものではないことをまず認識する必要がある（図4）．

　下顎安静位は，姿勢などにより大きく影響を受け，本来の位置から垂直顎間距離で容易に2～4mm程度増加する（図5）．したがって，従来行われている方法に従い，下顎安静位から安静空隙量として約2mm減じて咬合高径を決定すると，患者さんにとって高すぎる位置に中心咬合位を構成してしまうことが多い．

　頭位を自然頭位から図6に示すように30°後屈することで，咬合高径は約4mm程度増加する．このように垂直顎間距離を増加させる直接因子には，舌骨上・下筋群，広頸筋，頸部皮膚の伸展による張力が挙げられる．

　また，直立2足歩行をするヒトは，足，膝，腰，首のいずれかに疼痛などの問題がある場合に，その部位を屈曲させてかばう姿勢をとる．こうして問題のある部位1カ所をかばって屈曲させると，体の各部がいずれも屈曲した状態で姿勢を維持することになり，それが次第に普段の姿勢となる．

　そこで通法に従い咬合採得を行うと，結果として頭位は後屈した状態で，前述の舌骨上・下筋群をはじめとする筋群の伸展に由来する張力のため，やはり高すぎる咬合高径で採得することになる．

　下顎安静位はこのほかにも呼吸器障害などさまざまな要素に影響されるため，通法に従って下顎安静位を基準に咬合採得を行うと，ほとんどのケースで高すぎる下顎位で咬合高径が決定されることになる．

　したがって，実際の補綴臨床において適正な咬合高径を求める基準として，いわゆる下顎安静位は適切ではない．

2）安静空隙の設定基準

　著者らが測定した日本人健全有歯顎者における安静空隙量の平均値は2.53mmであり，1.8～3.8mmの範囲で著明な個人差が認められた．また，上唇の厚さと上唇赤唇部の面積に対して相関性が認められたため，著者らはこれを臨床に応用している．すなわち臨床では，視診と触診により上唇の厚さと上唇赤唇部面積を診断し，平均的なケースでは安静空隙量を2.5mmにする．そして，上唇が厚く上唇赤唇部の面積が広いケースでは，その度合いに応じて安静空隙量を大きく2.5～4.0mmの範囲で設定する．また，上唇が薄く上唇赤唇部の面積が狭いケースでは安静空隙量を小さく2.0～2.5mmの範囲で設定する（図8）．

　下唇は基準にならないので注意を要す（図9）．下顎前突のケースでは安静空隙量が一般に小さいが，下顎前突の程度に応じて下唇赤唇部の面積が広く，オトガイ筋と下唇下制筋も発達していて下唇は厚い．このように下唇の厚さと下唇赤唇部の面積は，上顎前歯に対する下顎前歯の位置，すなわちオーバーバイトやオーバージェットと関連性が高く，安静空隙量とは相関していないので，診断に際してはこの点に十分注意しなければならない．

表1　垂直的顎間距離を増加させる直接要因

① 舌骨上筋群による張力

② 舌骨下筋群による張力

③ 広頸筋による張力

④ 頸部皮膚による張力

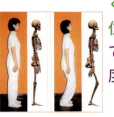

図4　下顎安静位の安定性について

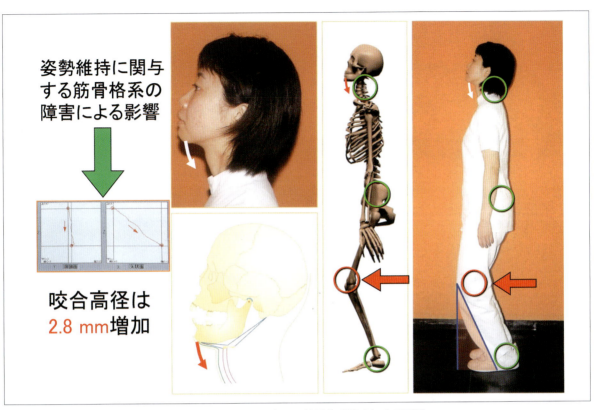

図5 姿勢維持に関与する筋骨格系障害による影響

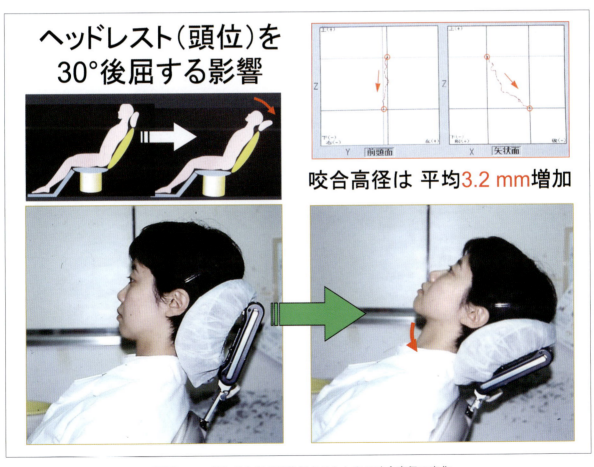

図6 ヘッドレストを30°後屈させたときの咬合高径の変化

10 咬合採得

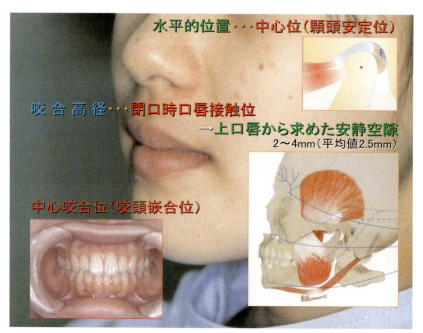

図7　咬合高径の求め方

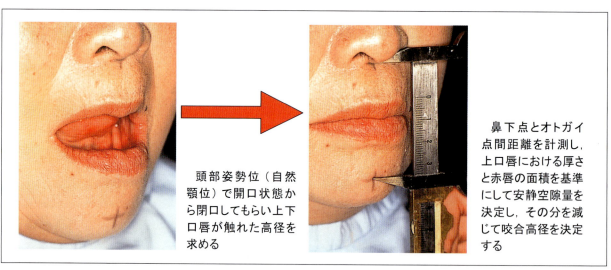

図8　頭部姿勢位（自然頭位）で開口状態から閉口してもらい，上下口唇が触れた高径を求め，鼻下点とオトガイ点間距離を計測し，上口唇における厚さと赤唇の面積を基準にして安静空隙量を決定し，その分を減じて咬合高径を決定する

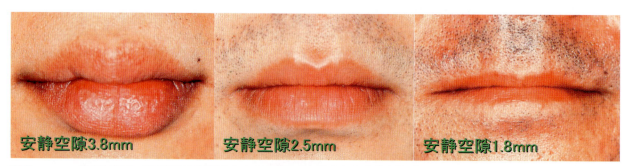

図9-a～c　咬合高径は，閉口時口唇接触位から上口唇により決定した安静空隙（2～4mm，平均2.5mm）を引いた位置に決定する

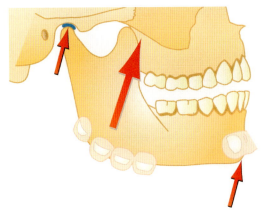
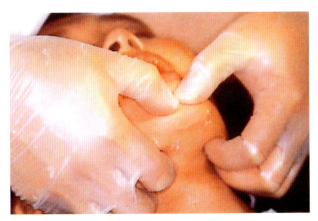

図 10, 11　Dawson テクニックの施行

表 2　臨床で有効な咬合高径決定のポイント

1. いわゆる下顎安静位は安定性に欠けるため，実際の臨床では咬合高径決定の基準にはならない
2. 咬合高径の決定には，上下の口唇の長さと上口唇の厚み，上口唇赤唇部の面積を基準にする
3. はじめに上顎咬合床による適正なリップサポートがあることを確認する
4. 患者さんに口唇の力を抜くように促す
5. 開口状態から閉口させ，上下の口唇の正中部が触れた位置をまず求める
6. 逆に閉口状態から開口させ上下口唇の正中部が離れる直前の位置を求めると，生体の恒常性により高すぎる高径となるので注意する．これは，生体の生理的な恒常性によりオトガイ筋，下唇下制筋，口角下制筋を使って上下の口唇を伸展させてしまうことと，上下口唇の唾液を介した物理的接着力に由来する
7. 下唇は基準にならないので注意を要す．下唇は下顎前突のケースでは安静空隙量が一般に小さいが，下顎前突の程度に応じて下唇赤唇部の面積が広く，オトガイ筋と下唇下制筋も発達していて厚い．
8. 正中部が触れた位置から患者固有の安静空隙量を減じ，咬合高径を決定する
9. その際，患者固有の安静空隙量は上唇の厚さと上唇赤唇部の面積を基準として術者が 2.0〜4.0mm の範囲で決定する（著者らのデータでは，健常有歯顎者の安静空隙量は 1.8〜3.8mm で上唇の厚さと上唇赤唇部の面積に相関しており，平均 2.53mm であった）
10. すなわち臨床では，視診と触診により上唇の厚さと上唇赤唇部面積を診断し，有歯顎の平均的なケースでは安静空隙量を 2.5mm に，無歯顎で口唇の萎縮が生じているケースでは 3.0mm に設定する
11. 上唇が厚く上唇赤唇部の面積が広いケースでは，その度合いに応じて安静空隙量を 2.5〜4.0mm の範囲で設定する
12. 上唇が薄く上唇赤唇部の面積が狭いケースでは，安静空隙量を 2.0〜2.5mm の範囲で設定する

2. 臨床上有効な咬合平面と咬合高径の決定基準

　臨床における咬合高径の決定基準としては，前述のように下顎安静位は安定性に欠けるため適切ではない．著者らは 30 年来，表 2 に示す「口唇」を基準にする方法で咬合高径を決定し，良好な臨床成績を収めているので参考にしていただければ幸いである．

1) 仮想咬合平面の決定

　仮想咬合平面を決定する方法としては，咬合平面決定板を使用して鼻聴導線に平行に設定する方法が一般に紹介されているが，この鼻聴導線は臨床において咬合平面を決定する 1 要素であり，生体の平均値として利用しているにすぎない．著者らは，臨床

10 咬合採得

において短時間で的確な咬合採得を行うために，咬合平面決定板を使用せず，患者さん固有の上唇下縁の位置と適正な上唇のリップサポートを印象採得時に上顎用個人トレーの把柄に記録し適正な蠟堤製作の前方基準としている．

後方基準はハミュラーノッチから下方の位置が個人差も少なく臨床上有効であり，上顎顎堤の大きさに応じて 7～9mm の範囲で決定する．この基準で製作した上顎の咬合床は，咬合採得時に咬合平面が適正であることを確認するだけで，ほとんどのケースで調整を必要とせず，臨床上きわめて有効である．患者さん固有の上唇下縁の位置を把柄に記録していない場合は歯肉頬移行部から 22mm 下方の平均的位置を基準とする．

2）垂直的顎位の決定

著者らは咬合採得時に，まず上記の基準で製作した上顎の咬合床で咬合平面が適正であることを確認した後，下顎位の決定に移る．

まず，下顎蠟堤の後方臼歯部の高さはレトロモラーパッドの上方 1/3～1/2 の高さに製作されているが，咬合採得前に不足がないか口腔内で確認する．次いで，下顎の蠟堤を軟化するが，ワックススパチュラを用いて深部まで均等軟化するのは難しいため，著者らはラバーボール中の温湯に浸漬して均等軟化する．

これを口腔内に装着して閉口時口唇接触位から上唇から診断して割り出した患者さん固有の安静空隙を引いた高径まで，ノギスを用いて静かに閉口してもらう．

閉口時に押しのけられた余剰ワックスは下顎偏位の原因となるため削除し，下顎が偏位することなく適正な咬合高径で閉口できるように蠟堤の形態修正を行う．

最後に下顎蠟堤の表層を温湯中で再度軟化し，臼歯部をわずかに高くつまみ上げ，再度所定の高径までゆっくり閉口させる．その後，ライトタッピングを行ってもらい，水平的に大きな偏位がないことを触診で確認して上下の蠟堤を焼き付ける．

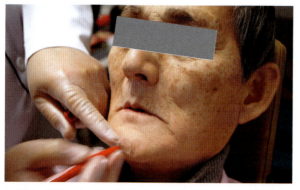

図 12 鼻下点とオトガイに紙絆創膏を貼った上に咬合高径測定基準点をマークする

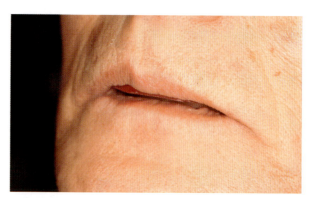

図 13 上顎咬合床の試適．上唇下縁との位置関係を確認

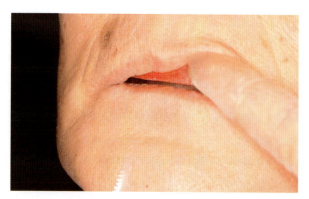

図 14 上唇のリップサポートの確認

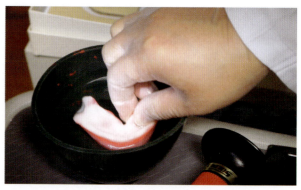

図 15 下顎の蠟堤を温湯中で軟化する

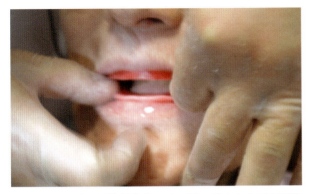

図16 閉口時口唇接触位から上口唇の厚さと赤唇の面積から求めた安静空隙量を引いた高径まで閉口させる

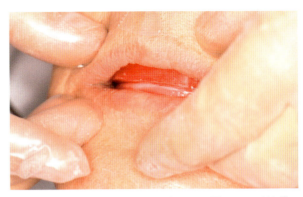

図17 再度顎位の確認を行い，上下の口唇のリップサポートの確認して，上下の蠟堤を焼き付ける

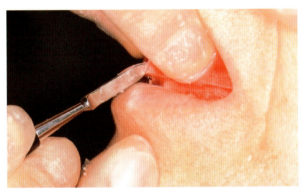

図18 正中線の記入

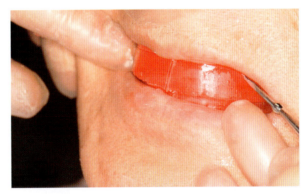

図19 スマイルライン（上唇線）の記入

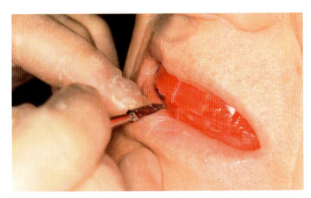

図20 スマイリングライン（微笑線）の記入

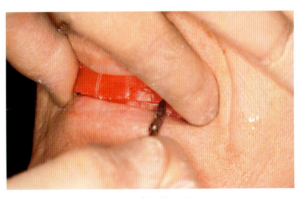

図21 鼻幅線の記入

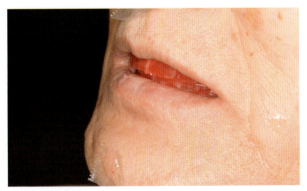

図22 指標線の記入を行い，上下咬合床を一塊として取り出す

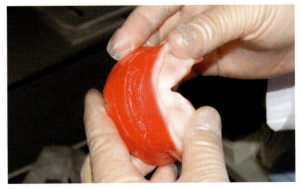

図23 口腔内から取り出し，上下基礎床の干渉がなく，十分に焼き付けられていることを確認する

3）水平的顎位の決定（顆頭安定位とその安定性）

咬合高径を決定した後，水平的顎位を決定するが，これは顎関節により決定される顆頭安定位（中心位）が基準となる．顆頭安定位は，側頭骨関節窩に対して下顎頭が関節窩の最前上方位に位置し，関節円板にはほとんど変形が生じていない．この顆頭安定位は，下顎に加わった力が関節円板を介して，最も広い範囲で側頭骨と下顎骨の顎関節構成部分に伝達される顆頭位であり，力の分散が最も効率よく行われ，メカニカルストレス（メカニカルロード）の局所集中が最小となる．したがって，顆頭安定位は生理的に最も大きな力に抵抗できる顆頭位であり，顎口腔系に異常を認めない患者さんではこの位置が咬頭嵌合位と一致していることが重要である．

全部床義歯の咬合採得で顆頭安定位へ誘導するには，ゴシックアーチ描記法が適切であり，臨床上のポイントと操作法の詳細は次項で解説する．ただし，ゴシックアーチ描記法を用いる場合でも，顆頭位に以下に示す患者さんの頭位や体位が及ぼす影響，また表情筋や咀嚼筋の緊張による影響を十分に認識していることが，適正な水平的顎位の決定を行ううえで不可欠である．

・患者さんの頭位が顆頭位に及ぼす影響

頭位を自然頭位から30°後屈させると，顆頭は顆頭安定位より後方へ410±150μm偏位する

・患者さんの体位が顆頭位に及ぼす影響

水平位をとらせると，顆頭は顆頭安定位より後方へ830±380μm偏位する

・表情筋の緊張が顆頭位に及ぼす影響

咬合紙ホルダーを口腔内に挿入すると，逃避反射などにより表情筋が緊張し，下顎が後退する．その際，顆頭は顆頭安定位より平均480μm後方へ偏位する．患者さんの口唇に触れながら力を抜くように指示することにより，後方への偏位を防止できる

・咀嚼筋を緊張させた強い嚙みしめが顆頭位に及ぼす影響

強い嚙みしめを行うと，顆頭は顆頭安定位より上方へ350±210μm偏位する．

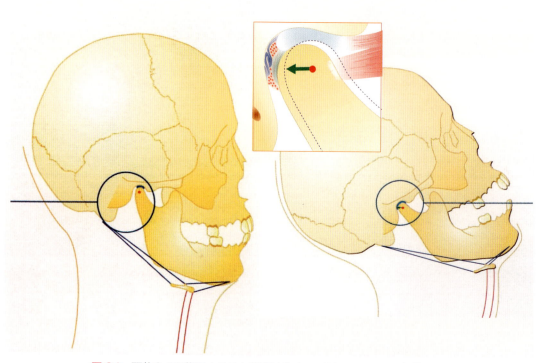

図24　頭位を30°後屈させると顆頭は後方へ410±150μm偏位する

体位の顆頭位に及ぼす影響
水平位にすると顆頭は後方へ
830±380μm偏位する

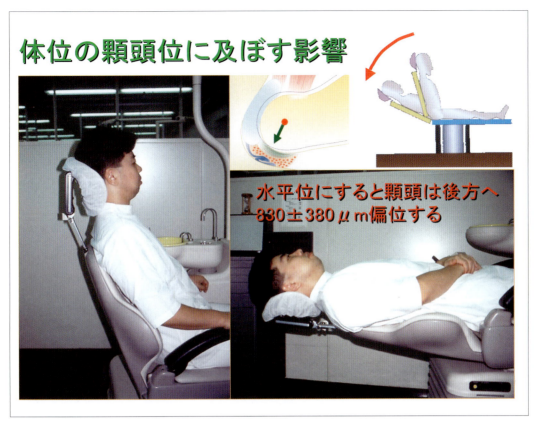

図 25　体位を水平位にすると顆頭は後方へ 830 ± 380μm 変位する

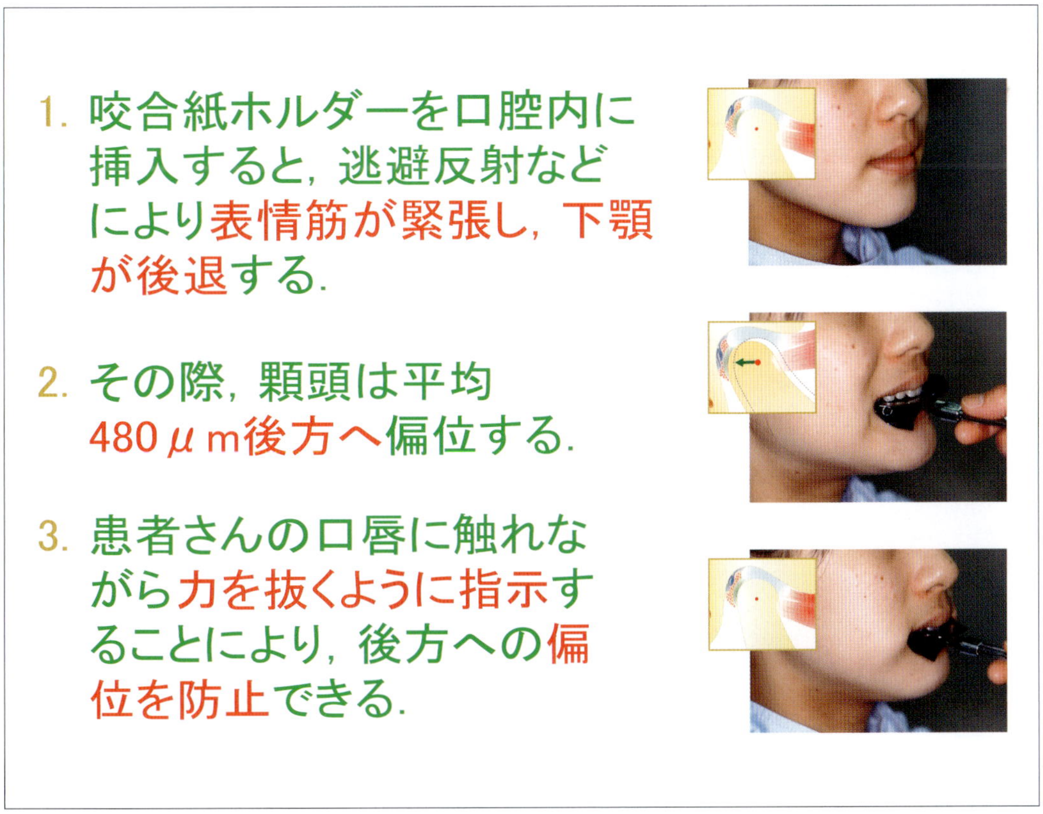

1. 咬合紙ホルダーを口腔内に挿入すると，逃避反射などにより表情筋が緊張し，下顎が後退する.
2. その際，顆頭は平均480μm後方へ偏位する.
3. 患者さんの口唇に触れながら力を抜くように指示することにより，後方への偏位を防止できる.

図 26～28　咬合紙を用いた咬合検査時の注意点

11 フェイスボウトランスファー

効果的なフェイスボウトランスファーとは

　フェイスボウレコーディングは，左右の顎関節に対する上顎歯列の位置関係を記録する操作で，フェイスボウトランスファーは，記録した位置関係を咬合器上へ移す操作であり，図1に示す8つの効果がある．
　しかし，一般には上顎歯列と顎関節部の3次元的な位置関係を無視して正中矢状面を基準にした平均値で作業模型を咬合器に装着している場合が多い（図2, 3）．本項では，模型を咬合器に装着する際に不可欠なフェイスボウトランスファーがもたらす情報と臨床上の効果，全部床義歯における適切で効果的なフェイスボウレコーディングとトランスファー操作のポイントを示す．

フェイスボウトランスファーの効果

1．ボンウィル三角の再現（図4）

　ボンウィル三角とは，左右の顆頭点と切歯点を結ぶ一辺約10cmの正三角形であり，フェイスボウトランスファーにより咬合器上に再現される．

2．バルクウィル角の再現（図5）

　バルクウィル角とは，矢状面上におけるボンウィル三角と咬合平面のなす角である．
　したがって，患者さんのボンウィル三角を測定し，それのみを咬合器上に再現しても，バルクウィル角が再現されていなければ，左右の顎関節に対する上顎歯列の3次元的な位置関係を再現したことにはならない．

3．蝶番開閉口運動軸の再現

　ボンウィル三角とバルクウィル角の再現により，初めて患者さん固有の上顎歯列に対する左右顎関節の位置関係が咬合器上へ移され，患者さんと咬合器の顆頭間軸が一致することで蝶番開閉口運動軸が再現される．

4．下顎開閉口路の再現

　左右の顆頭点を後方基準点としてフェイスボウトランスファーを行うことにより，患者さんの蝶番開閉口運動軸と咬合器の開閉軸を近似したものにすることができる．

フェイスボウトランスファーの効果

1. ボンウィル三角の再現
2. バルクウィル角の再現
3. 蝶番開閉口運動軸の再現
4. 下顎開閉口路の再現
5. 補綴物における早期接触の予防
6. 下顎運動再現性の向上
7. アンテリアガイダンスの設定基準が得られる
8. 歯軸と被蓋の設定基準が得られる

図1　フェイスボウトランスファーの効果

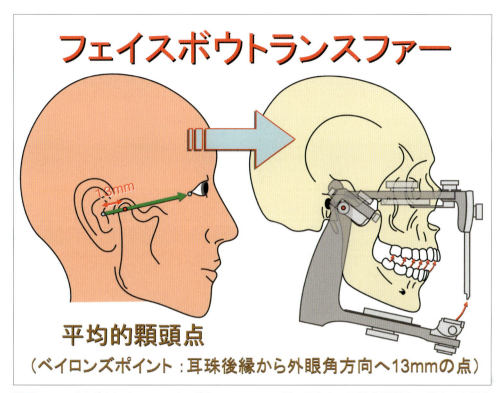

図2 シンプルボウによるフェイスボウレコーディングでは左右の平均的顆頭点に対する上顎歯列の3次元的位置関係を記録する

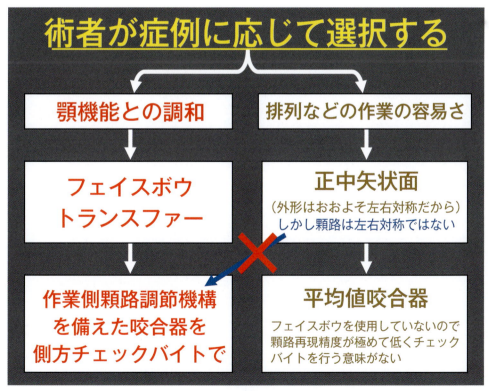

図3 フェイスボウトランスファーを行うか否かは術者が症例に応じて選択する

11 フェイスボウトランスファー

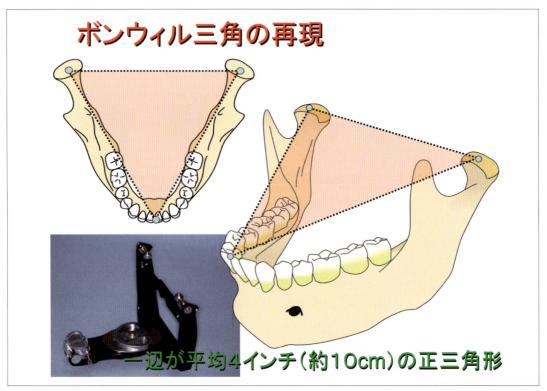

図4 ボンウィル三角の再現．左右顆頭点と切歯点を結ぶ一辺が約4インチ（約10cm）の正三角形である．フェイスボウトランスファーにより患者さんの固有のボンウィル三角が咬合器上に再現される

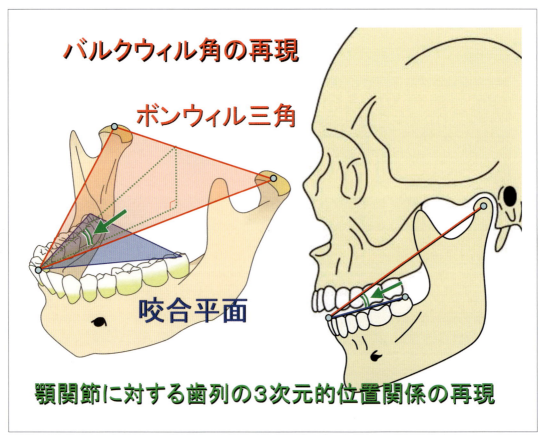

図5 バルクウィル角の再現．バルクウィル角は，咬合平面とボンウィル三角のなす角度をいい，平均22°である．この再現により，顎関節に対する歯列の3次元的位置関係が咬合器上に再現され，蝶番開閉口運動軸と下顎開閉口路も同時に再現され，補綴装置の早期接触予防にも繋がる

114

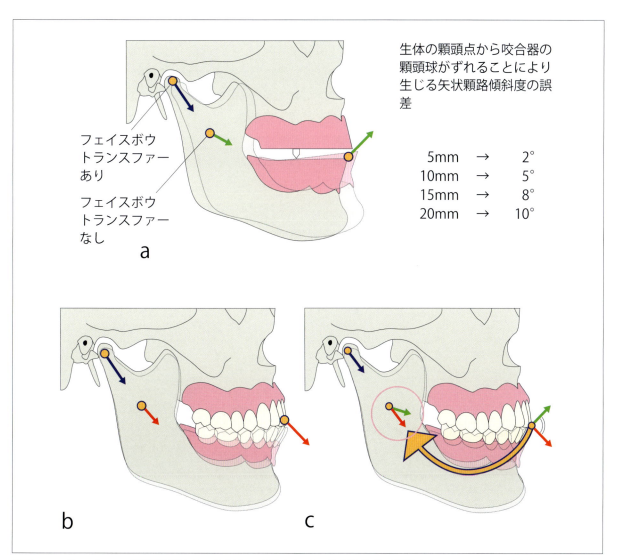

図6 a. ゴシックアーチ描記装置を用いた場合の誘導方向．b. 義歯装着時の誘導方向．c. フェイスボウトランスファーを行わないと，いくらチェックバイト法により顆路調節を行っても実際の補綴装置製作にあたって大きな顆路の誤差が生じる

5．補綴物における早期接触の予防

フェイスボウトランスファーを行わずに模型を咬合器に装着した場合は，下顎の運動軸と咬合器の開閉軸が一致せず，閉口路に誤差が生じ，口腔内で早期接触を認め，咬合面形態にも影響を及ぼすことがある．

6．下顎運動の再現性の向上（図6）

フェイスボウトランスファーを行わず，実際の顆頭点との位置的誤差が生じると，全部床義歯症例では，偏心位チェックバイトを記録した咬合高径と，製作する補綴物の偏心咬合位での咬合高径が著明に異なる．このアンテリアガイダンスの角度差の影響を受けて，その分だけ顆路に誤差が生じることになり，完成補綴物に咬合不調和をきたすことになる．

フェイスボウトランスファーを行わないと顆頭位に20mm程度の誤差は容易に生じ，矢状顆路傾斜度では10°以上の狂いが発生し，チェックバイトや顆路調節を行う意味がない．したがって，チェックバイト

11 フェイスボウトランスファー

により咬合器の顆路調節を行う場合は，フェイスボウトランスファーを行うことが必須条件である．

7. アンテリアガイダンスの設定基準が得られる（図7）

フェイスボウトランスファーを行うことにより，実際の患者さんの左右顎関節部における顆路傾斜度の値が求まり，この値を基準にすることにより顎機能に調和させてアンテリアガイダンスの角度を適正に設定することができる．

8. 歯軸と被蓋の設定基準（図8, 9）

歯軸の設定や被蓋，すなわち，オーバージェット，オーバーバイトの設定は，審美的に大きな要素であり，また，発音や咀嚼機能にも影響を及ぼす重要な因子である．そこで，自然頭位における頭蓋の角度で咬合器に模型を装着することで（前方基準点は内眼角から23mm下方の点とする），歯科技工士が患者さんの自然な頭部姿勢維持位を確認しながら補綴物を製作することが可能になり，口腔内試適時の補綴物調整量も最小となる．

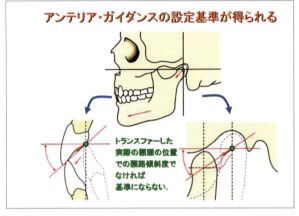

図7 アンテリアガイダンスの設定基準獲得．トランスファーした実際の顆頭の位置での顆路傾斜度でなければ基準にはならない

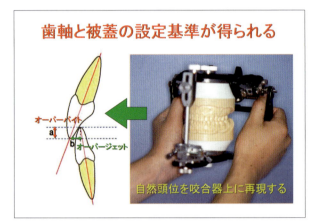

図8 自然頭位を再現することで歯軸と被蓋の設定基準が得られる

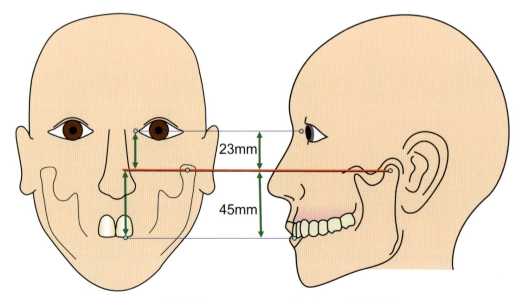

図9 自然頭位をトランスファーするための前方参照点

フェイスボウの種類とその特徴

1. フェイシャルボウ

フェイシャルタイプは，皮膚面上の平均的顆頭点を後方基準点とするため，記録操作は1人では行えず，左右の平均的顆頭点にコンダイルロットの先端を適合させておくアシスタントが2人必要である．また，コンダイルロットの先端の位置が安定しないため，バイトフォークを固定する際や前方基準点を求める際に，後方基準点の位置がずれやすく，咬合器上の歪んだ位置に作業模型が装着されることになる．

2. イヤーボウ（図10）

イヤーボウは，フェイスボウレコーディングを左右の後方基準点である外耳道にイヤーロットを挿入することにより術者1人でも行え，しかも左右外耳道内にしっかりと均等に圧をかけて固定することができるという利点があり，その使用の簡便さから現在では広く普及している．

しかし，イヤーロットが耳珠にひっかかって左右非対称な状態で記録したり，1人で記録操作を行う際，患者さんにバイトフォークを咬ませて固定すると，下顎頭の後壁がイヤーピースと干渉して偏位させ，正確な記録操作が行えない場合がある（図11）．

したがって，患者さんにはバイトフォークを咬ませずに開口状態を維持してもらい，バイトフォークは術者かアシスタントが保持して固定することが望ましい．

3. スライドマチック機構の注意点

スライドマチックは，イヤーボウの開閉スライドが左右均等にできるフェイスボウで操作性がよい．しかし，開閉スライドが規格化されているため，すべての固定ネジを締めた後に最終的にずれが生じていないか，あるいは左右の外耳道にイヤーピースが均等に挿入され圧が加わっているかを確認することができない点が問題である．

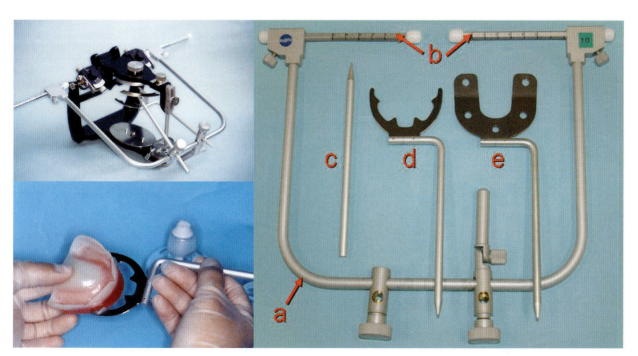

図10-a～c　フェイスボウの構成（a：ボウ，b：イヤーロット（コンダイルロット），c：リファレンスポインター，d：無歯顎用バイトフォーク，e：有歯顎用バイトフォーク）

11 フェイスボウトランスファー

無歯顎症例の適切なフェイスボウトランスファー

　フェイスボウレコーディングを行う際，咬合堤にバイトフォークを焼き込んで使用する術式は，咬合堤部に記入された基準線を崩すばかりでなく，バイトフォークと咬合堤との固定がワックスの緩みやずれにより不安定になる場合が多いため，望ましいとはいえない．著者らが開発したプロアーチフェイスボウの有歯顎用バイトフォークは図12に示すように咬合堤部に記入された基準線を崩すことなく，しかもバイトフォークの突起部6カ所がバランスよく蠟堤へ焼き込めて，比較的しっかりと強固な固定が可能である．

　しかし著者らは，フェイスボウトランスファーにあたり咬合堤は使用せず，温湯中で軟化したモデリングコンパウンドによりバイトフォークを包み込み，それを作業模型表面に適合するようにしっかりと圧接して賦形したものを使用している（図12～15）．

　この方法は，咬合採得が完了して基準線が記入された咬合堤に全く手を加えることなく，記録された左右顎関節に対する上顎の位置関係を確実に咬合器上へトランスファーできる．

　咬合器への上顎模型装着時にも，模型にぴったりと適合したモデリングコンパウンドにより堅牢な模型の支持が得られ，確実な装着操作が行えて臨床上有効性が高い．

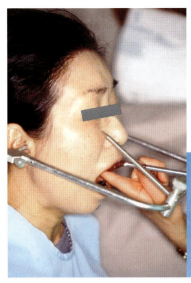
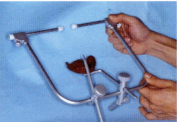

図11　イヤーロッドは開口状態で外耳道の奥まで挿入し，バイトフォークは手指で保持する．ずれないように耳珠と顆頭の干渉に注意する．さらに顔弓の弾力を利用して左右均等に加圧し，ずれを防止する．取り外す前に，再度イヤーロッドを押し込み，左右のずれがないことを確認する

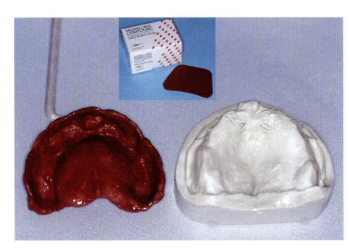

図12　無歯顎症例のフェイスボウレコーディングでは，バイトフォークをコンパウンドで包み込み，作業模型に適合するように十分圧接して用いる

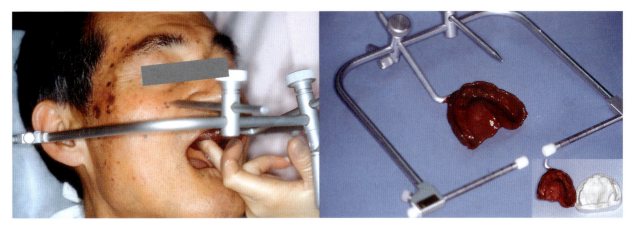

図 13-a，b　フェイスボウレコーディングにより，左右顆頭点に対する上顎の位置を記録する（プロアーチフェイスボウ）

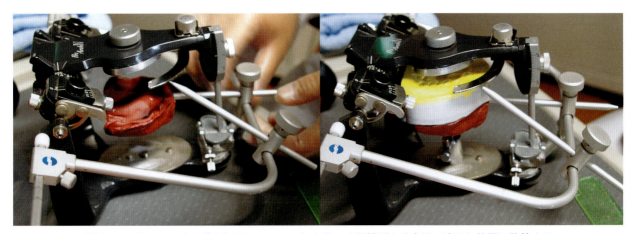

図 14-a，b　フェイスボウトランスファーにより，上顎模型を咬合器の適正な位置に装着する

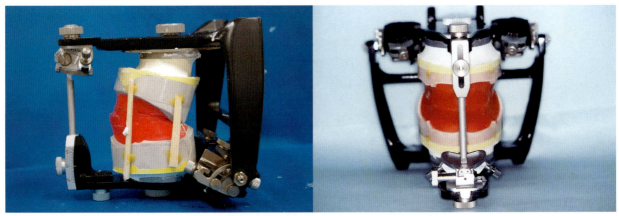

図 15-a，b　咬合採得の顎間記録により下顎模型を装着する

12 ゴシックアーチトレーシングとチェックバイト

下顎運動を咬合器上に再現する必要性

患者さんの顎機能と調和した補綴物を的確に製作していくためには，咬合器上に下顎運動を正確に再現する必要がある．特に，全部床義歯は粘膜支持型の補綴装置であり，しかも，両側性平衡咬合を構成して下顎の誘導に直接関わる補綴装置であるため，咬合器上での咬合構成の精度が最終的な治療効果に大きな影響を及ぼすことになる．そのため全部床義歯においては，下顎運動を咬合器上に再現する必要性が高いことを認識しておかなければならない．

咬合器上に再現すべき下顎運動は，咀嚼をはじめとする機能運動の主体をなすとともに，補綴物の咬合面形態に大きな影響を及ぼす側方限界運動であり，この下顎運動の再現にあたっては，このことを歯科医師と歯科技工士が互いに明確にしておく必要がある．

適切な下顎運動の再現方法

患者さんの下顎運動を記録し，咬合器上に再現するための記録方法としては，チェックバイト法，パントグラフ法，ダイレクトアナライジング法，チューイン法などがある．

これらの中でも簡便で有効性が高いことから，圧倒的に広く臨床に応用されているのがチェックバイト法である．この方法は，中心咬合位と側方限界運動路上の偏心位の間を直線的に結ぶことで下顎運動を再現するもので，顆路の曲線を再現することはできない．

そこで，まずチェックバイト法による下顎運動の再現精度が，臨床的に十分高いことを各顆路要素ごとに明確にしておく必要がある．

チェックバイト法の顆路再現精度

前方運動ならびに側方運動の際，中心咬合位から5mmの範囲では矢状顆路はほぼ直線状を呈す．そして，側方運動時に平衡側側方顆路の彎曲度は，5mm側方偏心位において，通常0.1mm程度である．また，作業側側方顆路の彎曲度は，平衡側顆路の1/2以下と小さい．したがって，下顎の偏心移動距離が5mmの位置でチェックバイトを採得すれば，各顆路の再現精度は高く臨床上問題を生じない．

チェックバイトの実際

チェックバイトによる顆路調節法には，前方チェックバイトのみで調節する方法，前方と側方チェックバイトを併用する方法，側方チェックバイトのみで調節する方法，の3種がある．

しかし，前方チェックバイトのみ採得し，矢状顆路の値からハノーの公式（H/8＋12）を用いて側方顆路角を求める方法は，実際には矢状顆路傾斜度と平衡側側方顆路とに相関性がなく適切ではない．前方と側方チェックバイトを併用する方法では，前方矢状顆路傾斜度と側方矢状顆路傾斜度の2種の角度を使い分けることは臨床上困難であり，矢状顆路傾斜度に前方矢状顆路傾斜度を採用すれば，側方運動の再現性に問題が生じる．そして，両側性平衡咬合を構成するうえでは前方運動と比較して側方運動の機能的重要性ははるかに高いことから，左右の側方チェックバイトのみを採得して顆路調整を行う方法が最も合理的であり，他の方法と比較して有効性が高い．

以上のことから著者らは20年来，左右の側方チェックバイト記録のみを用いて咬合器の側方矢状顆路傾斜度，平衡側側方顆路角，そして作業側側方顆路角の計3種の顆路調節を行い，誤差の少ない咬合構成を達成できている．

ゴシックアーチトレーサー

無歯顎補綴における咬合採得で，顆頭安定位への誘導とチェックバイトには，通常ゴシックアーチトレーサー

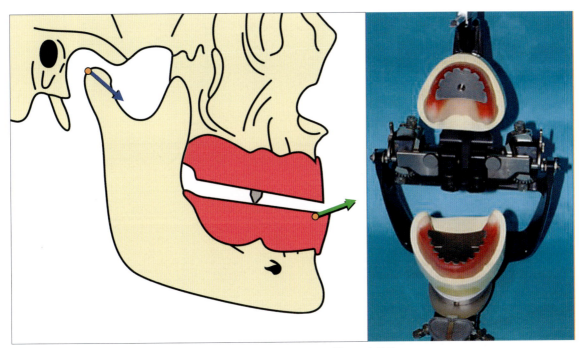

図1-a，b　ゴシックアーチ描記の有効性

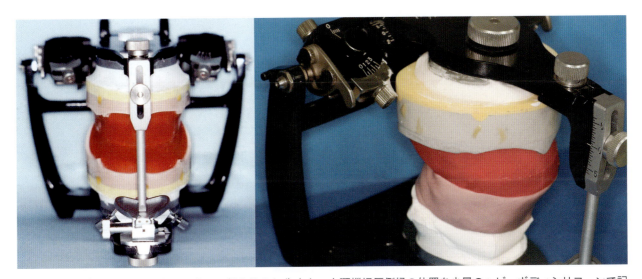

図2-a，b　ゴシックアーチトレーサーの組み込みに先立ち，上顎蠟堤唇側縁の位置を少量のヘビーボディシリコーンで記録しておき，人工歯排列の基準とする．その際，蠟堤唇面に描記した人工歯排列の基準となる標示線（正中線，口角線，鼻副線）の位置もヘビーボディシリコーンに記録する

の使用が適切である．その際，上顎にゴシックアーチトレーサーの描記針，下顎に描記板を設定したほうが臨床上有効である．もし，舌房の確保を優先して上顎に描記板，下顎に描記針を設定すると，上顎前歯部歯槽粘膜部は被圧縮性が高いことから，チェックバイト採得時に上顎基礎床前方部の著明な沈下を生じて，下顎運動の再現精度が著しく低下し，咬合構成の点で決定的な問題となるので注意しなければならない．

著者らが開発した『プロソマチック・ゴシックアーチトレーサー』は，適正に咬合採得が行われた全部床義歯製作のための咬合床を，形態と寸法に関して分析した結果に基づき開発したもので，上下顎とも2サイズの装置で構成され，ほとんどすべての症例に問題なく対応できる．本装置は5～6分で容易に咬合床への組み込みが行え，堅牢で操作性がよく高精度で咬合高径の微調整が可能である．

12 ゴシックアーチトレーシングとチェックバイト

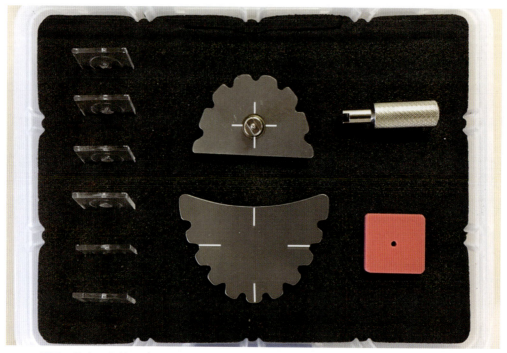

図3　臨床で有効なゴシックアーチトレーサー『ゴシックアーチトレーサー・プロソ』

ゴシックアーチトレーサーの組み込み

　ゴシックアーチトレーサーの組み込みは，まず人工歯排列の基準となる上顎蠟堤唇面のコアを石膏かシリコーン印象材で採得した後，下顎蠟堤中央に適応するサイズの描記板を加熱して焼き込む．描記板の中央にセッティングプレートを両面テープで貼り付け，上顎蠟堤に適応するサイズの描記針を組み込む．次いで上顎の蠟堤を咬合平面から3mmホットプレートを用いて溶解し，アルコールトーチでさらに蠟堤を軟化して咬合器を閉じ，描記針を上顎蠟堤に組み込む．最後にワックスで補強し，5～6分程度の短時間で組み込みが完了する．

チェックバイト記録の採得

　記録採得には，まず描記板にマジックインキを塗り，患者さんがゴシックアーチをスムーズに描記できるようになるまで鏡を見ながら十分に下顎運動の練習をしてもらう．ゴシックアーチのアペックスとタッピングポイントが一致したならば，描記路を保存するためにセロファンテープでカバーする．アペックスを顆頭安定位と評価して中心咬合位の構成位置とし，さらにアペックスから側方限界運動路上で左右5mm側方偏心位の計3つのチェックバイトを採得する．下顎位の保持には，ポジショニングプレートを半径5mmの円弧を利用して両面テープで固着して位置付けの基準とする．ディスクは両面テープによる位置付けをより確実にするため正方形とした．その際の記録材には，被圧縮性が少なく加工が容易な硬性シリコーンバイト材か印象用石膏が適している．

　記録にあたっては，ポジショニングプレートを介在させて所定の下顎位にて閉口した状態で，上下顎の蠟堤間のまず後方部頬側から注入を十分に行い，なるべく後方まで記録材を介在させ，確実に下顎位の再現ができるように左右が一塊として繋がった記録を採得する．

　記録材が硬化したら一塊として口腔外へ取り出し，適切な下顎位で記録されていることを確認する．次いでチェックバイト記録が作業模型と干渉していないことを確認し，必要があれば干渉部の削除調整を行う．さらにアペックスで採得した顆頭安定位の記録で下顎作業模型をリマウントし，顆路調節へ移行する．

　また，義歯完成を急ぐ場合などで，やむをえずゴシッ

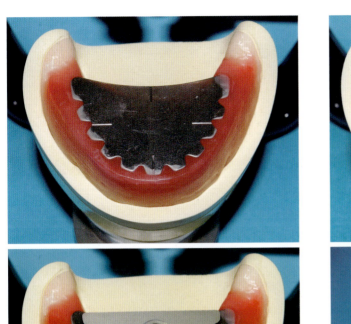
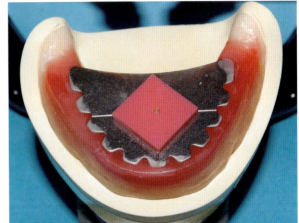
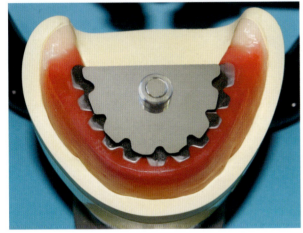
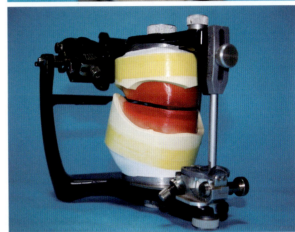

図 4-a〜d プロソマチック・ゴシックアーチトレーサーの組み込みは，上顎蠟堤唇面の位置をシリコーンコアで記録した後，上顎の蠟堤を 3mm 程度削除して簡便に短時間で行うことができる

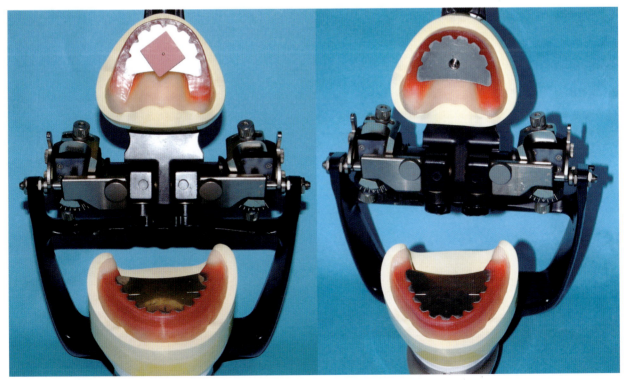

図 5-a, b ゴシックアーチトレーサーの組み込み．スタイラスの位置が前方過ぎると顆路調節の狂いが大きく生じるので注意する

12 ゴシックアーチトレーシングとチェックバイト

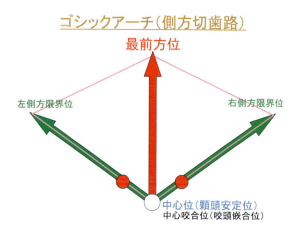

図6 ゴシックアーチ（側方切歯路）

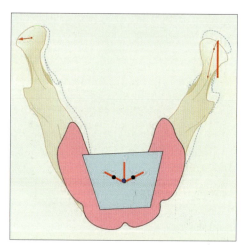

図7 ゴシックアーチトレーサー上での描記．側方限界運動路上の5mm側方偏心位でチェックバイトを採得する

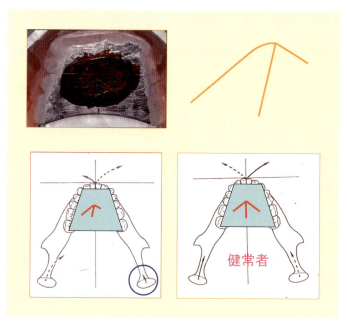

図8 ゴシックアーチ描記により病態診断を行う

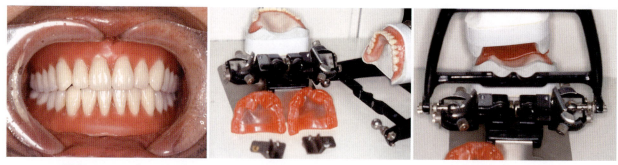

図9-a～c ゴシックアーチトレーサーを使用せず，蠟義歯試適時にチェックバイトを採得する場合

クアーチトレーサーを使用しないで，蠟義歯試適時に左右側方偏心位でワックスバイトを採得し，チェアサイドにて簡便に顆路調節を行う場合には，顆路再現精度をなるべく良好にするために，著明な干渉となる上顎犬歯をいったん取り外して，蠟義歯の安定を図ったうえでワックスバイトを採得する．

また，初診時に旧義歯の中心咬合位が顆頭安定位と調和しているか否かを検査するには，いわゆるDawsonテクニック（bilateral manipuration technique）が有効である．近年，これに対して顆頭安定位への適正な誘導は困難であるとの見解が一般的である．著者らは，表に示すポイントに留意して施行すれば十分に臨床応用が可能であり，初診時の検査や採得する顎位の確認など，臨床上きわめて有効な方法であると評価している．

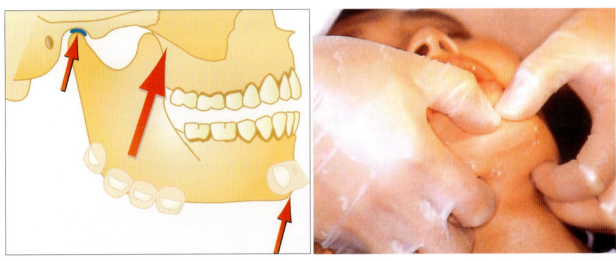

図10，11　Dawsonテクニック

表　Dawsonテクニック施行時の注意点11項目

1. 閉口筋によるベクトル総和のイメージをもつ
2. 頭位は後屈させ舌骨上・下筋群を伸展させる
3. 下顎角部を小指で抱え込み，適正な方向へ力を加える
4. オトガイ部正中で左右の母指をそろえて左右顎関節へ均等に圧を加える
5. 下顎骨下縁内側に指をかけると舌骨上筋群を刺激し，下顎は後退するので，これを避ける
6. オトガイ部を拇指と示指でつまむと，中指と薬指も伸びて舌骨上筋群を刺激し，やはり下顎は後退するので，これを避ける
7. 頭部の固定を確実に行う
8. 頭部を術者の左腕と左側体側部で抱え込む場合は，下顎を右側へ引き寄せて偏位させやすいので十分に注意する
9. また，閉口角度も下顎を右側へ偏位させやすいので，左右顆頭を中心とした閉口角度で誘導する
10. 下顎角部3：オトガイ部1の比率で力を加える
11. オトガイ部に位置付けた拇指は，適正な方向へ圧を加えるとともに開口反射の抑制効果がある
12. 歯を繰り返し接触させない．3回目には著明に偏位する

12 ゴシックアーチトレーシングとチェックバイト

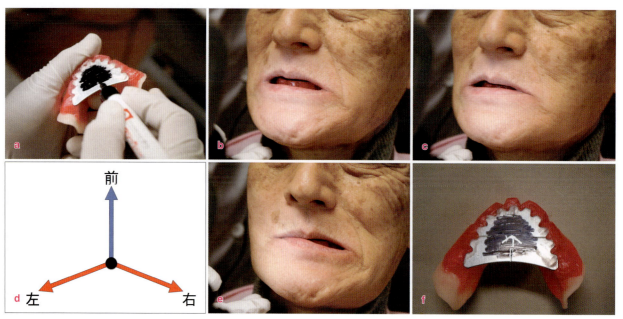

図 12-a〜f ゴシックアーチの描記．黒マジックで描記板を黒く塗り，10 分程度の顎運動練習を十分に行ったうえで印記させる．患者に前方運動と側方限界運動を行ってもらう際には，d で示す図を見てもらうと側方限界運動がスムーズに行える

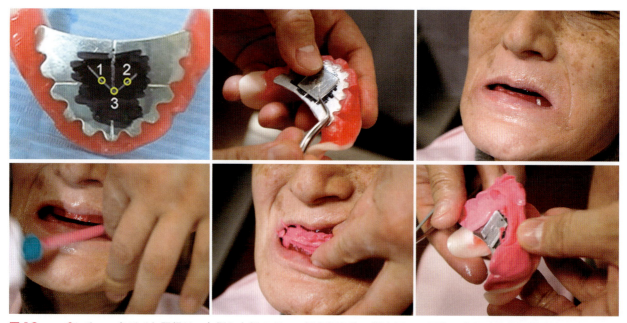

図 13-a〜f チェックバイト記録は，左側と右側の 5mm 側方偏心位で順次行い，最後に中心咬合位を構成するアペックスでの記録を行う．まず，ゴシックアーチ描記面をセロハンテープで覆って印記を保護し，次いで右側 5mm 偏心位に透明のポジショニングプレート中央の穴がくるように，透明で強力な両面テープにより固着し，シリコーンバイト材でチェックバイトを採得する

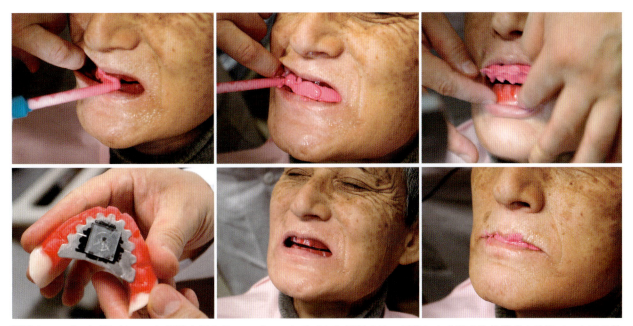

図14-a〜f 右側に続いて左側側方偏心位でのチェックバイトを採得する．最後に中心咬合位を構成するアペックスの位置でチェックバイトを採得する．これは，操作時の蠟堤の変形が中心咬合位のくるいを生じさせることがないようにするためである

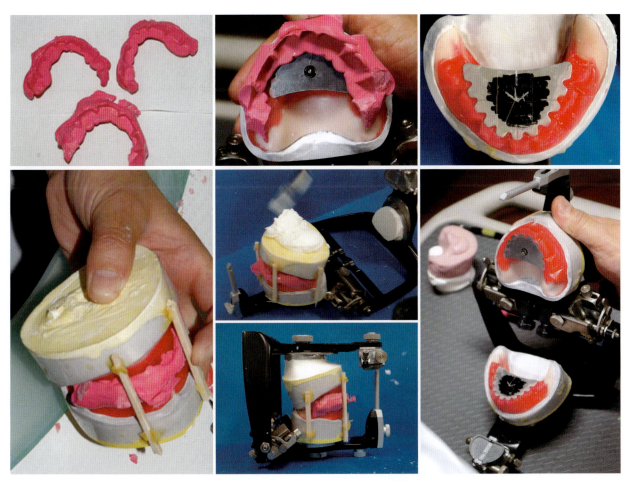

図15-a〜g 中心咬合位を構成するアペックスでのチェックバイトが上下顎模型に適合するようにトリミングし，下顎模型をチェックバイト記録を介在させた状態で再装着する．この下顎模型の再装着にあたっては，石膏の硬化膨張による中心咬合位のくるいが生じないように，必要最少量の石膏で装着するように配慮する

13 咬合器の選択と顆路調節

プロアーチ咬合器を用いた顆路調節の手順

全部床義歯の製作にあたっては，クリステンセン現象を防止して義歯の安定を維持する目的で両側性平衡咬合を構成することが求められている．そのために，咬合器には平衡側のみならず作業側側方顆路角を再現して側方限界運動が再現できる咬合器の使用が不可欠である．著者らは矢状顆路傾斜度のほかに平衡側側方顆路角と作業側側方顆路角調節機構を備えた咬合器であるプロアーチ咬合器シリーズを開発し，臨床応用している（図1，2）．

作業側側方顆路角は平衡側側方顆路角とともに，下顎の側方運動を正確に再現するうえで重要な役割を果たしており，側方チェックバイト記録を用いてこの調節を行うことは全部床義歯に両側性平衡を構成するうえできわめて有効である．

以下に効果的な顆路調節の操作手順を示す．

①まず，顆路調節台を用いて咬合器を倒位とし，顆路下方指導板を取り外した後，左右いずれかの側方チェックバイト記録を介在させて，平衡側の矢状顆路傾斜度と平衡側側方顆路角の調節を行う（図3）．この時点では対側の作業側顆路角の調節を行わず，対側の矢状顆路傾斜度の調節後に行うことにより調節誤差を最小限に抑える．

②次いで，反対側のチェックバイト記録を介在させ，同様に平衡側の矢状顆路傾斜度と平衡側側方顆路角の調節を行う．対側は①ですでに平衡側の矢状顆路傾斜度が調節ずみなので，引き続き作業側側方顆路角の調節を行う（図4）．

③最初に①で用いた側方位チェックバイト記録を再度介在させ，未調節であった作業側側方顆路角の調節を行う．

矢状顆路傾斜度の調節後に作業側側方顆路角と平衡側側方顆路角の調節を行わないと，顆路調節の狂いが生じるため注意を要する（図5〜7）．

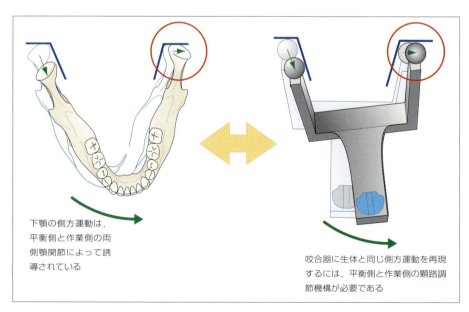

下顎の側方運動は，平衡側と作業側の両側顎関節によって誘導されている

咬合器に生体と同じ側方運動を再現するには，平衡側と作業側の顆路調節機構が必要である

図1　作業側側方顆路角調節機構は平衡側側方顆路角調節機構とともに下顎の側方運動を正確に再現するうえで不可欠である

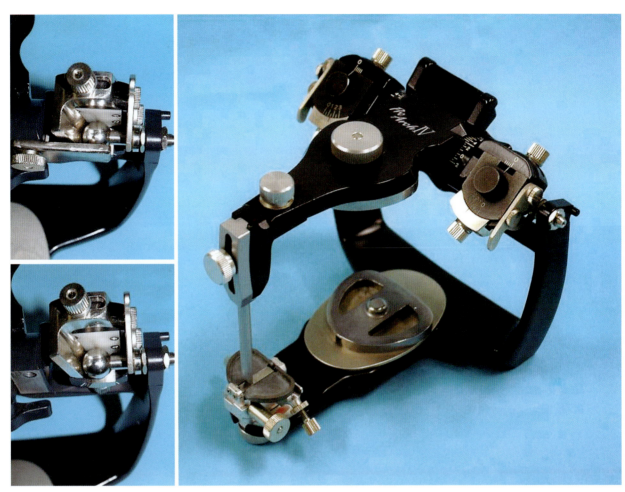

図2-a～c プロアーチ咬合器Ⅳ型とツインプレート機構

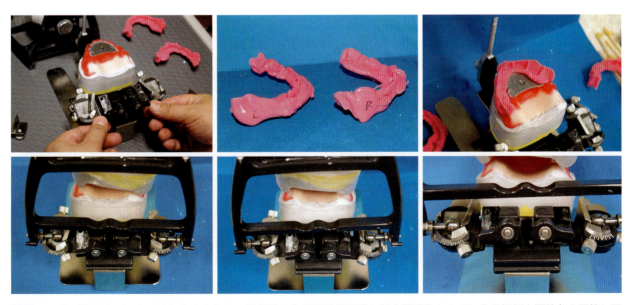

図3-a～f 側方チェックバイトを介在させ，平衡側の矢状顆路傾斜度と側方顆路角ならびに作業側側方顆路角を調節し再現する

13 咬合器の選択と顆路調節

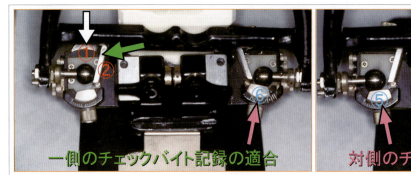

1. 一側のチェックバイト記録の適合
   - 矢状顆路傾斜度の調節 ······①
   - 平衡側側方顆路角の調節 ····②
2. 対側のチェックバイト記録の適合
   - 矢状顆路傾斜度の調節 ······③
   - 平衡側側方顆路角の調節 ····④
   - 作業側側方顆路角の調節 ····⑤
3. 最初のチェックバイト記録の適合
   - 作業側側方顆路角の調節 ····⑥

図4　側方チェックバイト記録による適切な顆路調節手順

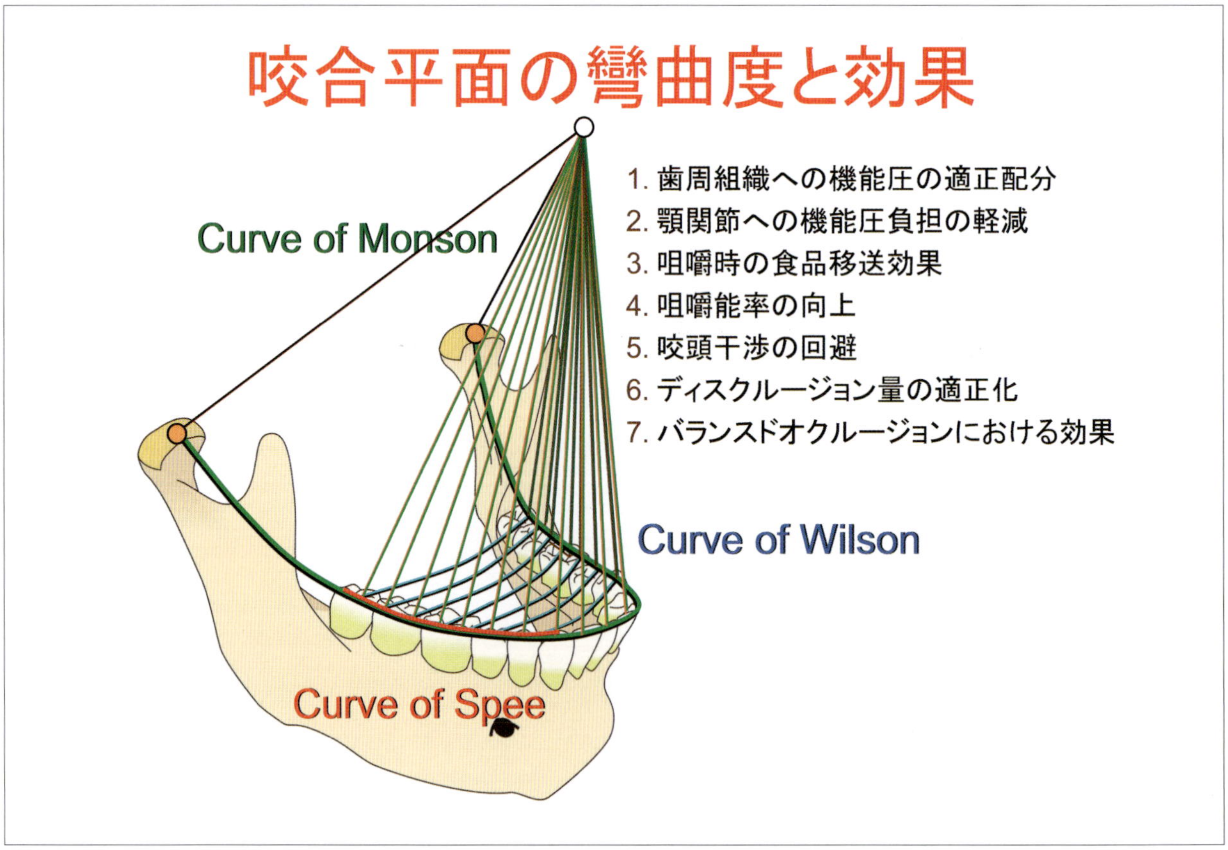

図5　スピーの彎曲とウィルソンの彎曲，モンソンの球面

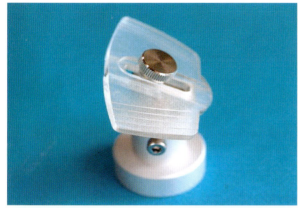
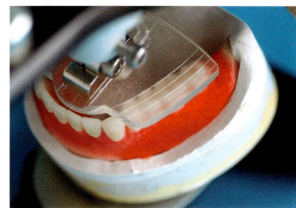
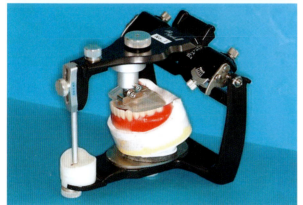
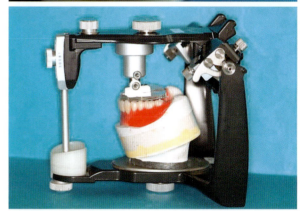

図 6-a〜d　プロアーチテンプレート．平均値で咬合彎曲を与える場合の基準となる

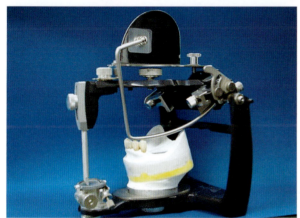
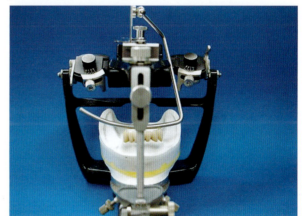
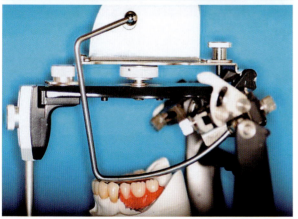
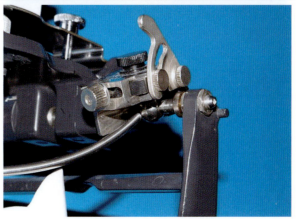

図 7-a〜d　プロアーチ オクルーザルプレーンアナライザー．フェイスボウトランスファーを行った場合に咬合平面の位置と矢状 - 側方の彎曲度を決定する際に有効である

14 全部床義歯に付与する咬合様式の変遷

全部床義歯に付与する4種の咬合接触様式

　補綴治療の原則は，残存組織の保全と機能回復率向上の両立である．したがって，補綴物に付与する咬合様式には，生体と調和を図るうえで有利なばかりでなく，歯列を支持する残存諸組織への機能圧の適切な配分が可能なものを選択することが治療を成功させる鍵となる．全部床義歯に付与する咬合様式は，歴史的にみるとGysiが提唱した上下顎人工歯による両面均衡接触咬合のフルバランスドオクルージョンから，舌側化咬合であるPayneのModified set-up，GerberのReduced Occlusion，PoundのLingualized Occlusionへと変遷してきた．近年ではPoundの咬合型に限局せず，舌側化咬合の総称として広い概念でリンガライズドオクルージョンという用語が用いられている．近年これらの咬合様式に関して多くの詳細な比較研究がなされ，義歯の安定性や食品破砕能などの機能性に関してリンガライズドオクルージョンはフルバランスドオクルージョンよりもはるかに優れていることが明らかにされている（図1～9，17～34，表1）．本項では，前述の咬合様式4種を比較して示す．

フルバランスドオクルージョン	リンガライズドオクルージョン
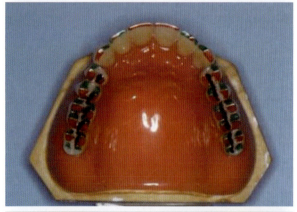	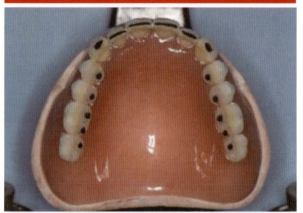
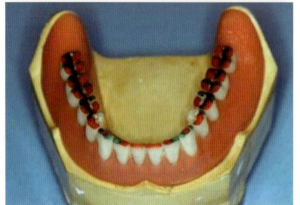	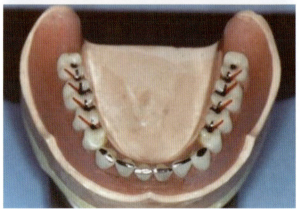

図1-a～d　フルバランスドオクルージョンとリンガライズドオクルージョン

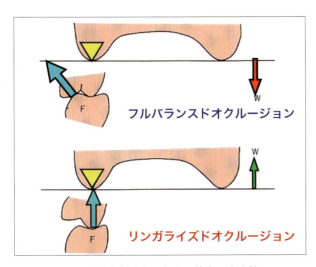

図2　両咬合様式における義歯の安定性

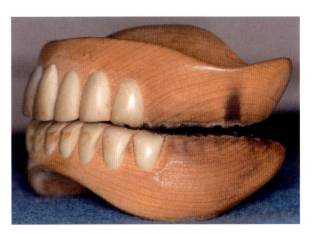

図3　江戸時代の木床義歯

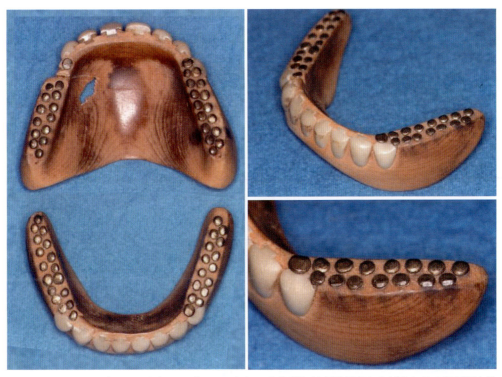

図4-a～c　モノプレーンオクルージョンであり，臼歯部には咀嚼効率を上げるための釘が打ち込まれている

残存諸組織保全
機能圧を適切に配分して残存組織を保全する

機能回復率向上
審美的で違和感がなく何でもよく噛めて食べられる

図5　咬合構成の要件

表1　有床義歯の代表的な咬合様式

1. モノプレーンオクルージョン	無咬頭（0°）人工歯
2. フルバランスドオクルージョン	(Dr.Gysi 1929)
3. モディファイドセットアップ	(Dr.Payne 1941)
4. リデュースドオクルージョン	(Dr.Gerber 1960)
5. リンガライズドオクルージョン	(Dr.Pound 1970)

14 全部床義歯に付与する咬合様式の変遷

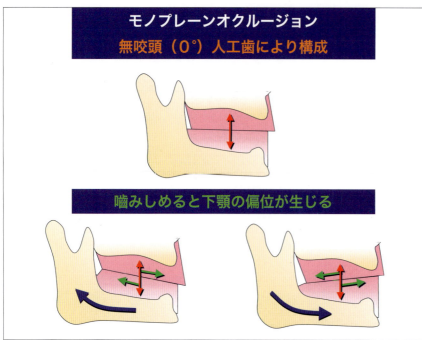

図6 モノプレーンオクルージョンの咬合様式．噛みしめると咬合平面の傾斜により前後的に下顎が偏位する

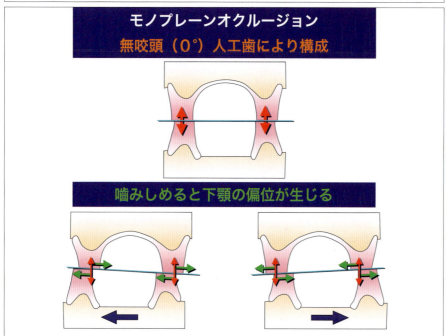

図7 同じく左右的にも偏位する

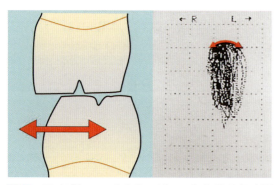

図8 モノプレーンオクルージョンにおける無咬頭（0°）人工歯の咀嚼パターン

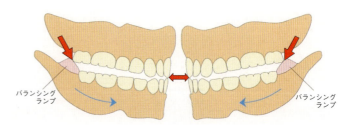

図9 バランシングランプによる無咬頭（0°）人工歯の3点接触咬合は，上下臼歯部の擦り合わせを阻害し，義歯の安定性は増すが咀嚼能率はさらに低下する

Gysi のフルバランスドオクルージョン

　Gysi は，1929 年に軸学説と咬合小面学説に基づくフルバランスドオクルージョンを発表し，両側性平衡咬合の理論を確立した（図10）．これは，それ以前の無咬頭人工歯によるモノプレーンオクルージョンに対して，有咬頭人工歯を用いて偏心位においてもクリステンセン現象を防止して義歯の安定を図る理論として画期的であった．

　しかし，このフルバランスドオクルージョンは，上下顎人工歯の彎曲した咬合小面による緊密な面接触で構成される幾何学上の咬合様式であり，具体的に目に見える咬合構成上の基準が存在しないという問題を抱えており，実際の臨床では的確な咬合構成が顎運動論的にも技術的にもきわめて困難である．

　また，排列法も歯槽頂間線法則に基づくため，実際の排列にあたっては明確な基準がなく繁雑なうえに，歯列弓は顎堤が吸収するに伴い天然歯が以前あった位置よりも著明に狭くなって舌房を阻害し，咀嚼・嚥下・発語・口腔感覚などの機能が障害される問題も抱えている．そのほかに，義歯の安定性や咀嚼効率についても，決して有利でないことがこの 30 年間に多くの詳細な比較研究により明らかにされてきた（図11，12）．

　この上下顎人工歯による両面均衡接触を構成するフルバランスドオクルージョンとは異なり，上下顎人工歯の頰側咬頭での接触を完全に排除して，上下顎人工歯の咬合接触を杵と臼の関係で構築する点接触の考え方に基づいているのが，Payne にはじまり Gerber そして Pound らによって提唱された舌側化咬合すなわち，いわゆるリンガライズドオクルージョンの咬合型である（図13）．

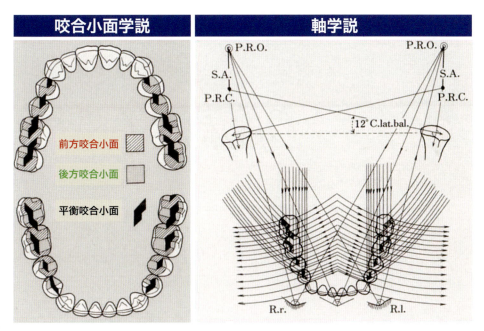

図10-a, b　Gysi のフルバランスドオクルージョン

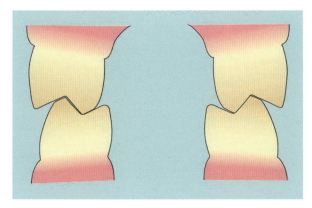 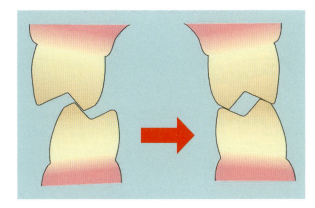

図11-a, b　フルバランスドオクルージョンにおける両側性平衡

14 全部床義歯に付与する咬合様式の変遷

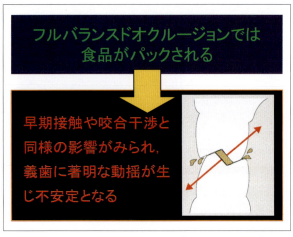

図12 フルバランスドオクルージョンにおいて食品のパックから生じる義歯の動揺

表2 中間域での咀嚼

・フルバランスドオクルージョンでは，中間域で咀嚼しようとしても後方限界側方運動路へ押し込まれ，円滑な咀嚼が行えない
・リンガライズドオクルージョンでは，中間域での咀嚼が円滑に行える

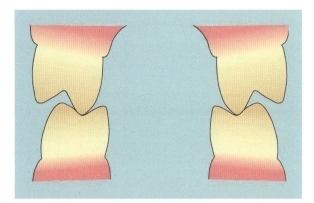
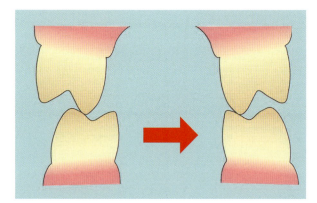

図13-a, b　リンガライズドオクルージョンにおける両側性平衡咬合

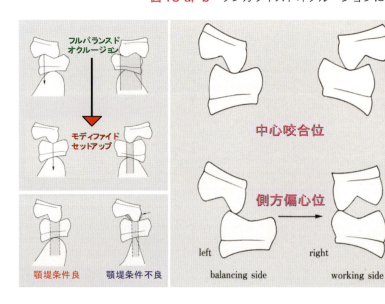

図14-a〜c　Payneのモディファイドセットアップ

Payne の Modified Set-up 法

Payneは，1941年にModified Set-upとして，中心咬合位と偏心位のどの咬合位においても上顎臼歯舌側咬頭頂のみが対合歯と咬合接触し，Gysiの提唱した両側性平衡も保つ咬合型を発表した．この咬合型は，Gysiのフルバランスドオクルージョンと比較して理解しやすく，実際の咬合構成も容易で，下顎の顎堤条件に応じて咬合接触面積を増減させて構成するという症例に応じた使い分けも盛り込まれてお

り，臨床に即した咬合様式であった（図14）．

しかし，人工歯の咬合面形態，排列基準，咬合器などの構成システムが明確に示されていないという欠点があり，普及しなかった．

Gerber の Reduced Occlusion

Gerber は，1960年に顆路説を発表し，義歯の安定には臼歯部人工歯の形態と顆路との調和が大切で，特に側方運動時の作業側側方顆路を咬合器上に再現することの重要性を強調した．Gerber は，この考え方に基づいて乳棒と乳鉢，つまり杵対臼の原理に則った臼歯部人工歯 Condyloform と咬合器 Condylator を開発し，これらを用いて中心咬合位と偏心位のいずれにおいても上顎臼歯舌側咬頭頂が下顎臼歯の中央に片側で4点ずつ接触させる咬合様式を提唱した．

また，歯槽堤の吸収状態や顎堤の対向関係により，上下顎の頰側咬頭の間隙量や咬合接触関係を変化させるという，Payne の Modifide set-up 法の考え方とも共通する Reduced Occlusion を提唱した．しかし，Condylator 咬合器の設計思想はその名前が示すように顎関節の形態を模倣しているとはいえ，チェックバイト法に対応して下顎の側方偏心運動を正確に再現することが不可能であるため，咬合面に広い範囲でのバイラテラルバランスを構成することができないことが欠点として挙げられる（図15）．

Pound の Lingualized Occlusion

Pound は1970年の研究で，前歯部人工歯の排列位置の基準を発音に求め，上顎ではF音あるいはV音，下顎ではS音の発音を基準とし，発音機能の回復を

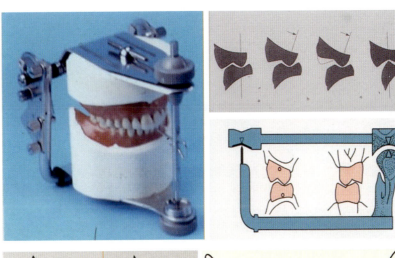

図15-a〜c　Gerber のリデュースドオクルージョン

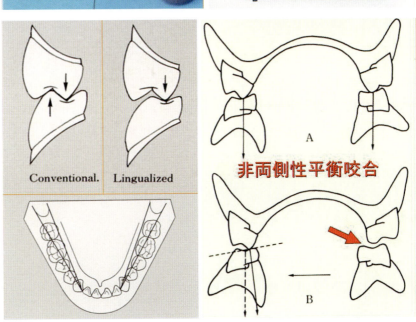

図16-a, b　Pound のリンガライズドオクルージョン

14 全部床義歯に付与する咬合様式の変遷

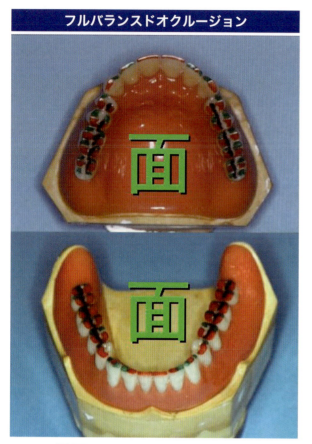

図17-a～d　フルバランスドオクルージョンとリンガライズドオクルージョンにおける咬合接触の違い

重要視した排列法を提唱した．また，臼歯部人工歯の排列位置の基準を筋圧に求め，人工歯は咀嚼や発音機能がスムーズに行えるように，頬と舌の筋圧の拮抗するneutral zoneに納めるべきであるとした．そして排列の基準線として，下顎犬歯近心偶角と臼後結節舌側縁を結んだ線（pound line）を提唱し，下顎臼歯舌側面はこの線の内側に納めることとした．

Poundの咬合様式は，PayneやGerberの咬合理論と同様に咬合力を舌側化して義歯の安定を図るものであるが，偏心位では咀嚼サイクル内のわずかな範囲でのみ咬合平衡が保たれていれば十分であり，広い範囲での両側性平衡を保つ必要はないという考えに基づいている．つまり，Payne法とGerber法が両側性平衡咬合であるのに対して，Pound法は非両側性平衡咬合であり，この点で咬合型に明らかな違いがある（図16）．

Poundは，1970年に非両側性平衡咬合であるこの咬合接触様式をLingualized Occlusionと命名した．そのため，Lingualized Occlusionという用語は，当初Poundが提唱した咬合様式に限定して使われていたが，近年ではPayneやGerberの提唱した咬合様式も機能圧を舌側化して義歯の安定を図るいわゆる舌側化咬合であり，その意味でこれら3者は共通していると考えられている．したがって現在では，リンガライズドオクルージョン（Lingualized Occlusion）という用語もPoundの咬合様式に限定せず，これら舌側化咬合の総称として広い概念で用いられている．そして近年の研究により，リンガライズドオクルージョンでも両側性平衡を保つことにより，義歯の安定性と咀嚼機能が有意に向上することが明らかにされている．

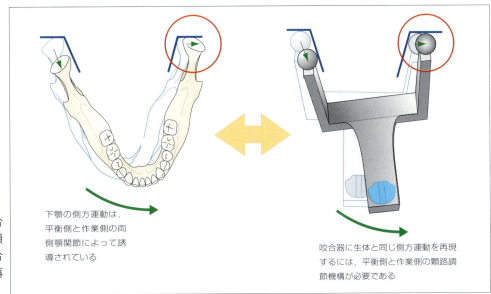

図18 両側性平衡咬合の構成は，作業側側方顆路調節機構を備えた咬合器を用いて側方運動を再現する必要がある

下顎の側方運動は，平衡側と作業側の両側顎関節によって誘導されている

咬合器に生体と同じ側方運動を再現するには，平衡側と作業側の顆路調節機構が必要である

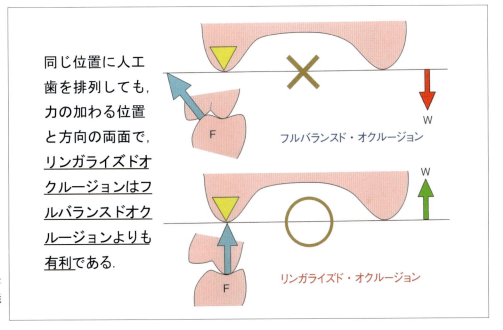

図19 両咬合様式における片側性テコ均衡と義歯の安定性

同じ位置に人工歯を排列しても，力の加わる位置と方向の両面で，<u>リンガライズドオクルージョンはフルバランスドオクルージョンよりも有利</u>である．

フルバランスド・オクルージョン

リンガライズド・オクルージョン

図20 フルバランスドオクルージョンと比較してのリンガライズドオクルージョンの特徴

1. 点接触咬合なので咬合構成が容易である
2. 咬合接触面積が小さい
3. 食品溢出効果が高い
4. 食品破砕機能が高い
5. 鉤歯（支台歯）への負担が小さく，鉤歯の負担軽減の上で有効性が高い
6. 顎堤への負担が小さく，顎堤の保全に役立つ

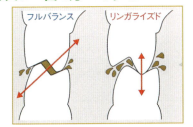

14 全部床義歯に付与する咬合様式の変遷

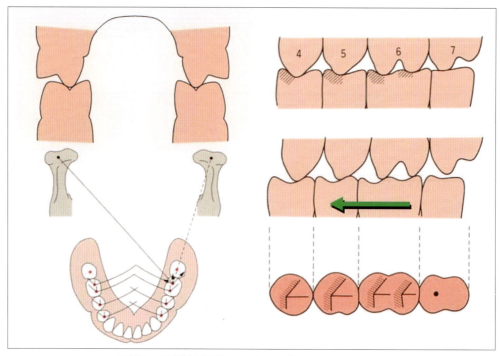

図21　両側性平衡型リンガライズドオクルージョン

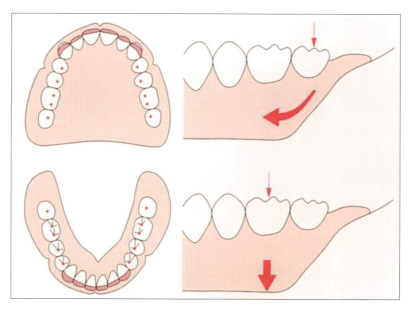

図22　両側性平衡型リンガライズドオクルージョンでは最後方部の咬合接触点を偏心位でディスクルージョンさせることにより鉤歯の保全と義歯の安定が図れる

無歯顎者にとって有利な咬合様式とは

　全部床義歯に付与する咬合様式の歴史は，上記のようにモノプレーンオクルージョンから両側性平衡を保つフルバランスドオクルージョン，さらに点接触で両側性平衡を保つリンガライズドオクルージョンへと変遷してきた．

　そして，近年の多くの研究者によって明らかにされてきた臨床上有利なリンガライズドオクルージョンの構成は，咬頭嵌合位において上顎臼歯部舌側咬頭が下顎臼歯咬合面と1歯対1歯の関係で咬合接触し，明確なセントリックストップが確立されており，偏心位においては広い範囲でバイラテラルバランスが保たれている咬合様式である．

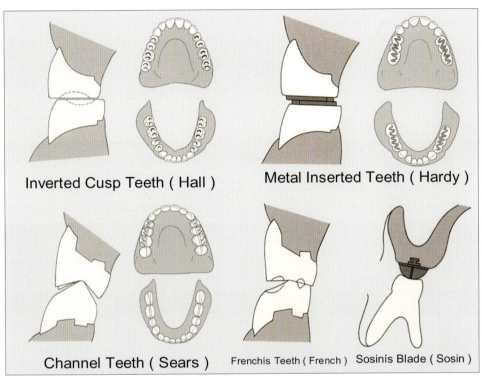

図23　各種人工歯の咬合面形態

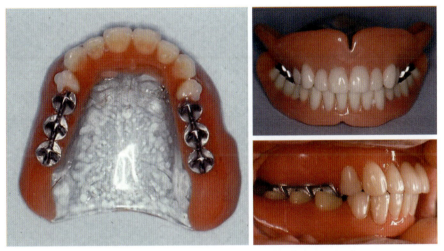

図24-a～c　S-A Blade Metal Teeth（Sosin, Abe）

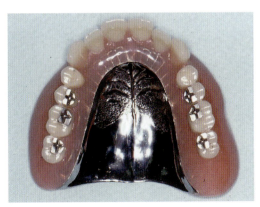

図25　Levin's Blade（Levin）

14 全部床義歯に付与する咬合様式の変遷

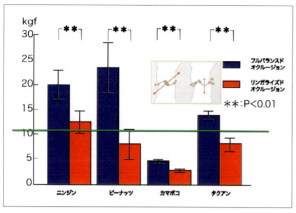

図26 フルバランスドオクルージョンとリンガライズドオクルージョンの食品破砕に要する力（垂直力）

図27 両咬合様式における食べやすさの比較．3年にわたって研究に協力いただいた6名の被験者全員が日常の食生活でリンガライズドオクルージョンをフルバランスドオクルージョンよりも食べやすく，普段の食事を美味しく食べられたと評価した

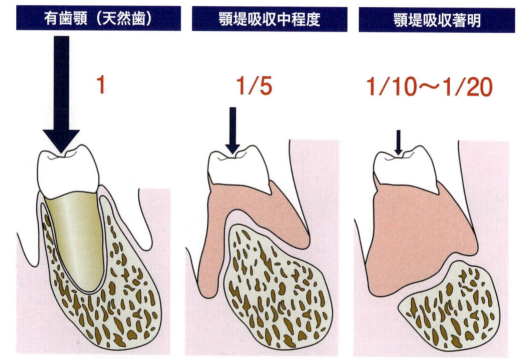

図28 残存組織の支持能力の比較．無歯顎者における床下粘膜の支持能力は，一般に健全有歯顎者の約1/5，顎堤吸収が著明な場合は1/10～1/20程度まで減衰する

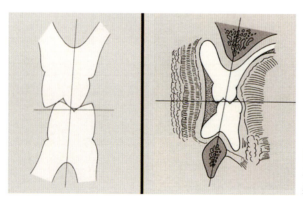

図29 歯槽頂間線法則によると，顎堤が吸収するにつれて歯列が舌側に位置づけられ，頬側に食渣が停滞する

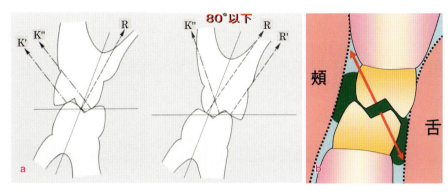

図30-a, b　フルバランスドオクルージョンと交叉咬合排列．a：歯槽頂間線と咬合平面とのなす角度が80°以下のケースに，フルバランスドオクルージョンを構成する場合は，交叉咬合排列が推奨されている．b：フルバランスドオクルージョンにおける交叉咬合排列では，上下の両面接触のため食品がパックされて義歯が不安定になる．また舌房を阻害し食品も舌下部へ落ちやすい

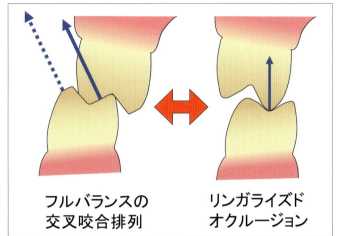

図31　歯槽頂間線と咬合平面とのなす角度が80°以下のケースでは，フルバランスの交叉咬合排列よりもリンガライズドオクルージョンのほうが機能的に有効である

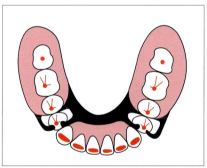
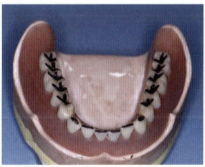
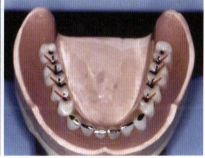

図32-a〜c　最後方臼歯部の咬合接触点は偏心位ディスクルージョンとすることにより，鉤歯の負担軽減と義歯の安定が図れる

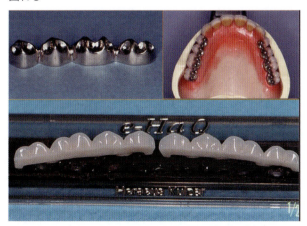

図33-a〜c　著者らの考案したクワトロメタルブレードの組み込み

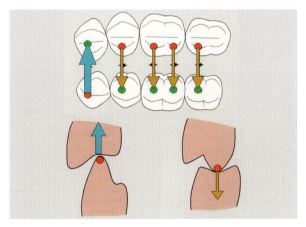

図34　下顎の骨吸収が著明で顎堤条件の不良な場合は，第一大臼歯を犬歯状にすることも有効である

15 人工歯の選択

高い臨床応用性を持つ人工歯

近年，有床義歯による補綴治療に対しても，患者さんの審美性と機能性に対する要求度は高まる一方で，補綴治療内容のさらなる多様化と高度化が強く求められている．

著者らは，この視点から有床義歯に用いる人工歯についても，機能性，審美性，操作性，耐久性，経済性の5つの観点から，臨床に則して再構築する必要があると考え，これまでの27年にわたる一連の研究で得られた知見をもとに種々の人工歯を開発してきた．本項では，種々の人工歯を紹介するとともに，著者らが開発し推奨している『e-Ha』シリーズ（ヘレウスクルツァージャパン）と『BioLingua』（松風）の有効性を示す．

"e-Haシリーズ"は，各種前歯（e-Ha6），パーシャルデンチャーやインプラント支台のスクリューオンデンチャーにも応用しやすく応用範囲の広いパーシャルデンチャー用臼歯（e-Ha8），全部床義歯に適したリンガライズドオクルージョン用4歯連結臼歯（e-Ha Qクワトロブレード）で構成される（図1，3～7）．また，リンガライズドオクルージョン用のBioLinguaはe-Ha Qクワトロブレードとは異なり，連結されていない臼歯人工歯で，審美性が高く応用範囲が広い（図2）．

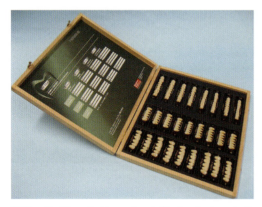

図1 『e-Ha』シリーズの全貌（ヘレウスクルツァージャパン）

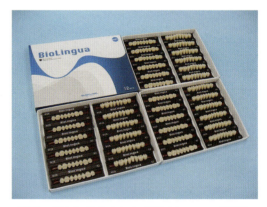

図2 新たに発売された『BioLingua』（松風）

表1 フルバランスドオクルージョンと比較したときのリンガライズドオクルージョンの特徴

1. 頬側咬頭での咬合接触がなく，片側性テコ均衡を保ちやすい
2. 点接触咬合なので咬合構成を確実に，しかも容易に行える
3. 義歯の安定性に優れている
4. 咬合接触面積が小さい
5. 食品溢出効果が高い
6. 食品破砕能が高い
7. 中間域での咀嚼も円滑に行える
8. 咀嚼できる食品の範囲が大幅に拡大する
9. 鉤歯への負担が小さく，鉤歯の負担軽減上有効性が高い
10. 顎堤への負担が小さく，顎堤の保全に役立つ

表2 リンガライズドオクルージョン用ブレードティースの特徴

1. リンガライズドオクルージョンでの高い有効性
2. 上顎臼歯舌側咬頭のブレード化
3. ブレードの設定角度
4. ブレードの高径
5. ブレード部基底面の面積
6. ブレード起始部の形態
7. ブレード舌側隅角部の形態
8. 偏心運動時の接触滑走部のブレード形状
9. 下顎人工歯の咬合面形態と表面性状
10. 臼歯人工歯の4歯連結
11. ブレード部の材質
12. 上顎頬側咬頭と審美性
13. ブレードティースにおける滑走間隙の設定

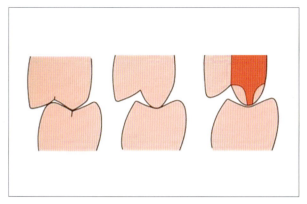

図3 リンガライズドオクルージョン用ブレードティースの設計① 上顎臼歯舌側咬頭のブレード化

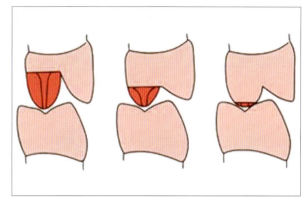

図4 リンガライズドオクルージョン用ブレードティースの設計② ブレードの高径の最適化

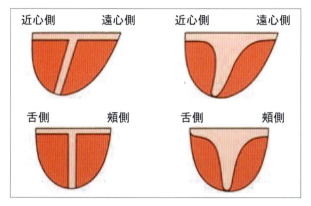

図5 リンガライズドオクルージョン用ブレードティースの設計③ ブレードの基底面面積の最適化

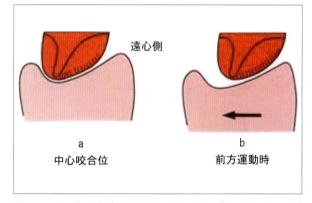

図6 リンガライズドオクルージョン用ブレードティースの設計④ ブレード起始部の形態の最適化

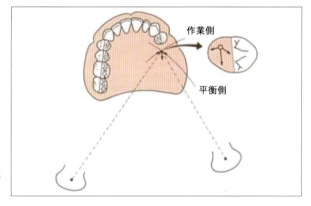

図7 リンガライズドオクルージョン用ブレードティースの設計⑤ 偏心運動時の接触滑走部のブレード形状

e-HaシリーズとBioLinguaの概要

e-Haシリーズは，ナノテクノロジーにより新たに開発した画期的な硬質レジン人工歯のトータルシステムである．色調再現性，耐着色性，耐摩耗性を追求し，製作時のレジン填入に新しい射出成形法を開発したことにより，これまで不可能とされていた特殊な3層構造のレイヤリングを実現し，従来の人工歯では望めなかった天然歯ときわめて近似した隣接面部エナメル層の透過性とデンティン色のみならずベース部マージン色までをも含むより自然な色調再現のために効果的に活かすことに成功した．また，頰側の歯頸線も隣接する残存歯と上下的に調和する位置と形態に設定できるように，頰側をバリアブルマージンとした．以下にe-HaシリーズとBioLinguaの概要を示す．

15 人工歯の選択

前歯人工歯

e-Ha6前歯は，スクエア，コンビネーション，テーパリングの3種のモールド，シェードはわが国における使用頻度の90%を占めるA2, A3, A3.5, A4の4種を備えている（図8, 9）．従来，有床義歯における前歯人工歯の唇舌的位置，歯軸傾斜度，捻転度などの排列基準は，種々の歯冠形態を総合した平均値のみが示され，歯冠形態の違いにかかわらず画一的な排列がなされてきた．そのため，種々の異なった形態に応じた上顎前歯部の特徴を的確に表現できる，より自然で審美的な人工歯排列基準の構築が長年求められてきた（図10）．

このe-Ha6前歯には，3種のモールドごとの形態的連続性，それぞれの前歯形態に応じた唇舌的排列位置，唇舌的歯軸傾斜度，近遠心的歯軸傾斜度の連続性，さらにそれぞれに応じた捻転度の連続性，歯槽と歯肉の特徴など，実際の臨床応用上の基準がシステムとして組み込まれている．また，各種前歯形態と側貌との相関性の分析から構築された人工歯選択基準も備えている．

また，解剖学的形態のみにとらわれることなく，バランスドオクルージョンを短時間で容易に構成できる機能的形態が，すでに上下顎ともに各々舌面から切縁，尖頭にかけて付与されており，機能性と操作性の観点から割り出された効果的な排列法もシステムとして備えられている．また，歯頸線はスマイルラインと上下的に調和する位置と形態に設定できるようにバリアブルマージンとした．

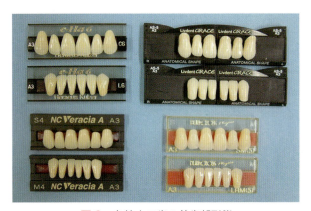

図8　各社人工歯の前歯部形態

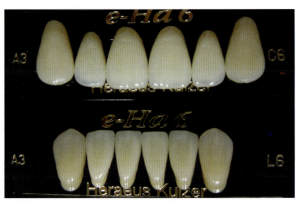

図9　『e-Ha6』の前歯部形態

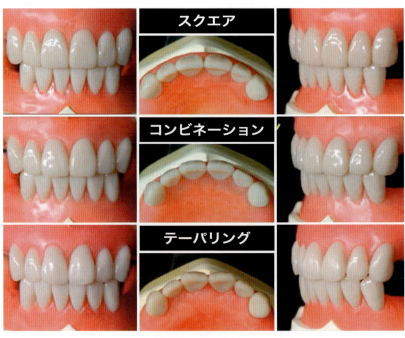

図10-a～i　前歯の各種形態

臼歯人工歯

1. e-Ha8 臼歯

"e-Ha8 臼歯"は，人工歯の頬舌的幅径と近遠心的幅径の比率を解剖学的比率と一致させてあるため，パーシャルデンチャーに応用する際に隣接する残存歯と頬舌的幅径が適正で，舌や頬粘膜との調和を図りやすい（図11，12）．頬側の歯頸線も隣接する残存歯と上下的に調和する位置と形態に設定できるように，頬側をバリアブルマージンとした．

また，欠損部歯槽堤の残存状態に応じて，人工歯の口蓋側や頬側基底部を削除調整する必要がある場合には，的確で容易に調整できる形態が付与されている．調整後にも十分な保持形態が確保できるよう配慮されている．

人工歯基底面の近心および遠心隣接面に付与されたフローラインにより，通常の流し込みレジンを用いた場合でも，基底面に付与された保持形態の隅々にまで確実にレジンが行き渡り，気泡発生を効果的に抑制する．また，このフローラインは，クラスプなどの維持装置脚部に対して人工歯が干渉する部分の調整にあたっても，この操作を効果的にしかも短時間で行ううえでの大きな助けとなる．

咬合面には，対合する天然歯列との適切な咬合接触関係を構成しやすい形態が付与されている（図13，14）．なお，"e-Ha8 臼歯"は，前述のようにパーシャルデンチャーへの応用が的確にできるように上下顎人工歯の舌側咬頭と頬側咬頭の嵌合状態が緊密に製作されているため，フルバランスドオクルージョンの構成に用いることも，下顎頬側咬頭外斜面を削除してリンガライズドオクルージョンの構成に用いることも可能である．

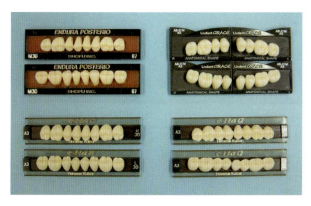

図11 各社の人工歯

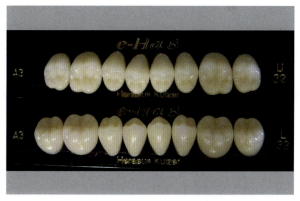

図12 『e-Ha8』の臼歯部形態

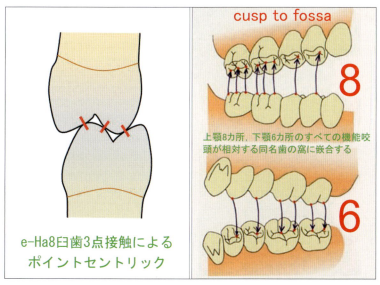

図13-a，b e-Ha8の咬合接触関係（咬頭対窩の関係）

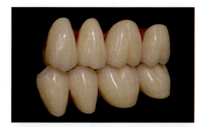
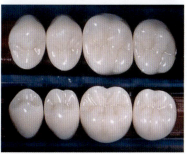

図14-a，b e-Ha8の咬合関係と咬合面形態

15 人工歯の選択

2. e-Ha Qクワトロブレード

以下，両側性平衡型リンガライズドオクルージョンのための4歯連結硬質レジン歯 "e-HaQ クワトロブレード" の特徴について述べる（図15〜21）．

1）ブレード化の効果―よく噛めて顎堤もやせにくい―

無歯顎者においては，歯列を支える支持組織の支持能力が，一般に健全有歯顎者の1/5，顎堤吸収が著明な場合では1/10〜1/20に著明な減衰を示す．そのため，全部床義歯に構成する咬合様式としては，上下顎頬側咬頭間に滑走間隙を保つリンガライズドオクルージョンがフルバランスドオクルージョンと比較して機能時の食品溢出効果が高く咬合接触面積も小さいため，残存組織保全と機能回復率向上の両面で有利である．そして，この食品溢出効果をさらに高め，同時に咬合接触面積も減少させることができるのが舌側咬頭部のブレード化である．

e-Ha クワトロブレードでは，上顎第一小臼歯から第二大臼歯までの4歯の舌側咬頭部には，それぞれデータに裏付けられた適切なブレード形態が付与されている．そのため，患者さんの咀嚼できる食品の範囲が大幅に拡大し，栄養バランスと精神的満足度，ならびに義歯の安定と顎堤への負担軽減のいずれにおいても有効性が高い．

2）4歯連結により的確で約30倍の作業効率

"クワトロブレード" は，有床義歯に両側性平衡型リンガライズドオクルージョンをだれもが的確に，

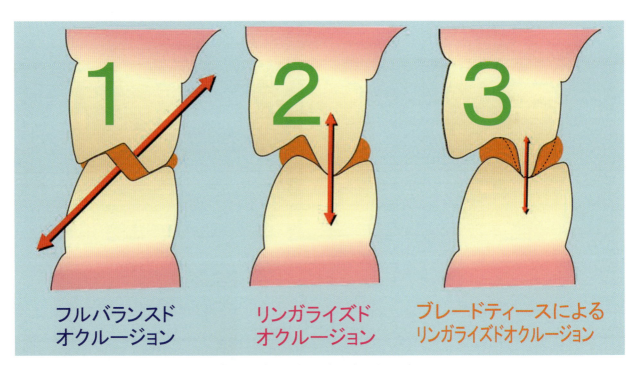

図15　各種咬合面形態の食品破砕能力

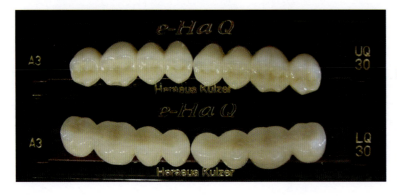

図16　e-Ha クワトロブレードの研究開発コンセプトは，リンガライズドオクルージョンでは上下顎頬側咬頭を接触させないため3次元的に1歯対1歯の関係で的確に排列することが困難であることから生じる，製作者の知識と技術の違いによる完成状態の差を縮めることにある

しかも従来の方法と比較してはるかに簡便で迅速に構成できるようにすることを目的として開発した．

基本的にリンガライズドオクルージョンでは，上顎舌側咬頭頂部のみ対合歯と咬合接触するため，16本の臼歯部人工歯を審美性と機能性の両立を図りながら，1歯ずつ順に表3に示す臼歯排列の基準となる6要素について適正に位置付けていかなければならない．したがって，従来の人工歯排列では，この6要素をそれぞれ1歯ずつ上顎舌側咬頭頂部のみの1点接触の状態で決定し，順次ワックスで固定していく作業を繰り返すため，適正に排列を行ううえで術者の知識と技能の個人差が大きく影響していた．さらに一度排列を終えた段階で，全体の連続性を再度検査して微調整を行う必要があった．

また，舌側咬頭の形態を咀嚼効率向上と顎堤への負担軽減の目的ですべてブレード状にすると，各ブレードの設置角度を3次元的に顎機能と調和させる必要性が出てくる．したがって，人工歯排列にあたっては，これらの基準に従って1歯ずつ3次元的に位置付けしなければならず，操作が煩雑で長時間を要し，臨床上きわめて困難であった．

"クワトロブレード"では，この4臼歯があらかじめ所定の角度で連結されているため，排列時には前後的咬合平衡が保てるように咬合平面傾斜度のみ確認し，必要に応じて微調整することにより，通常の約30倍の作業効率で臼歯部の人工歯排列を完了することができる．また4歯連結により，義歯製作時のワックスの収縮やレジンの重合収縮による人工歯の位置

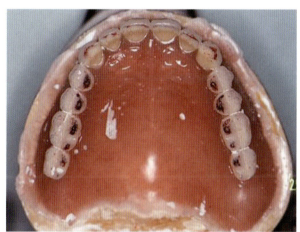

表3 臼歯排列の基準となる6要素

1. 近遠心的位置
2. 頰舌的位置
3. 上下的位置
4. 近遠心的歯軸
5. 頰舌的歯軸
6. 捻転度

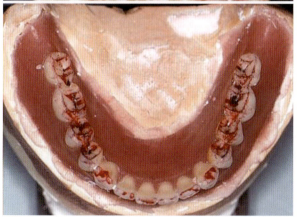

図17-a，b e-Haクワトロブレードを活用すればリンガライズドオクルージョンを付与する際に1歯対1歯の咬合接触を与えられる

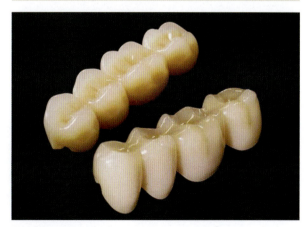

図18 e-Ha8（上）とe-Haクワトロブレード（下）の形態比較

15 人工歯の選択

ずれをきわめて効果的に抑制できる.

このように臼歯4歯を連結してもバランスドオクルージョンが的確に構成できるのは,点接触咬合であるリンガライズドオクルージョンの大きな利点である.フルバランスドオクルージョンなどの上下顎人工歯の両面均衡接触咬合を連結歯によって構成することは,臨床上不可能である.

この"クワトロブレード"を用いることで,だれにでも容易に,きわめて短時間で,しかも的確に両側性平衡型リンガライズドオクルージョンを構成できる.

3) ティースポジショナーによる的確な嵌合と滑走間隙の設定

上下顎人工歯がしっかり嵌合するように,"クワトロブレード"では4歯があらかじめ所定の角度で連結されているが,さらに下顎頬側咬外斜面部にはティースポジショナーを備えており,咬頭嵌合位の位置付けをより確実に,しかも容易で迅速に行うことができる.

症例により,第一小臼歯を削除して臼歯を3歯のみ排列する場合があるが,その際にも位置付けが的確に行えるように,ティースポジショナーは第二小臼歯と第一大臼歯に設置されている.

また,このティースポジショナーは,リンガライズドオクルージョンにおいて上下顎頬側咬頭間に設定する滑走間隙量を,いずれの人工歯にも適切に確保した状態で人工歯を位置付ける効果がある.すなわち,滑走間隙量の基準となる1.0mmを,排列操作の際にいずれの臼歯においても的確に設定することは比較的困難で煩雑な作業であるが,このティースポジショナーによりきわめて簡便に適正な滑走間隙の設定を行うことができ,削合時には歯冠形態を崩すことなく容易に同部を削除することができる.

なお,咬合器上での削合と,義歯装着後の口腔内での調整終了時には,最終的に少なくとも0.5mmの滑走間隙量が確保できるように設計されている.また,顎堤吸収が著明な場合など症例によっては,上顎頬側咬頭内斜面ではなく,むしろ下顎臼歯頬側咬

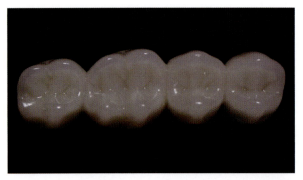

図19 e-Ha クワトロブレードの有効性①. 上下顎臼歯の連続する4歯がいずれも連結固定されているため排列操作が容易で,しかもきわめて迅速に行える

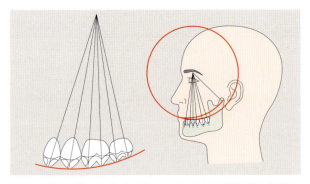

図20 同,②. 中心咬合位における上下顎歯列の機能的咬合接触関係を構成することができる適正な4歯の3次元的連続性がすでに確立されている

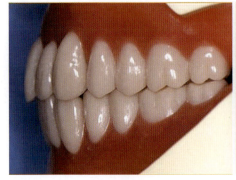 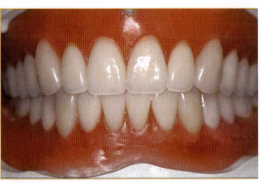

図21-a, b 同,②. 適正な臼歯4歯の3次元的連続性

頭外斜面を削除し，滑走間隙量を増大させるとともに下顎オクルーザルテーブルを縮小し，残存顎堤の支持能力に応じた力のコントロールを行うことが臨床上重要である．

4）フローラインによる確実なレジン塡入と人工歯の保持

人工歯基底面の近心端と遠心端に付与された"フローライン"によって，通常の流し込みレジンを用いて塡入操作を行う場合でも，基底面に付与された明瞭な線角をもつ保持形態細部の隅々にまで確実にレジンが行き渡り，気泡発生を効果的に抑制できる．また"フローライン"には，これ自体でも人工歯の保持効果があり，人工歯の脱落を抑制する．

"クワトロブレード"をパーシャルデンチャーに用いる場合，このフローラインは"e-Ha ポステリア"の場合と同様に，クラスプなどの維持装置脚部に対して人工歯が干渉する部分の削除調整操作を短時間で効率的に行ううえで有効である．

e-Ha Qクワトロブレードの有効性 23 項目

1. 上下顎臼歯の連続する4歯がいずれも連結固定されているため，排列操作が容易に，しかもきわめて迅速に行える（図19）．
2. 中心咬合位における上下顎歯列の機能的咬合接触関係を構成することができる適正な4歯の3次元的連続性がすでに確立されている（図20，21）．
3. 4歯が強固に連結固定されていることにより，義歯製作の過程におけるワックスや床用レジンの収縮による咬合接触関係への影響を最小限に抑制できる（図22）．
4. ティースポジショナーによって，上下顎歯列の適正な機能的咬合接触関係を，より確実に，しかもきわめて容易に構成できるため，適正な排列を正確に行うことができる（図23）．

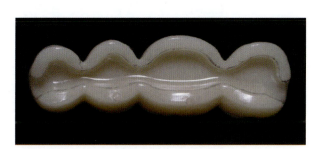

図22 同，③．4歯が強固に連結固定されていることにより義歯製作の過程におけるワックスや床用レジンの収縮による咬合接触関係への影響を最小限に抑制できる

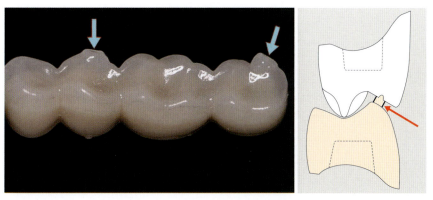

図23 同，④．ティースポジショナーによって上下顎歯列の適正な機能的咬合接触関係を，より確実に，しかもきわめて容易に構成できるため適正な排列を正確に行うことができる

15 人工歯の選択

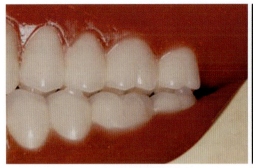 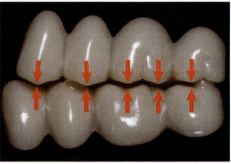

図 24-a, b 同, ⑤. ティースポジショナーにより上下顎の臼歯頰側咬頭間に適正な滑走間隙を正確に, しかもきわめて容易に設定できる

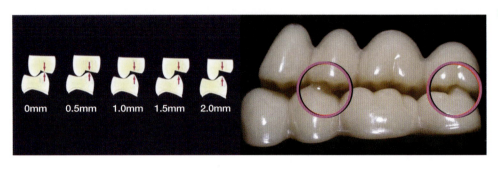

図 25-a, b 同, ⑥. 症例により第一小臼歯や第二大臼歯を削除して臼歯3歯のみ排列する場合にも, 位置づけが的確に行えるように, ティースポジショナーは第二小臼歯と第二大臼歯に設置されている

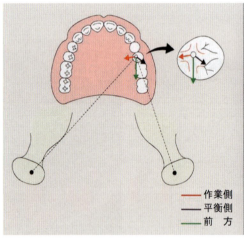 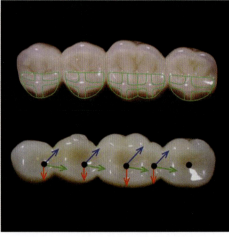

図 26-a, b 同, ⑦. 上顎人工歯舌側咬頭にブレード形態が付与され, ブレードの設定角度も基本的な顎運動方向と調和させてあるため, 咀嚼機能の向上が十分に期待できる

5. ティースポジショナーにより, 上下顎の臼歯頰側咬頭間に適正な滑走間隙を正確に, しかもきわめて容易に設定できる (図24).
6. 症例により第一小臼歯か第二大臼歯を削除して臼歯3歯のみ排列する場合がある. その際にも位置付けが的確に行えるように, ティースポジショナーは第二小臼歯と第二大臼歯に設置されている (図25).
7. 上顎人工歯舌側咬頭にブレード形態が付与され, ブレードの設定角度も基本的な顎運動方向と調和させてあるため, 咀嚼機能の向上が十分に期待できる (図26).
8. 偏心運動時のバランスドオクルージョンを容易に構成できるように, 下顎人工歯咬合面形態がすでに適正な形態に構築されている (図27).
9. 下顎人工歯咬合面には, 顎機能との調和と咀嚼効率の点で有効な後方へのブレーシングイコライザーが平均的な側方運動方向に合わせて付与されているため, わずかな調整により容易に適正なブ

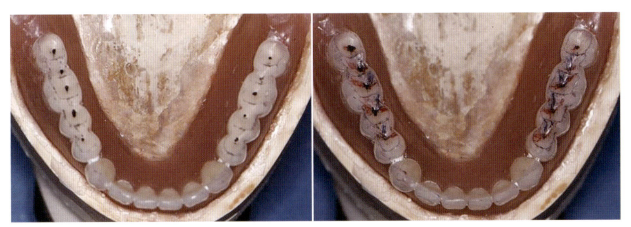

図27-a, b 同, ⑧. 偏心運動時のバランスドオクルージョンを容易に構成できるように，下顎人工歯咬合面形態がすでに適正な形態に構築されている

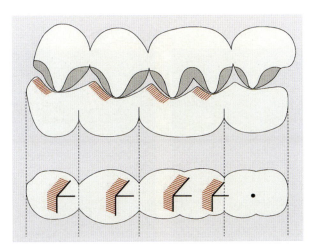

図28 同, ⑨. 下顎人工歯咬合面には，顎機能との調和と咀嚼効率の点で有効な後方へのブレーシングイコライザーが平均的側方運動方向に付与されている

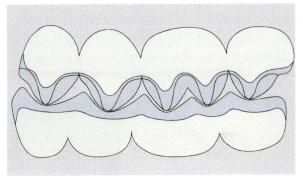

図29 同, ⑩. 機能面となる上顎舌側咬頭と下顎のオクルーザルテーブルには，エナメル層の十分な厚さが確保されている

レーシングイコライザーの構成を行うことができる（図28）.
10. 機能面となる上顎舌側咬頭と下顎のオクルーザルテーブルには，削合ならびに咬耗への対応策としてレイヤリングの段階でエナメル層の十分な厚みが確保されている（図29）.
11. "クワトロブレード"の排列には，上顎法を採用しているため，削合による咬合平面の位置のずれが生じることがない（図30）.
12. 上顎法で臼歯部排列を行うため，上顎犬歯遠心部にテンチの間隙が発生することがなく，審美性の点でも有利である．下顎臼歯の排列は，咬合器を倒位にして行う（図31）.
13. ポジショナーにより的確で迅速に排列が行える．また，従来型硬質レジン歯と比較して，より優れた色調再現性と耐着色性を実現した（図32）.
14. ナノテクノロジーにより従来型硬質レジン歯をはるかにしのぐ耐摩耗性を実現した（図33）.
15. 特殊な3層構造のレイヤリングにより，デンティン色のみならずベース部マージン色までも透過さ

15 人工歯の選択

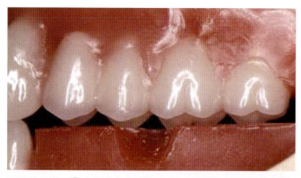
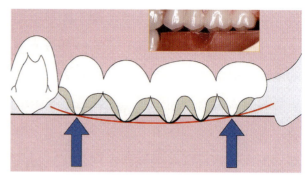

図30 同，⑪．クワトロブレードの排列には上顎法を採用しているため，削合による咬合平面の位置のずれが生じることがない

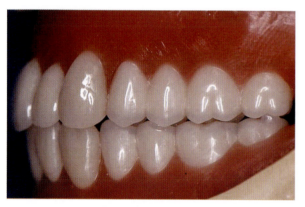
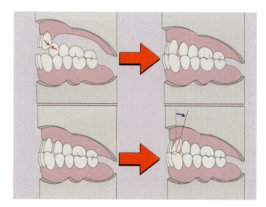

図31-a，b 同，⑫．上顎法で臼歯部排列を行うため，上顎犬歯遠心部にテンチの間隙が発生することがなく，審美性の点でも有利である．下顎臼歯の排列は，咬合器を倒位にして行う

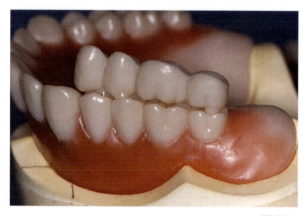
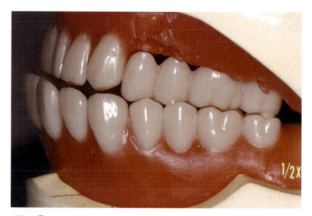

図32-a，b 同，⑬

せ，より自然な色調再現のためにきわめて効果的に活かされている（図34）．

16. 4歯が連結されてはいるが，口腔内に装着された状態では外観が立体的で1歯1歯分離して見えるように，4歯の頬側近遠心ラインアングルの設定と歯頸側鼓形空隙部の色調に工夫がなされている（図35）．

17. 頬舌径が上顎では15％，下顎では30％狭く設定されているため，顎堤に加わる機能圧を効果的に抑制できる（図36）．

18. 頬舌径が狭く設定されているにもかかわらず，前歯部と調和した頬側面の近遠心および頬舌的歯軸の審美的連続性が保たれている（図37，38）．

19. 頬側歯頸線の設定位置を症例に応じて上下的に

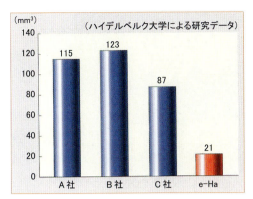

図33 同，⑭．ナノテクノロジーにより従来型硬質レジン歯をはるかにしのぐ耐摩耗性を実現した

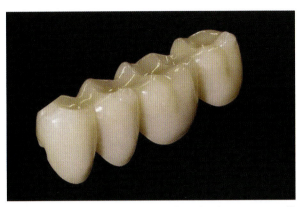

図34 同，⑮．色調再現性と耐着色性に優れている．特殊な3層構造のレイヤリングにより，デンティン色のみならずベース部マージン色も透過させ，より自然な色調を再現できる

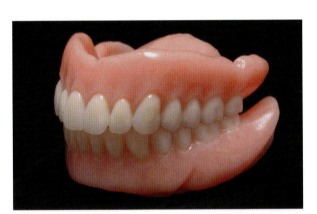

図35 同，⑯．外観が立体的で1歯1歯分離して見えるように，4歯の頬側近遠心ラインアングルの設定と歯頸側鼓形空隙の色調に工夫がなされている

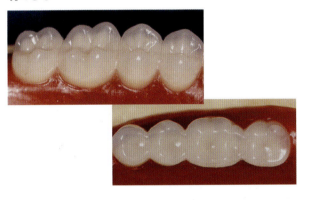

図36 同，⑰．頬舌径が上顎では15％，下顎では30％狭く設定されているため，顎堤に加わる機能圧を効果的に抑制できる

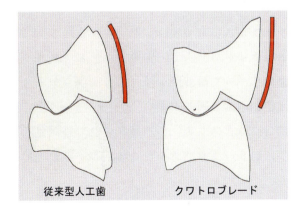

図37 同，⑱．頬舌径が狭く設定されているにもかかわらず，前歯部と調和した頬側面の近遠心および頬舌的歯軸の審美的連続性が保たれている

自由に設定できるように，頬側歯頸側の形態が整えられている（図39）．

20．舌側歯頸部の歯肉形成にあたり，歯頸線を人工歯の舌側面ならびに口蓋側面上に直接設定できるように，舌側歯頸側の豊隆が設定されている（図40）．そのため，ワックスで歯冠部を延長させ，その上に歯頸線を形成しなければならなかった従来の人工歯と比較して，はるかに舌側歯頸部の歯肉形成における操作性がよく，容易にしかも短時間で仕上げることができる．

21．人工歯基底面には，明瞭な線角を持つ保持形態が付与され，床用レジンとの十分な接触面積も十分に確保されるため人工歯の脱落を効果的に防止できる（図41）．

15 人工歯の選択

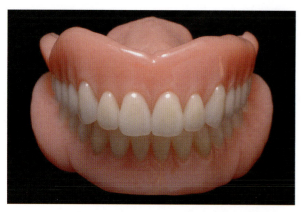
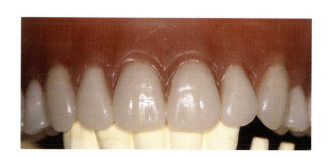

図38-a, b　同, ⑱（続）. 頬舌的歯軸の審美的連続性（左）. 通常の人工臼歯でリンガライズドオクルージョンを構成すると小臼歯部の歯頸部が凹んで審美性に問題が生じやすい（右）

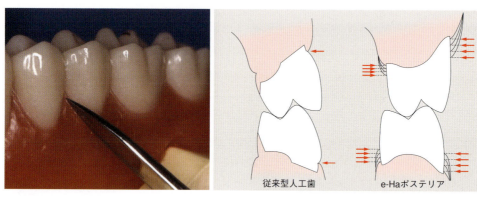

図39-a, b　同, ⑲. 頬側歯頸線の設定位置を症例に応じて上下的に自由に設定できるように, 頬側歯頸側の形態が整えられている（バリアブルマージン）

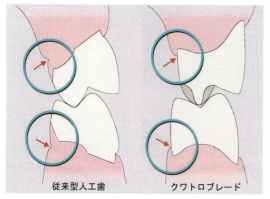
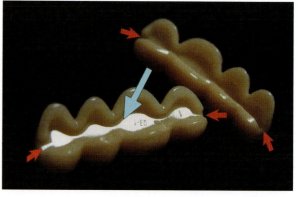

図40　同, ⑳. 舌側歯頸部の歯肉形成にあたり, 歯頸線を人工歯の舌側面ならびに口蓋側面上に直接設定できるように, 舌側歯頸線の豊隆が設定されている

図41　同, ㉑. 人工歯基底面には明瞭な稜角を持つ保持形態が付与され, 人工歯の脱落を効果的に抑制できる

22. 人工歯の近心端と遠心端に付与された"フローライン"によって, 明瞭な線角を持つ保持形態の細部にまで, 確実なレジン塡入を行うことができる（図42）.

23. "フローライン"は, これ自体でも人工歯の保持効果があり, 人工歯の脱落を効果的に抑制できる（図43）.

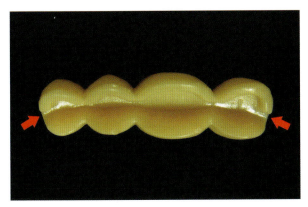

図42 同，㉒．人工歯の近心端と遠心端に付与されたフローラインによって明瞭な線角を持つ保持形態の細部にまで確実なレジン填入が行える

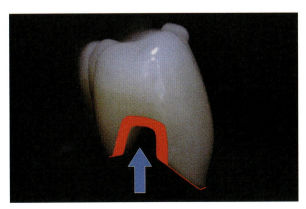

図43 同，㉓．フローラインはこれ自体でも人工歯の保持効果があり，人工歯の脱落を効果的に抑制できる

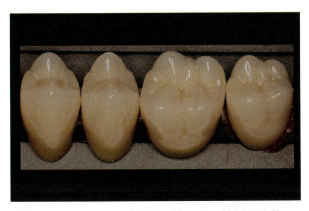

図44 BioLingua は食品破砕能の高い舌側咬頭を持つ

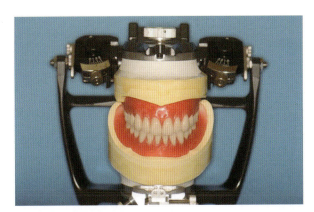

図45 BioLingua の排列時の状態

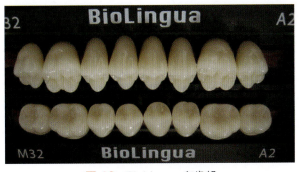

図46 BioLingua 臼歯部

3. BioLingua

リンガライズドオクルージョン用の BioLingua は，e-HaQ クワトロブレードとは異なり，連結されていない臼歯人工歯である．

著者らがデータに基づき機能性を重視して開発したが，審美性も高く応用範囲が広い．ブレードティースではないが通常の解剖学的人工歯と比較して有意に食品破砕能が高く，硬質レジン歯でありながらエナメル層も床用レジンと強固な化学結合が得られる人工歯である（図44〜46）．

16 前歯人工歯排列

前歯部人工歯の歯冠形態と，形態的連続性

　前歯部人工歯の選択を行うには，その個人が本来もつ歯の形態と萌出位置，歯軸，捻転度，そして歯列弓，歯槽部の形態との関連性について知る必要がある（図1）．歯冠形態は辺縁の発育葉に対する中央発育葉の発達バランスによりその3次元的形態，すなわち外形や断面形態が決定される．前歯部人工歯の外形は，スクエア（方形），テーパリング（尖形），その中間形のコンビネーションに分類され，この形態別に歯の萌出位置，歯軸の角度，捻転度，歯槽の形態，さらに側貌までが決まってくる（図2～6）．

　そこには人種や民族的要因が大きく関わっている．すなわち日本人の大多数である黄色人種（モンゴロイド）においては尖形が圧倒的に多く，白人（コーカソイド）では方形が多い．

　前述のように，有床義歯における前歯人工歯の排

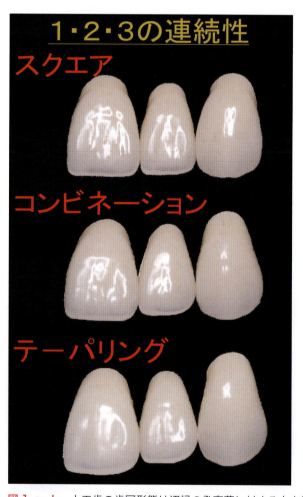 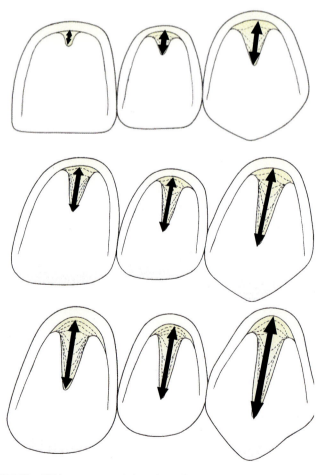

図1-a，b　人工歯の歯冠形態は辺縁の発育葉に対する中央発育葉の発達バランスにより，方形（スクエア），尖形（テーパリング），その中間形のコンビネーションに分類される．尖形は義歯を口腔内に装着した際の審美性と自浄性を高める目的で，中央発育葉を実際の天然歯よりも発達させて製作されている場合が多い

列基準は，従来種々の歯冠形態を総合した平均値のみ示され，これに基づき歯冠形態の違いにかかわらず画一的排列がなされてきた．そのため，上顎前歯の種々異なった形態の特徴を的確に表現できる自然で審美的な人工歯排列基準の構築が必要であった．著者らは，この問題を解決する目的で，各種前歯形態の特徴と歯列形態との関連性を分析し，自然感があり天然歯よりも自浄性が高く，しかも審美的な人工歯の歯冠形態と排列基準を探究して，e-Ha6前歯を開発した．本項ではこれらについての要点を示す．

1. 方形（スクエア）

1）歯冠形態の特徴

中央発育葉が劣性なため辺縁発育葉は歯軸と平行に走行し，切縁部付近と歯頸部付近の歯冠幅径がほぼ同等の長方形となる．中央発育葉が発達していない分，切縁の近遠心的な移行もほぼ直線状を呈し，隅角徴は顕著でない．

2）正面観

顎骨歯槽基底部の形態に沿ってほぼ垂直に真っ直ぐ萌出し，重なりなどの叢生は生じない．切縁と犬歯尖頭の移行は直線状となり，歯槽部歯肉の豊隆が強く目立って見える．

3）咬合面観

歯槽基底部の形態に沿って唇面が並び，捻転，歯の重なりはほとんど認められない．咬合面観での歯列のアーチは唇側方向への彎曲が小さく，比較的直線状となる．歯槽部歯肉は前歯唇面よりも唇側に露出して見える．

4）矢状断面観

歯軸は直立し，唇側への傾斜は弱い．これに伴い，顎骨歯槽基底部からの歯槽の唇側への突出度も弱くなる．唇側歯槽部歯肉は前歯唇側歯面よりも相対的に張り出してみえる．

鼻根部とオトガイ部に対する口唇周囲の前方への張り出しが弱く，口唇がエステティックラインに触れない側貌を呈す．

2. 尖形（テーパリング）

1）歯冠形態の特徴

尖形の人工歯は，天然歯よりも辺縁発育葉に対する中央葉の発達バランスを大きくして審美性と自浄性を高めている．近遠心の稜線は斜めに走行し，歯冠幅径は歯頸部から切縁部に広がった形態を呈す．中央発育葉がより発達している分，切縁の近遠心的な移行も丸みを帯び，隅角徴も顕著となる．

2）正面観

歯冠の幅径に対する萌出スペースの不足のため，中切歯の遠心部に側切歯の近心部が隠れるように重なる．切縁と犬歯尖頭の移行は下方へ凸の強い彎曲を示す．歯槽部歯肉は歯冠部歯列が唇側へ突出するため，目立たない．

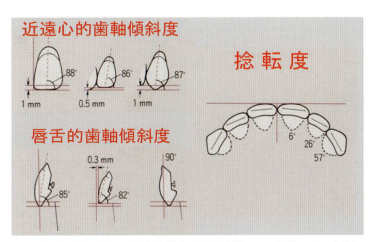

図2 従来の画一化された上顎前歯の排列基準．この基準では，十分に審美的で自然感のある排列にはなりにくい

16 前歯人工歯排列

3）咬合面観

中切歯の遠心部が側切歯の近心部によって唇側へ，側切歯の遠心部が犬歯の近心部によって唇側へ押し出されて著明な翼状捻転を示す．歯列弓は唇側方向へ突出した彎曲形態を示す．前歯が唇側歯槽部歯肉よりもさらに唇側に位置しているため，前歯部唇側歯肉はほとんど観察されない．

4）矢状断面観

萌出時にスペースの不足のため前歯は捻転しながら萌出し，さらにスペースを求めて著明な唇側傾斜を呈す．これに伴い歯槽部の骨が唇側傾斜して形成されるため，口唇周囲の張り出しが強く，口唇がエステティックラインを越えて前方へ突出した側貌を示す．

3．コンビネーション

スクエア（方形）とテーパリング（尖形）の中間形であるコンビネーションでは，歯冠形態の特徴，咬合面観，矢状断面観のいずれもスクエアとテーパリングの中間の様相を呈す．

前歯人工歯の選択基準

1．モールドセレクション（形態選択）

全部床義歯の前歯人工歯の選択には，上記の前歯歯冠形態と歯列形態の関係を応用する．すなわち，咬合採得により適正なリップサポートを付与した蠟堤の形態豊隆度合いが決まると，これによりその患者さんに調和した人工歯の形態が決定される．たとえば，歯槽基底部から垂直に立ち上がり，アーチの唇側への突出度合い小さい蠟堤であれば，これに対する適正な人工

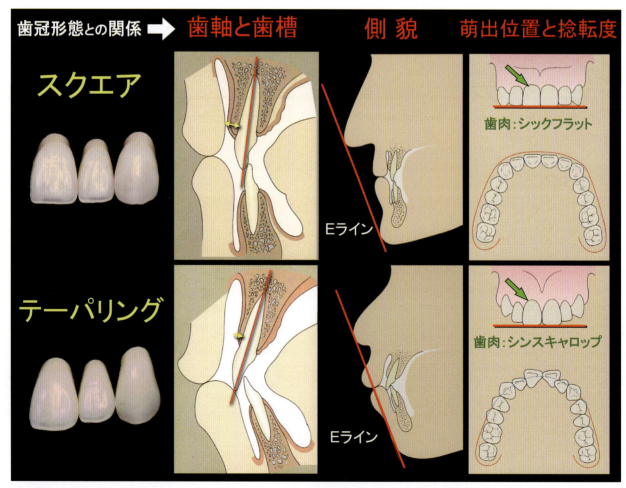

図3　臨床で有効な上顎前歯部人工歯の歯冠形態と形態に応じた排列基準

歯形態はスクエアである．一方，歯槽基底部から唇側に突出しアーチが前方へ強い彎曲を示す蠟堤であれば，適正な人工歯形態はテーパリングである．

適正な人工歯の選択がなされると，それに応じて人工歯の排列位置，歯軸の傾斜度，捻転度，歯槽の形態と豊隆度，歯頸線の形態が決まり，その患者さんに調和した適正な前歯部の義歯形態が構成されて，患者さんにとって好ましい顔貌の回復がもたらされる．

2．サイズセレクション（寸法選択）

適正に咬合採得が行われて上顎蠟堤唇面に記入した左右の鼻幅線間の寸法や上唇線の位置を参考にして前歯部人工歯のサイズセレクションを行う．日本人に多いテーパリングを選択する際には，クラウディング（捻転）にとられる寸法も考慮して十分な排列横径の人工歯を選択する必要がある．

3．シェードセレクション（色調選択）

日本人に多いテーパリングの歯冠形態では，辺縁発育葉に対する中央葉の発達バランスが大きく，辺縁の厚みも大きいため，象牙質の厚みが色調に現れる．したがって，日本人では圧倒的にAシェードが多く，全部床義歯における人工歯のシェードセレクションにあたっては，顔貌の明度などから考慮してA2, A3, A3.5, A4の4種によりほとんどすべてのケースに対応できている．

ちなみに白人（コーカソイド）では，日本人にはまず見られないグレー系のCシェードが多い．

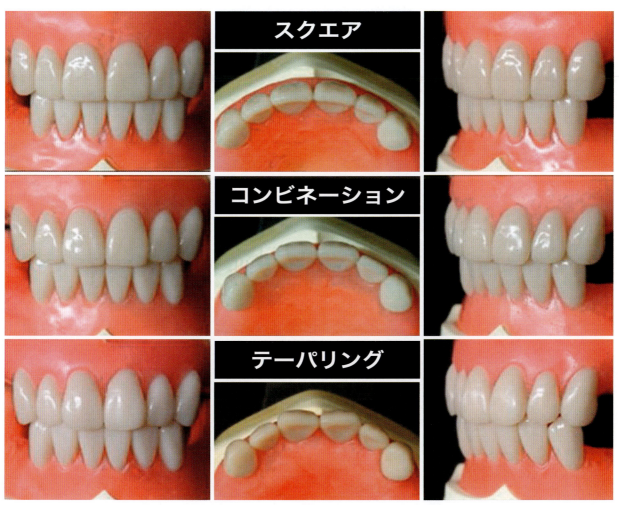

図4-a〜i　各歯冠形態に応じた前歯排列の正面観，咬合面観，側方面観

16 前歯人工歯排列

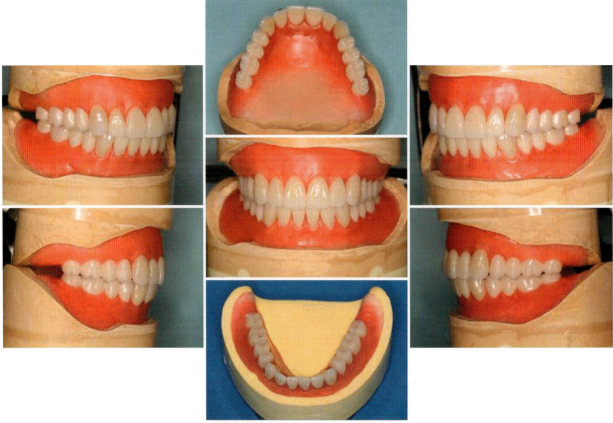

図5-a〜g　スクエア型前歯を用いた人工歯排列の実際

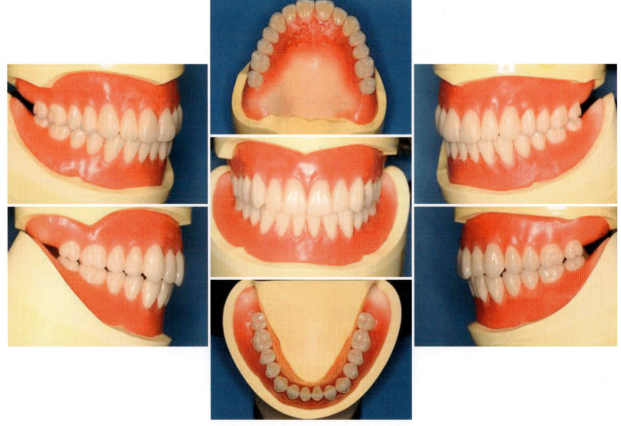

図6-a〜g　テーパリング型前歯を用いた人工歯排列の実際

上顎前歯排列

1. 上顎前歯の排列

日本人の大多数の歯冠形態はテーパリングであるため，歯冠最大幅径と歯槽基底とのディスクレパンシーの度合いに応じて上顎6前歯が捻転し，互いに重なり合ったり歯列弓が唇側へ突出したりするケースが多い．したがって，通常クラウディング（捻転）の要素を効果的に組み込む必要がある．

そこで次に，日本人に多いテーパリングの人工歯を用いたクラウディングの排列基準を示す．一般に左右の中切歯の近心偶角を唇側に出すように捻転させ，正中で重ねるような排列が優しさを表現し，日本人に多いといわれている．しかし，実際には斜め前方から見られると同側の中切歯が1本だけ飛び出したような印象を与え，一方，他側の中切歯はほとんどみえず，側切歯や犬歯との審美的バランスもとれず，貧弱なイメージの口元になってしまう．

これに対して，斜め前方からみた場合にも左右両側の中切歯が，隣接歯との審美的調和を保てるようにするには，中切歯の遠心偶角を唇側へ出して排列し，翼状捻転の状態に構成するのが得策である．

2. 口唇との調和

上顎前歯切縁の位置は下唇によりスマイリングライン（微笑線）の走行と，上唇線によるスマイルラインからの露出量，さらに機能的下口唇閉鎖路などを考慮する必要がある（図7～9）．

上唇線と切縁・尖頭との関係では，切縁・尖頭から上唇線までの距離が中切歯から犬歯にかけて漸次減少していくように上下的露出量を決定する．

上下の口唇を合わせるとき，下唇は上顎切歯唇面の切縁側1/3まで滑らかに通過する．この経路を機能的下口唇閉鎖路という．自然頭位で口腔周囲筋群を緊張させることなく，スムーズに口唇を閉じられるように上下顎前歯唇面の構成に留意する必要がある（図10～12）．

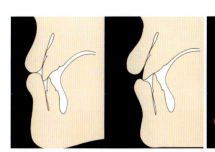

図7 リップサポートや機能的下口唇閉鎖路との調和

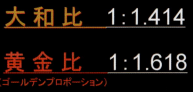

図8 歯列に求められる審美的比率

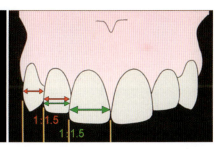

図9 歯科治療に組み込む現実的な審美的比率

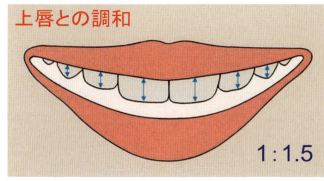

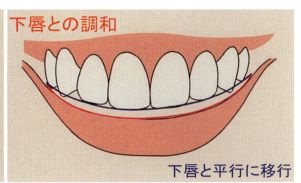

図10 臨床で有効なスマイルラインとスマイリングラインへの対応

16 前歯人工歯排列

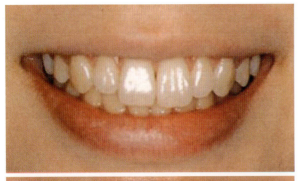
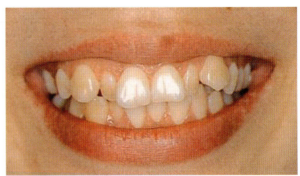
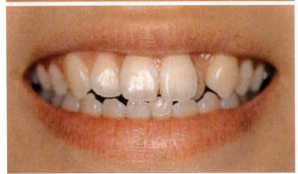
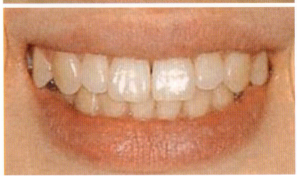

図11　審美的比率から外れると審美性に問題が生じる

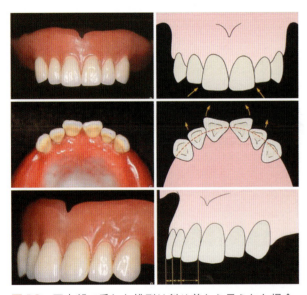

図12　正中部で重ねた排列は斜め前から見られた場合，審美的比率から外れる

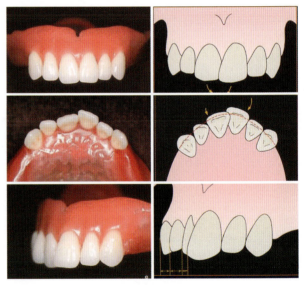

図13　テーパリングでは翼状捻転させて排列することにより，審美的比率から大きく外れることなく対応できる

下顎前歯の排列

1．デンチャースペースに収める

　下顎前歯部の歯頸側1/2から歯槽にかけては口輪筋と下唇下制筋，口角下制筋，オトガイ筋の交叉部にあたる．これらの筋と調和した状態でデンチャースペースに収まるとともに，的確なリップサポートが得られなければ，安定した快適な義歯にはなりえない．したがって，下顎前歯から第一小臼歯にかけての排列はこの基準に従い歯頸部を内側に入れた歯軸で排列する．従来の下顎前歯部人工歯は，天然歯の歯軸を基準にして製作されているため，歯頸部を内側に入れた歯軸での排列は困難であった．

　著者らは，デンチャースペースに収まる歯軸で排列が容易に行える人工歯の必要性からeHa-6前歯を開発した（図14〜16）．

2. オーバージェット付与の効果

著者らは，オーバージェットを2mm，オーバーバイトを1mmとする．これにより審美的なオーバーバイトを保った状態でバランスドオクルージョンを構成しても，実効咬頭傾斜角を小さくして義歯の推進力を抑制することができる．また，クレンチングによる上顎前歯部への突き上げを抑制し，フラビーガムを予防する効果もある．

3. 削合

臼歯部人工歯排列の後に前歯部の削合を行うと，前歯部と臼歯部がいずれも干渉して調整が煩雑になる．そのため前歯部の削合は，前歯部の排列が終了した時点で行っておく．従来の前歯人工歯は，天然歯形態を模倣して製作されているため，基本的に犬歯誘導にふさわしい形態が付与されており，前歯部の削合にあたって犬歯部が著明に干渉し，この調整に長時間を要していた．

著者らはこの問題を解決するため，犬歯をはじめとする6前歯の切縁・尖頭の舌側面にきわめて短時間でバランスドオクルージョンに仕上げることにできる形態をeHa-6前歯に付与しており，迅速で的確な咬合構成に有効である．

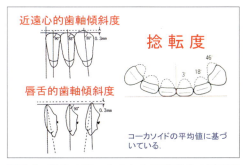

図14 従来の画一化された下顎前歯の排列基準．この基準では下顎義歯の維持安定が得られにくい

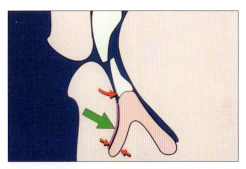

図15 下顎唇側義歯床研磨面は陥凹させてデンチャースペースに収め，床縁の厚さは2.0～2.5mmに設定し，前方歯群は第一小臼歯まで歯頸部を引っ込めて排列する

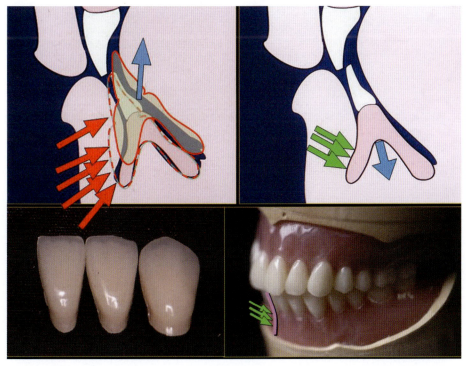

図16 臨床で有効な下顎前歯人工歯のデンチャースペースに収まる排列基準

17 臼歯人工歯排列における e-Ha クワトロブレードの優位性

上顎臼歯の排列

本項では,『e-HaQ クワトロブレード』の特徴とそれを用いた排列操作を示す（図1〜21）.

e-Ha Qによる臼歯排列は,上顎から行い,顎堤の吸収状態が中等度の症例であれば,下顎蠟堤上面に描記された下顎の歯槽頂線上に上顎人工歯舌側咬頭頂がくるように位置付けて片側性テコ均衡を保つように排列する.前述のように下顎における歯槽頂線の設定基準は,前方を歯槽頂で第一小臼歯と第二小臼歯が以前あったと推定される近遠心的中間点,後方を第二大臼歯が以前あったと推定される位置の2カ所をとおる直線とする.ただし,下顎の顎堤吸収が著明な症例では,その度合いに応じて下顎歯槽堤のアーチが拡大するため,臼歯部の排列位置が頬側に片寄りすぎないように十分に注意を払う必要がある.

その際,下顎歯槽頂線のみならずニュートラルゾーンと上顎歯槽頂線および上顎前歯部からの歯列の連続性を十分に考慮して頬舌的な排列位置を決定することが,臨床上重要である.また上顎法で臼歯部排

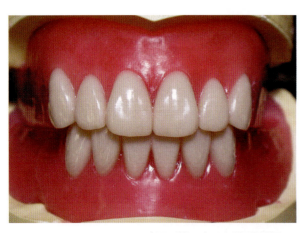

図1 e-Ha アンテリアの"歯冠形態に応じた排列基準"による前歯排列

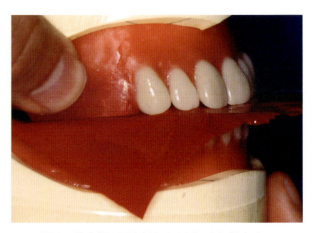

図2 前歯部の干渉部を咬合紙により検査する

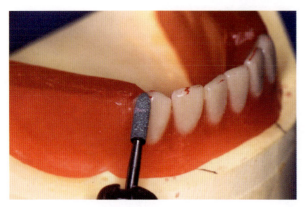

図3 前歯部の偏心位における削合

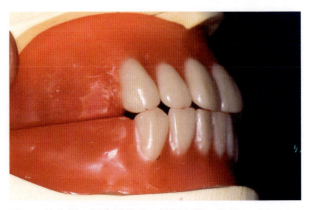

図4 前歯部の削合が完了した偏心位の状態.e-Ha アンテリアではわずかな削合により均等な接触関係が得られるように設計されている

列を行うと，上顎犬歯遠心部にテンチの間隙が発生することがなく，審美性の点でも有利であり，削合分だけ咬合平面が下方へずれることがない点でも下顎法と比較して優れている（図1～12）．

実際の操作にあたっては，第一小臼歯舌側咬頭頂と第二大臼歯近心舌側咬頭頂が下顎蠟堤上面に丁度接触する位置まで，第二小臼歯舌側咬頭と第一大臼歯舌側咬頭を調節彎曲が付与されている分だけ蠟堤内に圧入して位置付ける．そしてこれに見合う分の上顎蠟堤を削除して十分に深く軟化し，咬合器を閉じて人工歯を焼き付ける．もし，咬合採得時の咬合平面の設定が適正に行われておらず，蠟堤の咬合平面の位置が基準にならない場合は，著者らの開発した咬合平面分析・診断装置『プロアーチ オクルーザルプレーンアナライザー』を用いると，咬合平面の位置と矢状および側方彎曲の設定が簡便に行える．

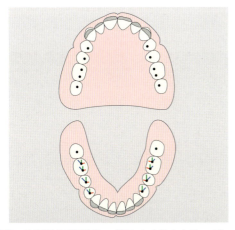

図5　両側性平衡型リンガライズドオクルージョン

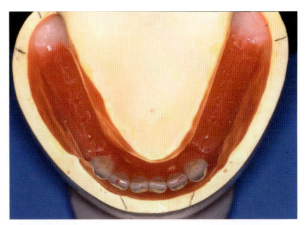

図6　基本的には下顎の歯槽頂線が臼歯排列の基準となる

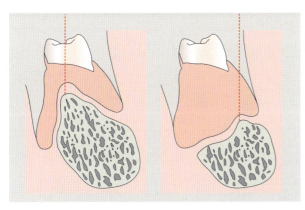

図7　下顎の顎堤吸収が著明な症例では，顎堤アーチの拡大が生じるため，臼歯部排列位置が頬側に偏りすぎないように注意する

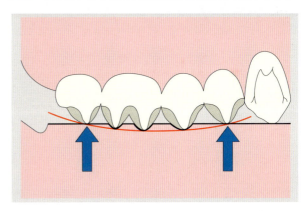

図8　上顎の4歯連結人工歯を上下的に第一小臼歯と第二大臼歯の舌側咬頭頂が下顎蠟堤表面に接するように位置付ける

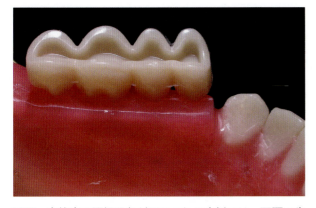

図9　中等度の顎堤吸収が認められる症例では，下顎の歯槽頂線に一致させて頬舌的に上顎舌側咬頭を位置付ける

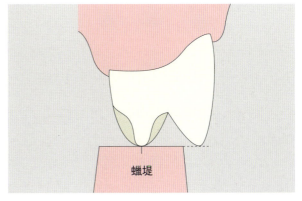

図10　頬舌的歯軸は，基本的に第一小臼歯の舌側咬頭と頬側咬頭が同じ高さになるように設定する

17 臼歯人工歯排列における e-Ha クワトロブレードの優位性

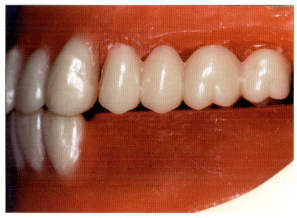

図11 蠟堤を軟化して咬合器を閉じる

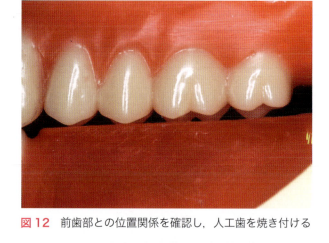

図12 前歯部との位置関係を確認し、人工歯を焼き付ける

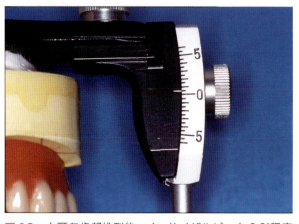

図13 上顎臼歯部排列後、インサイザルピンを0.2°程度挙上する

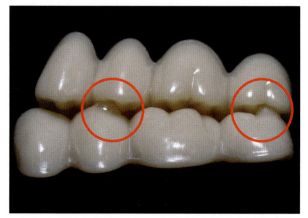

図14 ティースポジショナーにより、中心咬合位の位置付けと滑走間隙の設定をより確実に行うことができる

下顎臼歯の排列

　左右の上顎臼歯部排列が終了した後に、インサイザルピンを0.2°（咬合器によって異なるが0.3～0.5mm）程度わずかに挙上する（図13）。

　次いで咬合器を倒位とし、ティースポジショナーにより上顎人工臼歯に対して下顎臼歯を嵌合させて正確に位置付ける。また、このティースポジショナーにより、上下顎臼歯頬側咬頭間に適正な滑走間隙を正確に、しかもきわめて容易に設定できる（図14～19）。

　下顎臼歯の排列位置を確認した後、下顎の蠟堤を適量削除して軟化し、咬合器を閉じて人工歯を焼き付ける。その際、下顎第一小臼歯近心隣接面が下顎犬歯遠心隣接面と干渉する場合には、犬歯遠心隣接面部あるいは、下顎第一小臼歯近心隣接面部を適度に削除調整し、形態修正を行って排列を完了する。また、下顎第一小臼歯近心隣接面と下顎犬歯遠心隣接面との間に間隙が生じる場合は、一度臼歯部の排列を完了した後に下顎犬歯を傾斜させることでその間隙を封鎖する（図20, 21）。

　また、この段階で咬合器を前方運動させて、臼歯部がディスクルージョンすることなく、わずかな削合により前後的平衡が保てることを確認する。その際、もしディスクルージョンが認められる場合には、上顎臼歯に次いで下顎臼歯の順に後方部を上方へ移動させるようにして、咬合平面傾斜度の微調整を行う必要がある。その後、ティースポジショナーを削除することにより、容易に均等な滑走間隙を設定できる。

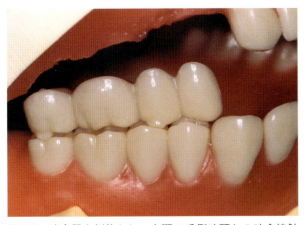

図15 咬合器を倒位とし，上顎の舌側咬頭との咬合接触とティースポジショナーにより，下顎臼歯を正確に位置付ける．その際，適正な位置のワックスによる固定も有効である

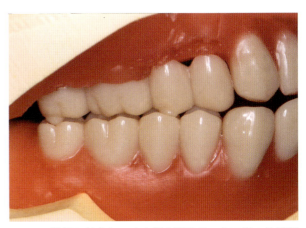

図16 蝋堤を軟化し，咬合器を閉じる．人工歯の位置関係を確認し，ワックスで人工歯を焼き付ける

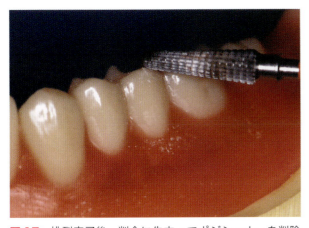

図17 排列完了後，削合に先立ってポジショナーを削除する

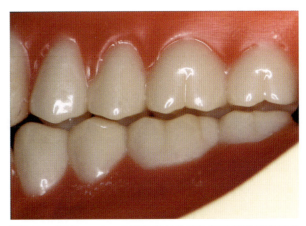

図18 ポジショナーの削除後は均等な滑走間隙が確保されている

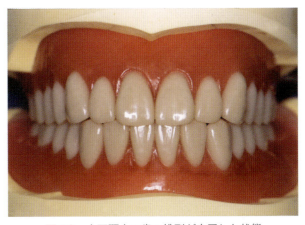

図19 上下顎人工歯の排列が完了した状態

17 臼歯人工歯排列における e-Ha クワトロブレードの優位性

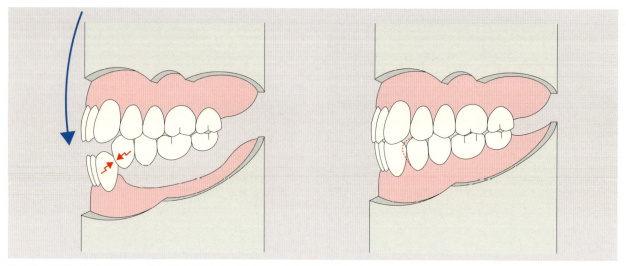

図20 下顎臼歯排列時に下顎犬歯と干渉する場合は，犬歯遠心隣接面部あるいは，下顎第一小臼歯近心隣接面部を適度に削除調整して排列を完了する

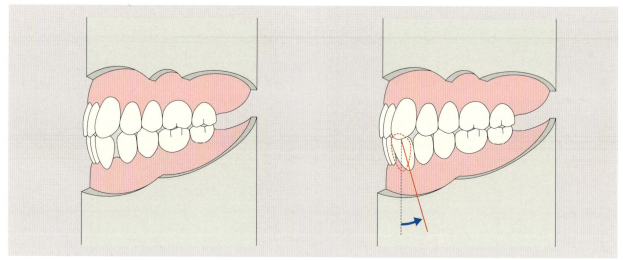

図21 下顎臼歯排列時に下顎犬歯との間に間隙が生じる場合は，下顎犬歯歯頸部を遠心へ傾斜させて間隙を閉鎖し，排列を完了する

18 歯肉形成

顎口腔機能と調和のとれた歯肉形成

　歯肉形成の目的は，主に①審美的形態の付与，②義歯の維持安定の向上，③辺縁封鎖の確立の3つが挙げられる．なかでも歯肉形成によって原型が作られる床研磨面は，全部床義歯における辺縁封鎖の主役をなしている．言い換えれば，辺縁封鎖は，床縁の位置と形態のみならず，いかに広い範囲まで粘膜が機能時にも床研磨面と適合して押さえ込み，十分な封鎖を維持しているかにかかっている．実際の臨床で適切な床研磨面の形態付与に有効な基準は，エアシリンジで粘膜面にエアブローを行うことによるデンチャースペースの観察と，最終印象採得後の個人トレー外表面に付着した印象材による豊隆であり，作業模型完成後も個人トレーはそのまま保管する．
　本項では，顎口腔系の諸組織と形態的・機能的に調和のとれた床研磨面を構成する歯肉形成のポイントを示す（表，図1〜7）．

1. 唇・頰側面

　頰側面の歯肉形成では，頰粘膜との調和により床辺縁から可及的に幅広い範囲で辺縁封鎖が得られるような形態を付与する．そして審美的な面からは，笑った際に見える辺縁歯肉までの範囲に自然感を与えた形態を付与すれば十分である．必要以上広範囲に歯槽形態の凹凸を形成することは適正ではなく，義歯の辺縁封鎖性を低下させるとともに，デンチャープラークの付着を助長させる結果を招いているので注意すべきである．

1）上顎頰小帯への対応

　筋形成やダイナミックインプレッションテクニックを行っても，適切な形態を得ることが困難な部位である．試適時に「いー」と強く長く発語してもらい，のぞき込んでも床縁が見えないことを確認する．もし小帯部が露出して見える場合は，辺縁封鎖が得られないため形態修正が必要になるが，その際には床縁を長くするのではなく床の厚みを増すことによって適正な辺縁封鎖が得られるように対応する．

2）上顎歯槽結節部

　① 義歯研磨面と頰粘膜面の適合により，確実な辺縁封鎖を図る
　② 筋形成時に筋突起の運動範囲を印記する
　③ 筋形成時に噛みしめ時の側頭筋の緊張状態を印記する
　④ 蝶形骨翼状鉤の付け根の部位は，選択加圧印象で対処する
　⑤ ハミュラーノッチ部は，後縁の部分までしっかりと被覆する

3）下顎前歯部唇側面

　下顎前歯部唇側面に関与する筋は，オトガイ筋，下唇下制筋，口角下制筋，口輪筋の4種である．オトガイ

表　歯肉形成のポイント

1. 従来の歯根を想定した歯肉形成の形態では，辺縁封鎖を維持しにくく好ましくない．あくまでも基準は，残存している頰粘膜の機能時と非機能時の形態である．
2. 頰筋と口輪筋の走行状態を考慮して，近遠心的な凹凸はなるべく付けない．特に床を長くとれない下顎前歯部唇側部では要注意．
3. 下顎頰側後方の粘膜上の外斜線付近は，エアシリンジでエアブローすることにより，デンチャースペースの範囲を確認しながら床のカントゥアを決定する．
4. 下顎頰小帯に対しては，付着部から遠心方向への頰小帯の移行に応じた頰側研磨面の形態を付与し，辺縁封鎖性ならびに義歯の維持安定性向上を図る．

18 歯肉形成

筋は床縁の長さに関与し，下唇下制筋・口角下制筋・口輪筋は，研磨面のカントゥアに関与する．したがって，これらの筋と調和させて機能時に義歯が浮き上がらないような陥凹した形態の付与が必要となる（80頁図72，73参照）．

4）下顎外斜線部（buccal shelf）

① 床縁が短すぎる場合はもちろんのこと，延ばしすぎても辺縁封鎖を支えている粘膜の翻転部が少なくなるので，機能時に床縁が露出してしまい十分な辺縁封鎖が得られない．

② 筋形成時に適当な咬合高径を確保した状態で噛みしめを行わせ，masetter groove（咬筋浅部の緊張状態）を印記する．

③ 試適時にもエアシリンジを用いて形態や豊隆度合いを確認し，必要に応じてユーティリティワックスで厚みを調整する（183頁図22参照）．

2．口蓋側・舌側面のポイント

口蓋側・舌側面では，舌房と義歯との調和がとれているかどうかが問題となる．舌房が確保されていないと，義歯安定性，咀嚼機能，嚥下機能，装着感はいずれも損なわれる．舌の形態と容積に対して研磨面が調和していないと，発音障害や嘔吐反射といった違和感が発現しやすい．

1）上顎口蓋側へのパラトグラムの応用

上顎口蓋側研磨面に対しては，発語に対する考慮が重要である．後の蠟義歯試適時に行うパラトグラムは，発語時の舌と口蓋の接触関係を検査する簡便かつ有用な方法である．このとき発語してもらうのは「た」のみでよい（185頁図33参照）．

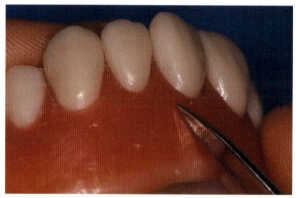

図1 口輪筋の走行と調和させ，近遠心的凹凸はなるべくつけず，デンチャープラークの付着を防止する

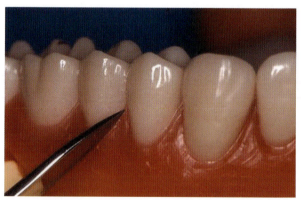

図2 歯頸線はスマイルラインと調和させた位置で，歯冠形態と調和させる

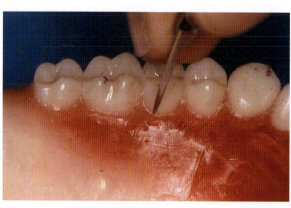

図3 上顎口蓋側の歯頸線の明示．大口蓋孔付近は陥凹させて舌房と調和した形態とする

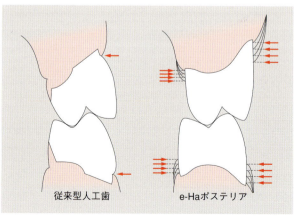

図4 クワトロブレードでは頬側・口蓋側歯頸線の位置を自由に設定できる

2）大口蓋孔付近の形態と金属床義歯のフィニッシュラインとの関係

上顎口蓋側大口蓋孔付近の床は，嘔吐反射を誘発しやすいので可及的に薄く仕上げる必要があるが，金属床義歯の場合，フィニッシュラインの設定の仕方によっては，金属床部が0.4mm程度まで薄くなるのに対して大口蓋孔付近の厚みが急にぶ厚くなりやすいので気をつけなければならない（186頁図35～40参照）．

3）特殊な症例における口蓋側形態の留意点

口蓋が深くV字状に狭窄している症例では，舌との形態的調和を図って，床中央部を厚く仕上げる．また，下顎が側方へ著明に偏位しているケースでは，舌も側方へ偏位しているので，偏位側の反対側の口蓋をパラトグラムで検査したうえで厚く仕上げる（187頁図42参照）．

4）下顎舌側後縁部

後顎舌骨筋窩まで床縁を延ばすことにより，義歯の安定・辺縁封鎖には効果があるが，発語機能に問題が生じやすく，長時間の講演や演説などにより顎口腔系筋群の著明な疲労感を覚える．そこで，基本的には顎舌骨筋線部に床縁を設定し，レトロモラーパッド部の舌側床縁を後方粘膜部への移行形とすることにより，後方部舌縁で同部を被覆して辺縁封鎖を図る．ただし，口腔底より低い位置まで顎骨の吸収が著しく進行した症例では，床縁を後顎舌骨筋窩まで十分に伸ばして封鎖を図る必要がある．

5）口蓋皺襞

適切な形態を付与することにより，構音時の舌の位置を認識しやすくなり，食塊形成にも役立つ．あまり凹凸を強く付与しすぎると舌感を損なうが，S状隆起の豊隆の強い部位に凸凹形態を付与して，舌の位置をわかりやすくするとよい（187頁図43参照）．

6）舌房の確保

臼歯部舌側の機能的な水平被蓋の量と下顎臼歯舌側咬頭頂の位置との関係を義歯後方から観察し，必要以上に下顎臼歯舌側咬頭頂が舌側に張り出すことにより舌房を阻害しないように注意する．

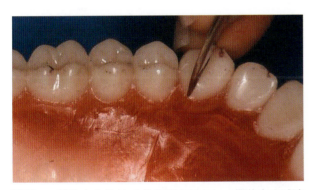

図5 口蓋前方1/3はS状隆起を付与し，蠟義歯の試適の際に必要に応じてパラトグラムで発音時の舌と口蓋の接触関係を検査する

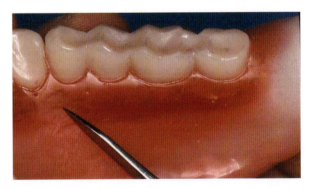

図6 下顎舌側の歯肉形成では舌房を考慮するが，前方は凹面とし，後縁部は顎舌骨筋線部への移行形を原則とする

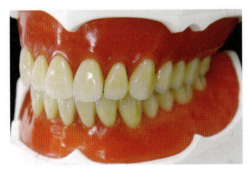

図7 適正な歯肉形態に仕上がった研磨面

19 削合

削合のポイント

前歯と臼歯の排列が完了した後，インサイザルピンの目盛りを0°（0mm）に戻し，ティースポジショナーを削除して広い範囲で両側性平衡を保つリンガライズドオクルージョンを削合により構成する．この操作は，すべて下顎のオクルーザルテーブル上に咬合紙により印記された早期接触ならびに干渉部を削除調整していくことにより終了する（図1～3）．

"e-HaQ クワトロブレード"では，偏心運動時のバランスドオクルージョンを従来の人工歯と比較してはるかに容易に，しかも飛躍的に短時間で構成することができる．これは，下顎人工歯咬合面形態がすでに顎機能と調和した適正な基本的形態に構築されているためである．

また，前歯部排列時に中心咬合位ならびに偏心位における削合が完了しているため，この段階では臼歯部に限局した削合操作のみとなり，咬合構成操作の大幅な効率化と飛躍的な時間短縮が実現できている．

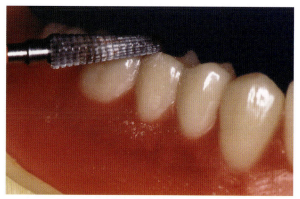

図1 排列完了後，削合に先立ってポジショナーを削除する

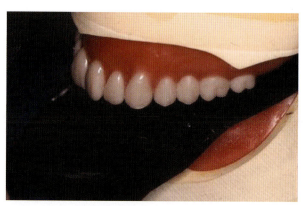

図2 中心咬合位の削合には，GHMハネルホイルの片面・黒を12cm程度の長さにカットして使う

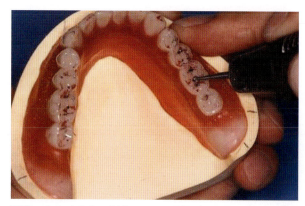

図3 中心咬合位の削合は，下顎模型をスプリットキャスト部から取り外して行う．中心咬合位の早期接触はラウンドのポイントで削合する

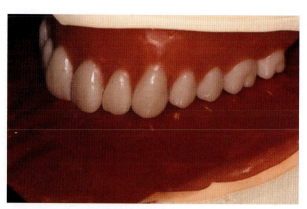

図4 偏心位の削合には，ハネルホイルの片面・赤と青を使う．引き抜きも行って早期接触や干渉部を手で確認しながら行うのがポイントである

削合は，中心咬合位から開始し，次いで左右側方と前方の各偏心位を行う．この削合操作にあたっては，下顎模型をスプリットキャスト部から取り外して手掌で把持し，模型後方からコーン状のポイントの腹部を顎運動の印記に沿わせて遠心方向へかき上げるようにすると効率的に削合を行うことができる（図4～6）．

　咬合器上での削合の最終段階として，シリコーンポイントを用いて後方へのブレーシングイコライザー部および各偏心位における咬合接触範囲の研磨操作を行う．その際リンガライズドオクルージョンでは，前方と側方限界運動路間に認められる中間運動域の調整も合わせて行うことにより，患者さんは実際の種々の食品咀嚼を中間域でも円滑で快適に行うことができる（図7～21）．

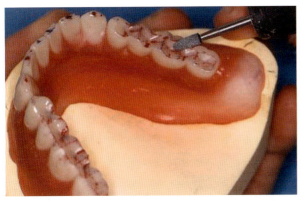

図5　作業側，平衡側，前方の削合では，模型後方からコーン状のポイントの腹部を顎運動の印記に沿わせて遠心方向へかき上げる

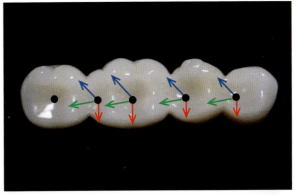

図6　バランスドオクルージョンを容易に構成できる下顎人工歯の咬合面形態

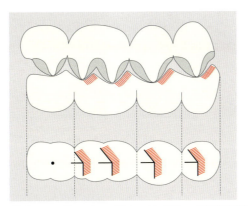

図7　後方へのブレーシングイコライザー（赤斜線部）が付与された下顎人工歯咬合面

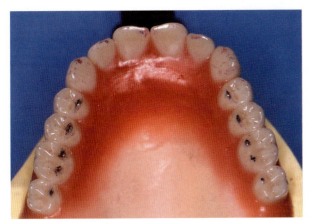

図8　臼歯部の削合にあたっては，上顎舌側咬頭頂が基準となる（上顎咬合面観）

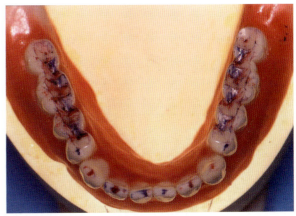

図9　削合はすべての下顎人工歯に対して行う

19 削合

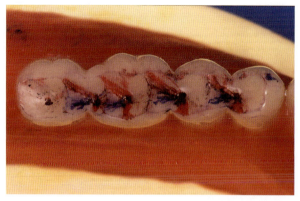

図10　偏心位での削合時の状態（下顎左側咬合面観）

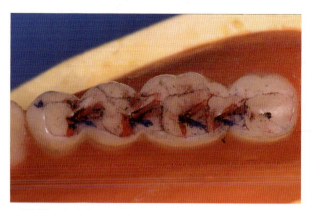

図11　偏心位での削合時の状態（下顎右側咬合面観）

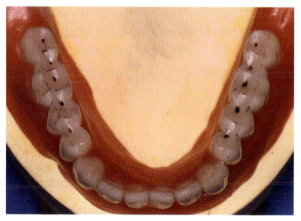

図12　中心咬合位の削合が完了した状態

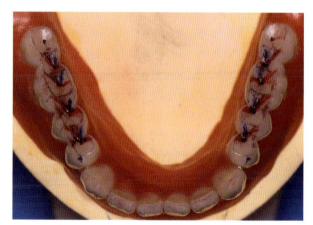

図13　偏心位での削合をほぼ終えた状態

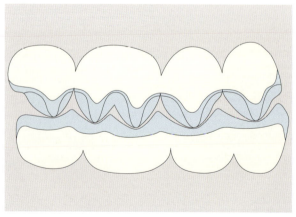

図14　下顎人工歯咬合面には削合に必要なエナメル層の十分な厚みが確保されている

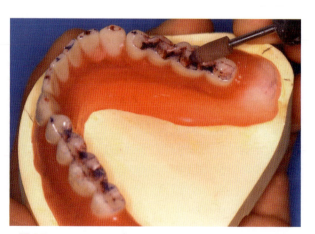

図15　シリコーンポイントにより咬合面の研磨を行う

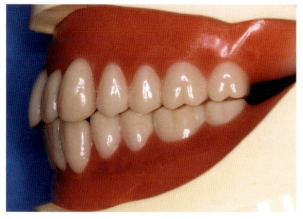
図16 削合と研磨が完了した中心咬合位の側方面観

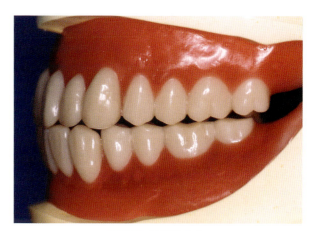
図17 下顎前方位

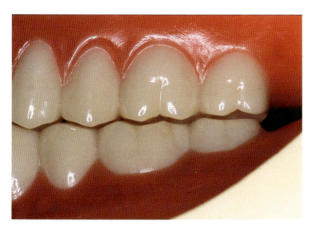
図18 同，作業側

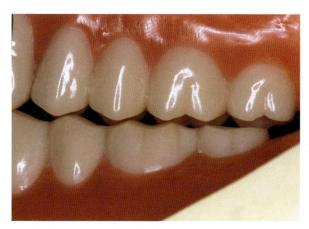
図19 同，平衡側

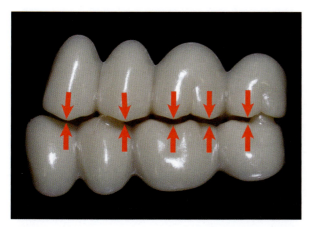
図20 ティースポジショナーにより適正な滑走間隙を容易に設定できる

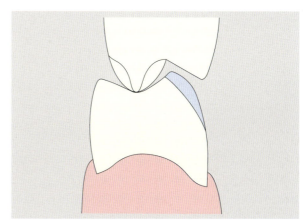
図21 顎堤吸収が著明な場合は，下顎臼歯頬側咬頭外斜面を削除する

177

20 蠟義歯の試適

蠟義歯試適時の確認事項

蠟義歯の試適に際しては，機能性と審美性について確認する．すなわち，口腔内において，咬合関係や義歯床辺縁の長さ，研磨面形態や発音などの機能面について確認する．次いで，口唇や周囲組織との調和など，審美性について確認する．そして，必要な部位にはワックスを用いて形態修整を行い，模型を調整するとともに重合操作に備える．

1．咬合関係

最初に上下顎で蠟義歯の安定を確認したうえで，垂直的および水平的な下顎位の設定と咬合関係の問題がないかを確認する．そして，中心位および偏心位での咬合関係を咬合紙を用いるのと同時に，手指による上下顎歯列の触診により確認する．また，審美性に大きく影響を及ぼす前歯部人工歯の排列については，スマイルラインとスマイリングライン，上・下口唇との調和や，下口唇閉鎖路との調和を確認する．

2．義歯床辺縁および研磨面

全部床義歯の維持・安定に大きく関与する辺縁封鎖は，床縁の位置と形態のみならず，床研磨面をいかに広い範囲まで粘膜が機能時にも適合して押さえ込み，十分な封鎖を維持しているかにかかっている．蠟義歯試適時にはエアシリンジで床研磨面と粘膜の間にエアブローを行い，適正な豊隆度合いであるかを検査する．その際，特に注意を要する部位は，上顎の歯槽結節部と上顎頰小帯部，そして下顎では粘膜面上の外斜線部である．適正でなかった場合はユーティリティワックスを用いて微調整を行い，粘膜との調和と適正な辺縁封鎖が確認できた状態で，そのまま埋没・重合操作へ移行する．

また，上顎床後縁の位置は，蠟義歯試適時に触診により硬口蓋上に決定する．これにより，嚥下障害，発音障害，異和感を防止できる．アーラインやノーズブローラインは軟口蓋上にあり，後方過ぎて異和感が大きく生じる．軟口蓋側から基礎床後縁を手指で触診し，軟口蓋の沈み込みにより床後縁が明確なステップとして触知できる場合は，床縁が軟口蓋上にあるので同部をわずかに削除して再度確認する．こうして異和感の少ない適正な位置に床後縁が設定される．

3．審美性

全部床義歯は口腔周囲の再構築を行うことであり，その成否が審美性に影響を及ぼす．上下口唇部分は表情を作り出す部位であるため，人工歯排列や研磨面の位置と豊隆度合いが重要である．

上下顎蠟義歯を試適し，口唇や頰の外観を観察することで，前歯部人工歯の排列位置と床研磨面の豊隆が適切であるか確認する．また，歯列と上下口唇の機能時における位置関係も確認しなければならない．そのため，下唇のスマイリングライン（微笑線）と前歯切縁および犬歯尖頭がほぼ平行に移行するとともに，上顎前歯のスマイルライン（上唇線）からの露出度が黄金比に近似していることを確認することも大切である．

4．口唇との機能的調和

蠟義歯試適時には，機能的下唇閉鎖路との調和を検査し，リップサポートとオーバージェットやオーバーバイトが適正であることを確認する．

5．発語機能

発語では，前述のように「た」発語時における舌と口蓋の接触関係が重要である．これにはパラトグラムにより検査が有効で，必要に応じて上顎義歯床口蓋部研磨面の形態修正を行う．特に下顎の著明な偏位を認めるケースでは，下顎とともに舌も偏位しているので，偏位側の反対側で床口蓋部を厚くして舌との調和を図る必要がある．（パラトグラムの詳細に関しては185頁を参照）．

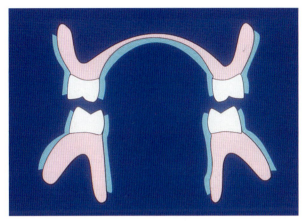
図1 床研磨面

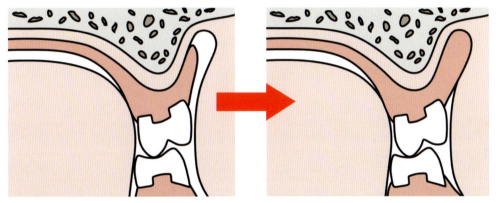
図2-a, b 上顎歯槽結節部の筋形成のポイントとして，筋形成材を一度確実に押し込む

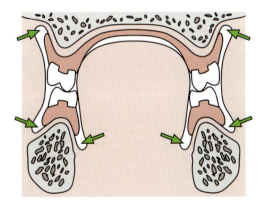
図3 辺縁封鎖の主体は唇頬側部研磨面と粘膜との調和である

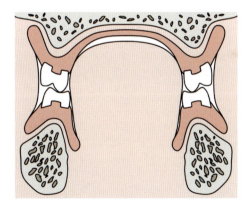
図4 床研磨面と粘膜面の適合による確実な辺縁封鎖

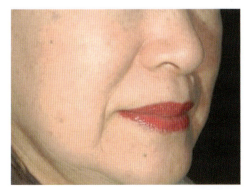
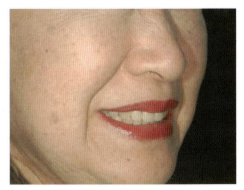
図5-a, b 蠟義歯試適時には5つの検査項目がある

20 蠟義歯の試適

表1 上顎義歯床縁決定のポイント

1. 上顎歯槽結節
2. 上唇小帯
3. 上顎頬小帯
4. 床後縁

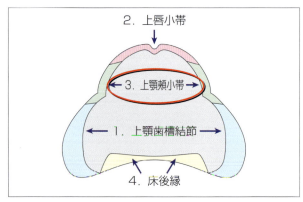

図6 同

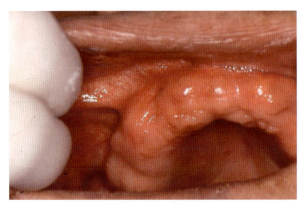

図7 上顎頬小帯部床縁．筋形成やダイナミックインプレッションテクニックを行っても適切な形態を得ることは困難である

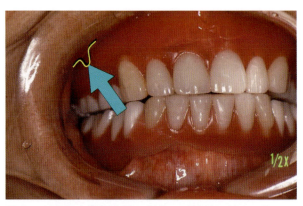

図8 上顎頬小帯部床縁に対する試適時の検査．「いー」と強く長く発音してもらい，デンタルミラーでのぞき込んでも小帯部床縁が見えないことを確認する

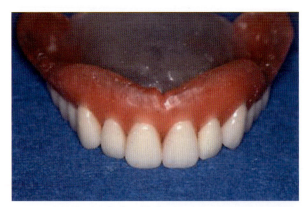
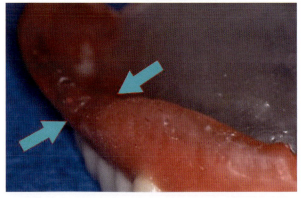

図9-a, b 頬小帯部床縁が見える場合は床縁を延長せず，床縁が見えない位置まで床の厚みを増すとよい

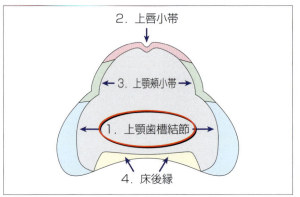

図10 上顎義歯床縁決定のポイント

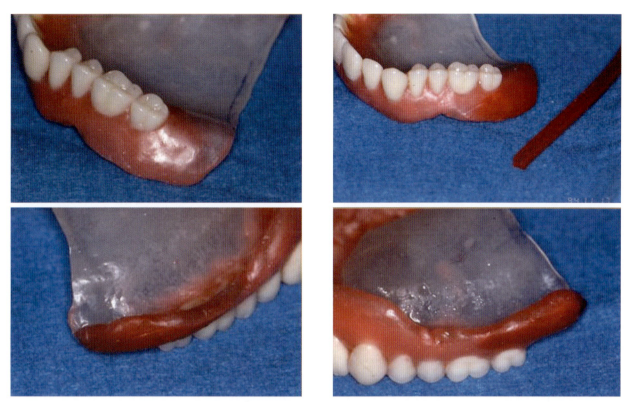

図11-a〜d ユーティリティワックスによる修正①
上顎歯槽結節部は筋形成によって得られた辺縁の位置を確認し，そこから人工歯までの研磨面の形態を確認する

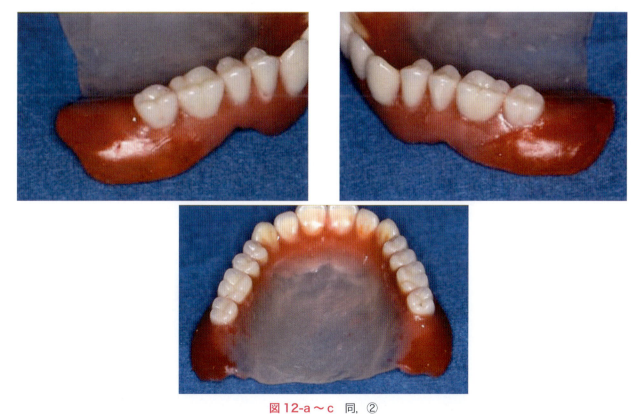

図12-a〜c 同，②
歯槽結節部の頬側部分に存在する間隙（バッカルスペース）を埋めるように，辺縁に適切な厚みを付与する

20 蠟義歯の試適

1. 筋形成材を一度確実に押し込んでから筋形成に入る
2. 義歯研磨面と頬粘膜面の適合により確実な辺縁封鎖を得る
3. 筋突起の運動範囲を印記する
4. 側頭筋の緊張状態を印記する
5. 咬筋の緊張状態を印記する
6. ハミュラーノッチをすべて封鎖する
7. 翼突鉤部を確実に選択加圧する

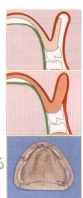

図13　上顎歯槽結節部の筋形成のポイント①

1. 上顎歯槽結節部は筋突起の運動範囲と咬筋，側頭筋の緊張状態を印記し，封鎖する
2. ハミュラーノッチ部は後縁部まで完全に封鎖する
3. 選択加圧を行い翼状鉤への対応を図る

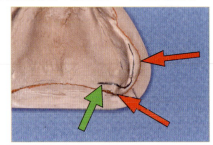

図14　同，②

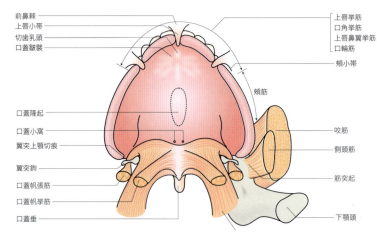

図15　義歯床と周囲組織との関係

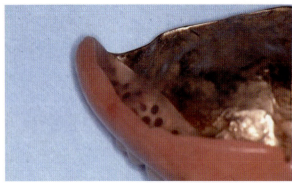

図16　右側の上顎歯槽結節部床翼

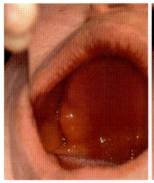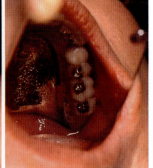

図17-a，b　上顎歯槽結節部の形態．バッカルスペースは義歯床によって完全に封鎖する

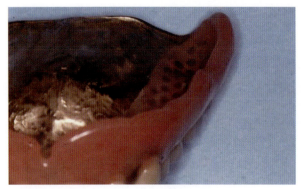

図18　左側の上顎歯槽結節部床翼

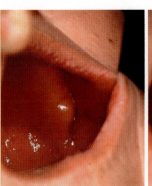

図19-a，b　上顎歯槽結節部のポケットの深さ，幅にはかなりの個人差がある

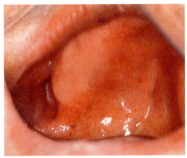
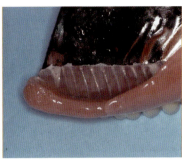

図20-a, b　バッカルスペースの幅が8mmほどある症例．この場合もすべて床で封鎖する

表2　下顎義歯床縁決定のポイント

1. 舌側床縁前方 1/3
2. 舌側床縁後方 1/3
3. **下顎外斜線部**
4. 下顎頰小帯部
5. 唇側部

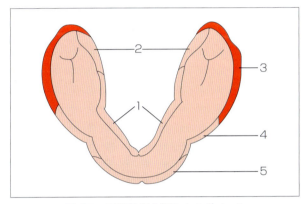

図21　下顎義歯床縁決定のポイント

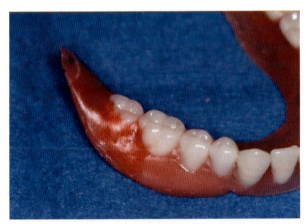
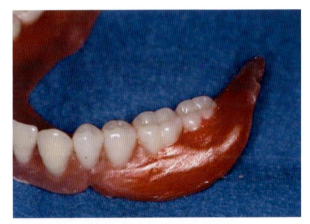

図22-a, b　下顎外斜線部の研磨面は，辺縁部から研磨面にかけて頰粘膜が覆い隠す状態に修正する

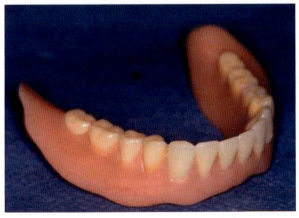
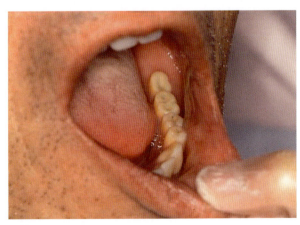

図23-a, b　辺縁封鎖が得られている

20 蠟義歯の試適

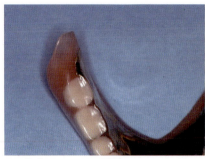
図24　下顎の粘膜面上の外斜線部

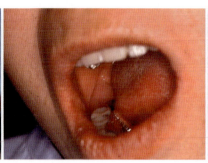
図25　義歯が装着された状態．頬側床縁は粘膜で覆われている

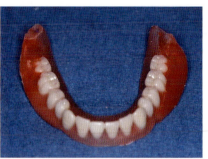
図26　この部の豊隆は試適時にエアシリンジで確認し，必要に応じてユーティリティワックスで修正する

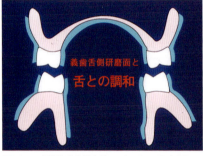
図27　蠟義歯試適時における研磨面での注意点

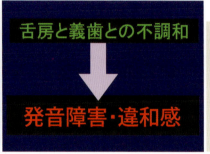
図28　舌房と義歯との不調和は発音障害や装着違和感をもたらす

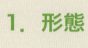

表3　舌房のポイント

1. 形態
2. 容積

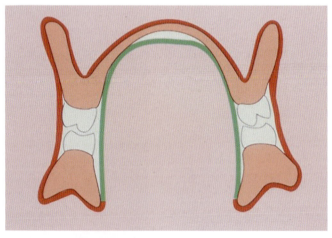
図29　舌房と口蓋側・舌側研磨面の関係．舌の形態・容積と舌側研磨面の調和を図る

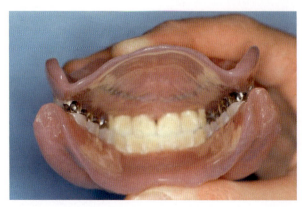
図30　舌は安静時にはほぼ口腔を満たしている．下顎臼歯部舌側の水平被蓋が大きくなりすぎないように注意する

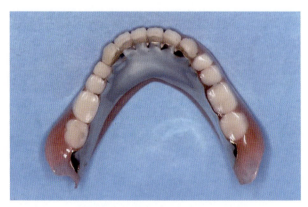
図31　下顎義歯床舌側研磨面は舌が乗る形態とする

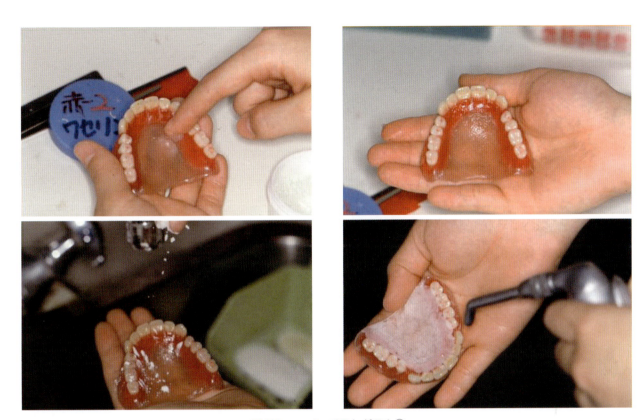

図32-a〜d　パラトグラム①
上顎口蓋側のパラトグラムの応用によって，発音時の舌と口蓋の接触関係を簡便に検査できる．手順は，ワセリンを1層塗布し，アルジネート印象材をふりかけて余剰分をエアで飛ばしておく

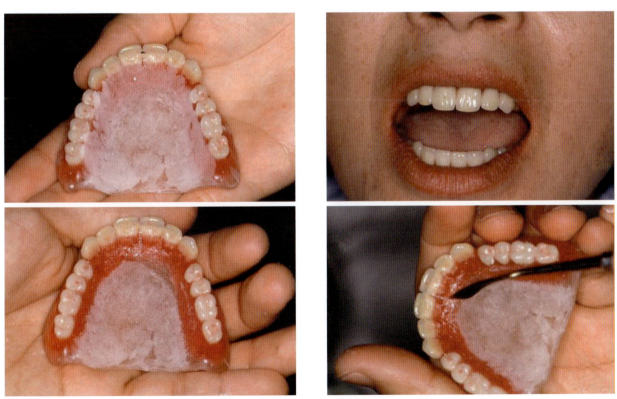

図33-a〜d　同，②
「た」の発音をしてもらい，ワックスの過不足を調整する

20 蠟義歯の試適

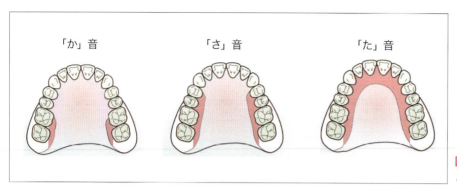

図34 パラトグラムにより「さ」と「た」の発音を確認する

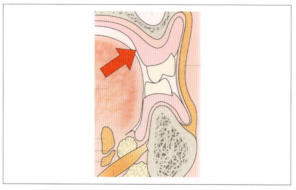

図35 スピーチゾーン以上に口蓋側後方部が問題となるケースが多い

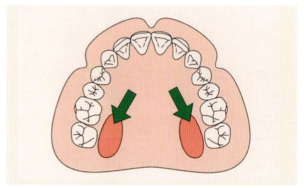

図36 大口蓋孔付近の床の厚み．嘔吐反射を誘発しやすいので舌の形態と調和させて凹面とする

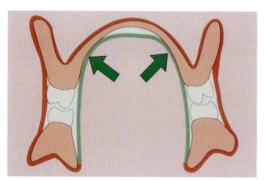

図37 この部で舌の干渉が起きやすい

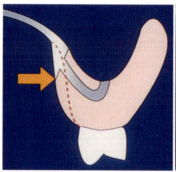

図38-a, b 金属床における大口蓋孔付近のフィニッシュラインの設定．3層構造にしても舌房と調和する位置でフィニッシュラインを歯槽頂方向へ寄せるのがポイントである

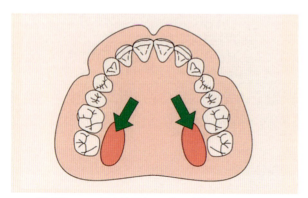

図39 この部を凸面とせず，舌房と調和させる

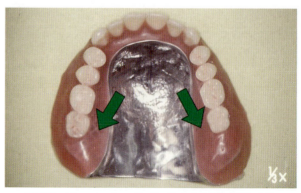

図40 フィニッシュラインを立ち上げて設定する

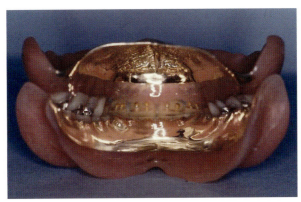

図41 フィニッシュラインを立ち上げた設定

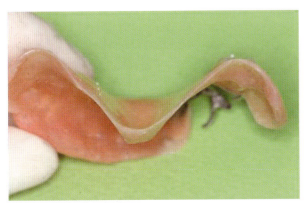
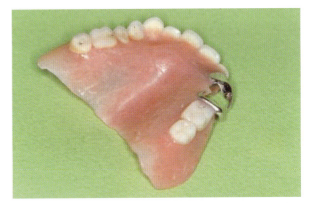

図42-a, b 口蓋がV字形で深い症例. 深い部分のレジン床の厚みを増やしてやることで, 舌が楽に口蓋部研磨面と均等に接触でき, 違和感は軽減する

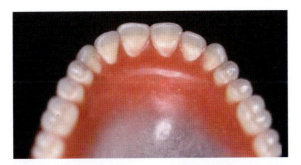
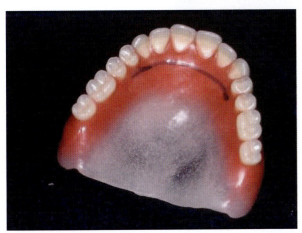
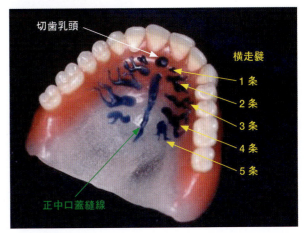

図43-a～c S条隆起と口蓋皺襞の付与

20 蠟義歯の試適

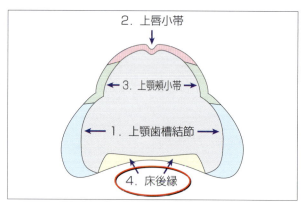

図44 上顎義歯床縁決定のポイント

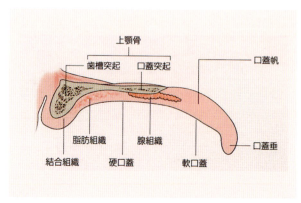

図45 アーラインやノーズブローラインは後方すぎて違和感が大きく，嚥下障害や発音障害を招く

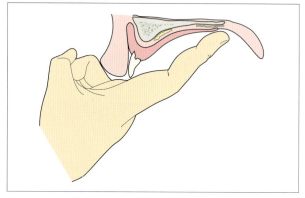

図46 上顎義歯床後縁は蠟義歯試適時に触診により決定する

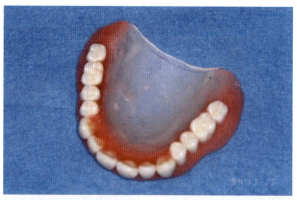

図47 上顎の床後縁の設定位置は口腔内試適時に手指で触診し，硬口蓋の上に設定する

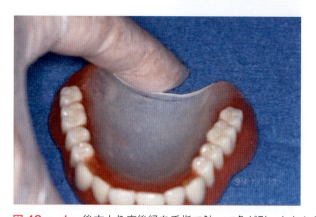
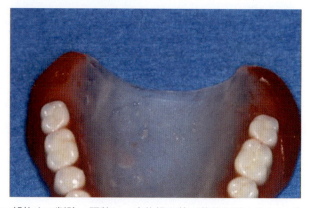

図48-a，b 後方より床後縁を手指で触って角が引っかからない部位まで削除，調整し，床後縁を軟口蓋移行部よりもわずかに硬口蓋寄りに設定し，機能と感覚に配慮する

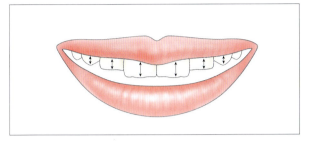

図49 微笑時の上顎前歯の露出度を後方歯になるほど減少させる

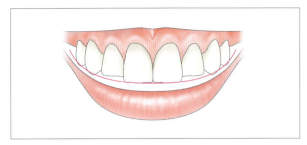

図50 審美性についてはまず上下の適正なリップサポートが与えられていることを確認し，次いで上顎前歯切縁を連ねたスマイルラインが微笑時の下唇線と平行に走向する

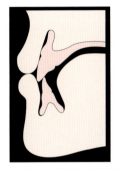

図51 上顎前歯人工歯の切縁が下唇閉鎖路と調和する位置にあるかを確認する

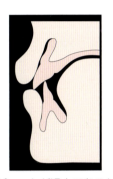

図52 オーバージェットが過大であると下唇閉鎖路が阻害される

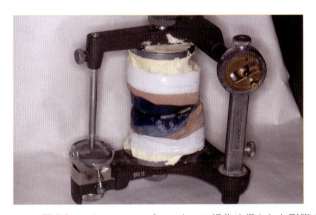

図53-a, b フレンジワックスの操作や得られた形態の修正にはかなりの熟練を要し，不確定要素が入りやすい

6. フレンジテクニック

顎口腔系の諸組織と調和した機能的な研磨面形態と，人工歯の排列位置をニュートラルゾーンから求める方法として，フレンジテクニックが一般的に知られている．

しかし，術者が機能的な研磨面のイメージをしっかりと持っているか否かはもちろんのこと，フレンジワックスの軟化操作や術者の機能運動の指示の仕方，患者の機能的運動の強弱など，いくつもの不確定要素が入り込むため，適正なニュートラルゾーンを印記するのは困難である．

また，得られたニュートラルゾーンの形態が，そのまま最終的な研磨面の形態になりうるかについても大いに疑問の余地があり，実際には周囲組織の状態や全部床義歯の基本形態と照らし合わせながら調和した形態に少しずつ修正する必要がある．これらの理由から，フレンジテクニックにより機能的な研磨面形態を決定する一連の技法は，臨床的には実践的ではない．

著者らはこれに代わる方法として，蠟義歯試適時の検査で必要に応じて適正な研磨面形態に修正するシステムをとっており，臨床上有効である．

21 埋没，重合，掘り出し

独自のパラジェットシステムを用いた埋没，重合法

有床義歯の製作工程において，蠟義歯の義歯床部分をレジンに置換するための埋没，流蠟，レジン填入，重合，掘り出しの一連の操作は，完成義歯の口腔内での適合精度と咬合構成の精度に大きく影響を及ぼす重要な要素である．

臨床にあたりこの工程を細部まで十分に理解し，システム化しておくことが的確で迅速な治療に繋がる．

本項では，著者らが的確で迅速な精密重合を達成するために開発したパラジェットシステムの操作手順と迅速な技工操作のための埋没法，安全確実で瞬時に完了する掘り出し操作，さらに人工歯の効果的な脱落防止対策を示す（図1～19）．

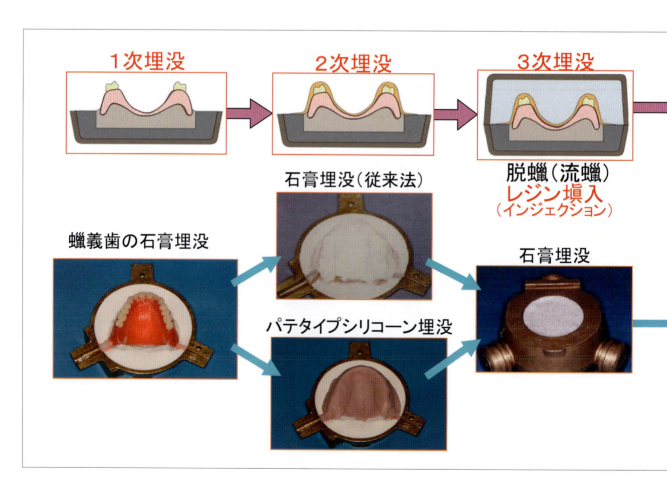

図2　同法および従来法

190

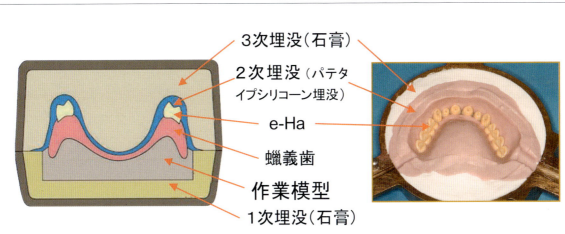

新埋没法とその有効性
1. 義歯掘り出しの所要時間が従来法では40〜60分以上かかっていたものが，2〜5秒へ極端に時間短縮できる
2. 義歯周囲は，パテタイプのシリコーン印象材でカバーされているため，掘り出しの際に義歯破損の心配がなく，安全で確実である
3. 脱蠟時の開輪にフラスコの加熱が不要で，大幅に時間短縮できる
4. 石膏分離材の塗布が不要で，大幅な時間短縮となる．また，この分離材を塗布しないことは，人工歯脱落防止に有効である
5. レジン塡入は4気圧での注入のため義歯の重合精度が高く，石膏埋没と同等である
6. 分離材を使用しないため，分離材の乾燥が不十分なことによる歯間乳頭部分などへの石膏の付着がなく，研磨を短時間で容易に行える

図1 新しい弾性材埋没法によるインジェクション型重合システム

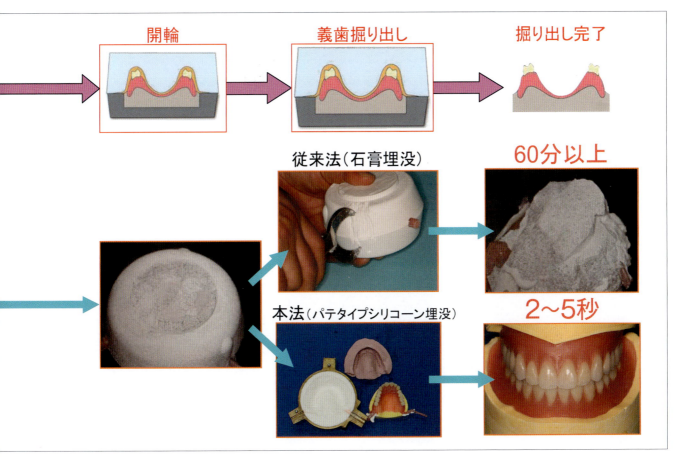

による重合操作の流れ

21 埋没，重合，掘り出し

パラジェットシステムの特徴

1. 重合精度が高く，金属が介在してもその重合精度にはほとんど影響が生じない．
2. レジン填入時に精密アタッチメントやインプラント部，セラミック部に過大な負荷が加わらない．
3. 部分床義歯から全部床義歯まで応用範囲が広く，義歯修理の際にも容易に同一材料で行える．
4. 操作性が比較的よく，短時間で重合を完了できる．
5. 低加圧注入方式なので適度な流動性を有しており，排出孔より余剰レジンが溢出することで細部までの確実なレジン填入を確認できる．
6. 低加圧注入（4気圧）のため，人工歯や維持装置，連結装置の偏位が生じにくい．
7. 加熱重合レジンを用いて金属床義歯を製作する際には，金属の比熱が小さいため熱伝導性が高く金属床部に接している部分からレジンの重合が開始するため，大きな義歯の変形をきたすことになる．パラジェットシステムでは常温重合レジン（パラエクスプレス）を用いるため，金属が介在するパーシャルデンチャー症例でも，熱の伝達様相に大きく左右されることがなく高精度の適合精度が得られ，幅広い臨床応用が可能である（全部床義歯，部分床義歯，金属床義歯，インプラント支台のスクリューオンデンチャー，アタッチメントデンチャーなど）．
8. 加熱重合レジンは基本的に加熱終了時点で反応が終了するが，常温重合レジンであるパラエクスプレスは常温下でも重合反応が進行するため4日目以降の残留モノマー量は加熱重合レジンより低い値となる．
9. 常温重合レジンは，加熱重合レジンと比較して重合後の経時変形が少なく，義歯装着後も安定した適合状態が維持される．
10. パラエクスプレスには，第三級アミンが含まれないため，色調の安定性にも優れている．

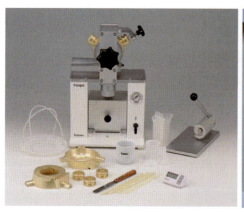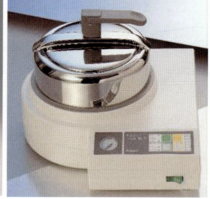

図3-a, b　パラジェットシステム（インジェクションタイプ精密重合システム）と加圧重合器「パラマート」

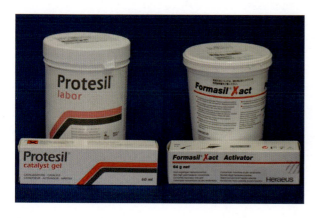

図4　著者らが使用しているシリコーン印象材パテタイプ

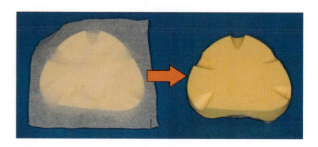

図5　模型基底面にティッシュペーパーを貼布することで重合後の取り出しが容易となる

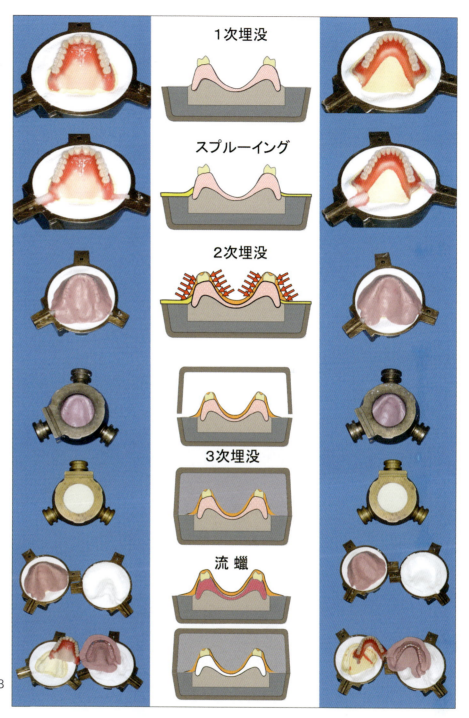

図6 新埋没法による1次〜3次埋没と流蠟操作

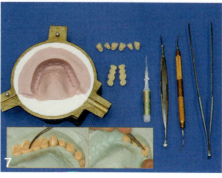
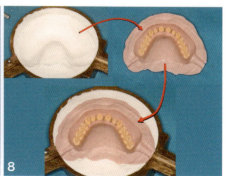

図7 流蠟後の人工歯の固定を確実に行うため,少量の瞬間接着材を用いる
図8 2次埋没材を取り出し,人工歯を組み込んで3次埋没材の中へ戻す

21 埋没，重合，掘り出し

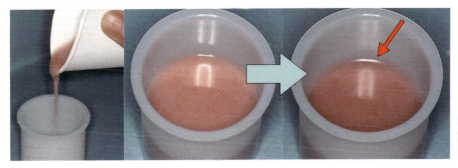

図9　表面の艶がなくなった状態でシリンダースリーブに注入する

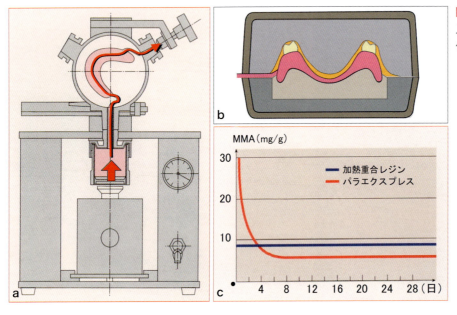

図10-a〜c　パラジェットの注入機構と残留モノマーの経時変化

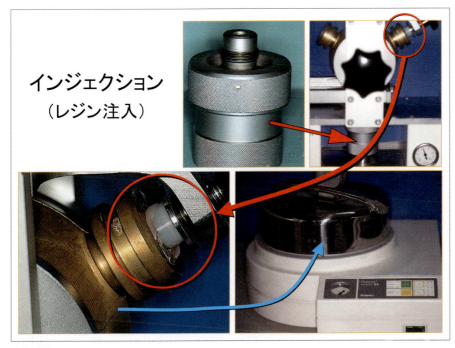

図11　シリンダーをセットし，4気圧でレジン注入を行い，ベントから余剰レジンが溢れるのを確認後，栓をして加圧状態を維持．パラマート内で55℃のお湯に2気圧下で30分フラスコを浸漬し，重合する

安全確実で瞬時に完了する掘り出し操作

1) 本法は，インジェクションタイプ精密重合システムに適応する埋没法として著者らが開発したシステムである．前準備として模型基底面と側面に水を塗布し，ティッシュペーパーを貼りつける．重合用フラスコの形態が丸いため，義歯掘り出しの際に石膏分割鉗子が入れにくい．そのため，義歯掘り出し操作が容易でなく，長時間を要する点が従来問題であった．この弾性材料を用いた埋没法の開発により，この義歯掘り出し操作における問題点が解決された．

2) 2次埋没に用いるパテタイプシリコーン印象材は，その辺縁部を薄く移行形にし，これを下輪の石膏による1次埋没と上輪の石膏による3次埋没によりサンドイッチ状に挟み込んで固定する．こうして，2次埋没材は強固に固定される．

3) 本法では，開輪時に従来法のようにフラスコを温湯に浸漬して加熱し，ワックスを軟化する必要がなく，3次埋没用石膏が硬化直後にそのまま開輪することができる．その分手間が省け短時間で迅速に作業が行えるため，操作の簡便化と時間短縮にきわめて有効である．

4) 流蝋時に本法では，人工歯のすべてを一度取り外すことができるため，いかなる症例でも細部まで確実にワックスの除去が行える点でも従来法に優る．

5) 本法はパテタイプシリコーン印象材を2次埋没に用いるため，同部への分離材塗布が一切必要なく，作業の簡便化と時間短縮の点で従来法に優る．

6) 分離材を塗布していないので，人工歯基底面に分離材が付着することがなく，人工歯と床との確実な化学結合が得られる．したがって，基本的に重合後の人工歯脱落が生じないという臨床上の大きな利点が得られる．

7) この分離材を塗布していないことは，分離材の乾燥が不十分なことに由来する歯頸部付近のレジン床部への埋没用石膏の強固な付着が生じない．

8) この床部への石膏付着は，石膏溶解剤中へ義歯を浸漬するなど，付着石膏の除去操作に手間と時間を要する．本法では，これらの煩雑な操作が全く不要であり，従来法と比較してより適正で効率のよい義歯製作作業をはるかに短時間で行える．

9) 重合後の義歯掘り出し操作には，従来法では通常上下顎総義歯で1時間以上を要していたものが，本法により一瞬で完了できるようになり，きわめて簡便で時間短縮に有効である．実際に従来長時間を要した2次・3

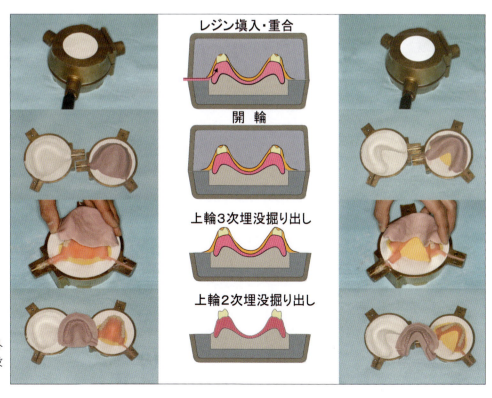

図12 義歯の掘り出し．フラスコを開くと2次，3次埋没材の境界から外れる．その後，2次埋没材を安全に取り除く

21 埋没，重合，掘り出し

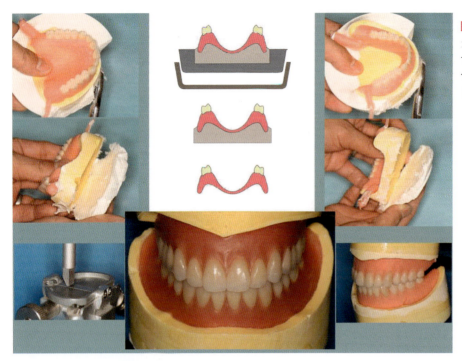

図13 掘り出しの完了．ティッシュペーパーを1枚水でぬらして模型基底面の側面に貼りつけて1次埋没することで容易に掘り出せる

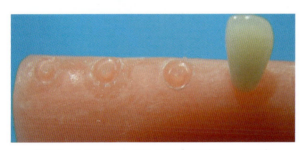

図14 化学的結合が得られずに脱落した人工歯

次埋没材の除去を本法では1秒程度で完了できる．これは，2次埋没が適度な厚さのパテタイプシリコーン印象材によるため，重合が完了した義歯を一挙に取り出せる．この点が本法の真骨頂であり，他のフラスコを用いた重合システムには類を見ない特筆すべき利点である．

10）パテタイプシリコーン印象材による2次埋没の際には，まず唇側と頬側から圧接し，その後舌側からの圧接を行うようにして，しっかりと細部まで適合するように行う．人工歯部は，切縁部や咬頭頂部はわずかに露出するようにして人工歯の位置ズレを防止する．その周囲を3次埋没材として石膏が強固に包囲し，さらに4気圧のインジェクションシステムにより内圧が高く維持されるため，重合時に人工歯の偏位は生ずることなく，精密重合システムの利点が反映される．したがって，咬合器へリマウント後の削合操作は，通常ほとんど必要としない．

11）2次埋没に用いるパテタイプシリコーン印象材は，印記面が滑沢で，重合完了後の義歯床研磨面の研磨操作が従来法と比較してきわめて容易で，義歯製作操作を簡便にし，時間短縮にもきわめて有効である．

12）本法で2次埋没に用いるパテタイプシリコーン印象材の使用量は，通常少量で十分目的が果たせるため，経済性の点でも問題は生じない．

13）模型基底面と側面に水を塗布し，ティッシュペーパーを貼りつけてあるので，模型を1次埋没用石膏から取り出すのも数秒で完了できる．

14）以上のように本法は，有床義歯製作にあたり作業工程の合理化と義歯製作所要時間の大幅な短縮，さらに補綴装置を損傷する危険性の排除を確実なものとし，歯科医療にもたらす有効性はきわめて大きい．

人工歯の効果的な脱落防止対策

1）一般に加圧注入（射出）法においては，人工歯が脱離しやすい傾向があり，これは臨床上きわめて重大な問題であった．人工歯と床用レジンの結合には，保持形態による機械的結合と液が人工歯に浸潤して結合する化学的結合があり，人工歯の脱離に対する対応策もこれまでこの2つの点から講じられてきた．

2）機械的結合のために人工歯へ付与する保持形態には，製造法とその工程から限界がある．したがって，

図15 脱蠟終了後の上蓋
図16 人工歯基底面を油汚れ用洗剤で洗浄する

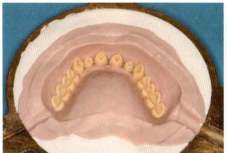
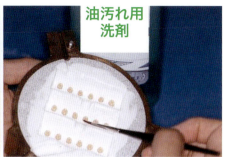

図17 レジン液を人工歯基底面に塗布する
図18 レジン注入のタイミングは適度な流動性を示す餅状期とする

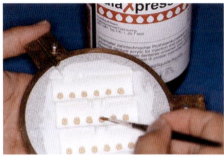
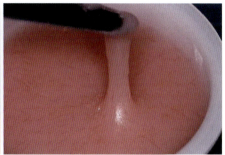

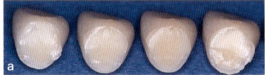
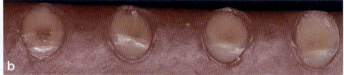

図19-a, b レジン注入のタイミングは餅状期とし，人工歯基底面を油汚れ用洗剤で洗浄してワックス皮膜を除去する．基底面にレジン液を塗布することで確実な化学重合が得られる．図は化学的結合が得られた結果，荷重をかけた際に認められる人工歯部からの破断面

実際の臨床では人工歯の排列前に切削により保持孔を付与することで対応しているが，技工作業が煩雑になるばかりでなく，かなりの時間を要することになる．

3）化学的結合を得やすくするには，人工歯の基底面を1層削除するか，アルミナでサンドブラスト処理を行うことにより液は浸潤しやすくなり，より確実に化学的結合を確立できる．しかし，現実的に使用する人工歯1本1本に対してこれら保持孔の付与や基底面を切削する技工作業を施すことは多大な労力となり，多忙な日常臨床の現場でとても全症例に対応することは困難である．

4）著者らは，化学的結合への対応として，流蠟時に人工歯基底面を洗剤（マジックリンなど）で洗浄し完全にワックス皮膜を除去，石膏面への分離材塗布後にレジン液を人工歯基底面に塗布，さらにレジン注入直前に再度レジン液を塗布している．

5）人工歯基底面には，熱湯でワックスを洗い流した後もワックス皮膜がほぼ全面に1層残り，これが化学的結合を妨げていることを，われわれ歯科医師，歯科技工士はしっかりと認識する必要がある．

6）レジン注入のタイミングは，圧が十分加わるメーカー指示の適度な流動性（やや餅状）がやはり最適であり，ワックス皮膜を除去しただけでは結合がやや弱いが，人工歯基底面にレジン液やコンタクトプライマーを塗布したものでは確実に化学的結合が得られる．

7）注入のタイミングが早すぎる粥状でゆるめの注入では，レジン液やコンタクトプライマーを塗布すれば化学的結合は得られるが，ワックス皮膜を除去しただけでは圧不足により結合は不十分となる．

8）以上のことから，やはりより確実な対応として油汚れ用洗剤で完全にワックスの皮膜を除去し，レジン液を2度塗布した後に，レジン注入のタイミングは圧が十分加わるメーカー指示の適度な流動性（やや餅状）にすることが肝要である．

22 義歯の研磨と調整

的確で効率的な咬合調整・研磨

　義歯の重合が終了すると，フラスコから義歯を作業模型ごと取り出し，スプリットキャスト法で咬合器へリマウントして咬合調整を行い，研磨の操作に移る．この研磨は一般的に軽視されがちであるが，この一連の操作をいかに的確に行うかが，装着時の調整や予後にも影響を及ぼすことになる．
　本項では，重合後の咬合器上での咬合調整と研磨操作について，的確に短時間で効率よく行うためのポイントを中心に示す．

重合後の咬合調整

　義歯の重合終了後には，通常，フラスコを室温まで放冷し，模型と義歯を一塊として取り出す．この際，模型のスプリット面，義歯床および人工歯の破損に十分注意する．取り出した後に咬合器へのリマウント操作に移るが，リマウントの方法は，下顎位の再現精度の点で，テンチの歯型を利用する方法などは不適切であり，必ずスプリットキャスト法を採用すべきである．その際，スプリットキャストの製作基準にも留意すべきであるが，この点に関しては「作業模型，咬合床の製作」（90〜101 頁）を参照されたい．
　まず，埋没時にスプリットキャスト面を保護するために貼付したティッシュペーパーを除去し，スプリットキャストが正確に適合することを確認する．
　次いで，上顎模型を透明のビニールテープで固定し，咬合器に再装着するが，下顎の模型は咬合調整を効率よく行うため，ビニールテープによる固定は行わない．
　また，重合操作によって生じた誤差分の咬合調整が必要になってくるため，人工歯排列時の削合にあたっては，インサイザルピンを0°になるまで完全に削合調整するのではなく，リマウント後の調整分を考慮して0.2°程度挙上したところまでに留めておき，リマウント後に0°まで調整を行う．

　そして，咬合器上での咬合調整終了後に滑走間隙を適正に付与し，調整を行ったすべての人工歯表面の研磨を行う．その後，再度咬合関係の確認と微調整を行い，模型から義歯を取り外して研磨操作へ移る．

研磨の要点

　前述のように重合完了後，作業模型から義歯を取り外す前に，必ずスプリットキャスト法により咬合器上にリマウントして咬合調整を行う必要がある．その理由としては，一度模型から取り外すと正確には元の位置に戻らないからである．

1) 研磨の目的

　咬合調整の後，作業模型から義歯を取り外して研磨操作に入る．重合後の義歯にはレジンのバリや気泡が発生しており，また表面も粗造なため研磨操作が必要となるが，まず，この研磨の目的を明確にしておくことが大切である．これには表1に示す5項目が挙げられる．

2) 適切な研磨用具の選択

　重合後の研磨に際しては，部位に応じてその目的を明確にし，適切な形態と大きさの研磨器具を選択する．また，研磨器具は目の粗いものから順次細かいものへと換えていくが，各工程においてその器具によってつく傷より深い傷は，その前段階の研磨操

表1　義歯研磨の目的

1. 審美的効果（義歯表面に平滑さと光沢を与える）
2. 感覚上の効果（異物感を減少させ，口腔感覚を阻害せず，口腔機能を向上させる）
3. 衛生面での効果（デンチャープラークの付着を抑制する）
4. 劣化の防止（義歯床表層の物理的・化学的安定性を図り，変色，腐食，破損を防止する）
5. 義歯の維持力向上（義歯床の表面粗さを小さくして，口腔粘膜との良好な適合と密な接触関係をもたらす）

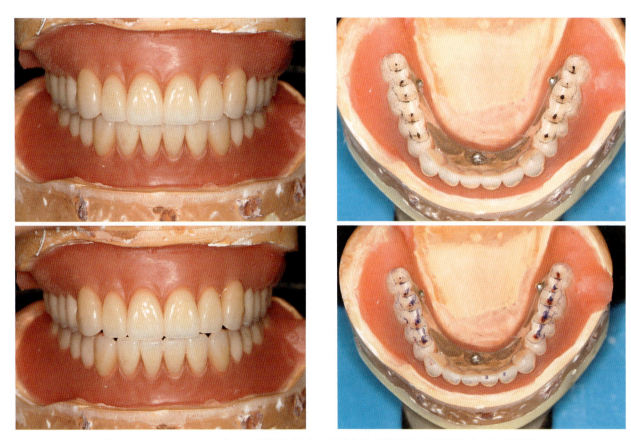

図1-a〜d　リマウント後の咬合調整（中心咬合位と前方運動時の正面観および咬合面観）

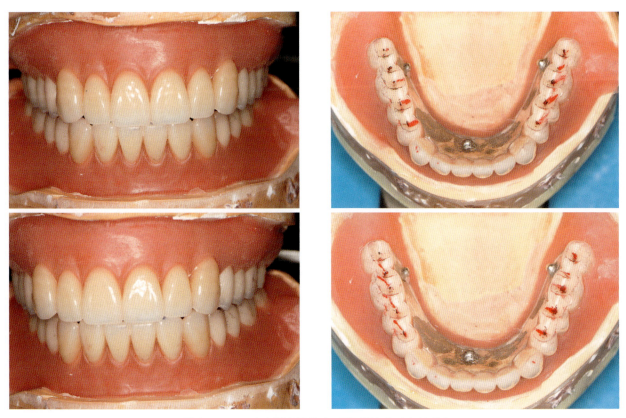

図2-a〜d　左右側方運動時の正面観および咬合面観

22 義歯の研磨と調整

作により確実に処理することで，最も効率的に短時間で研磨操作が終了できる．

3）研磨器具の適切な使用条件

研磨操作時の発熱は，義歯変形の原因の一つである．これは，金属などでは熱伝導性がよいために部分的な表面温度の上昇が少ないのに対して，レジンでは熱伝導性が低いため部分的な表面温度が著明に上昇し，結果としてレジンの変質や変形を生じさせてしまうからである．

そのため，中研磨，仕上げ研磨，艶出し研磨では，その際に使用する研磨器具の回転数が大きすぎるとレジンの変質や変形をきたすために，かえってレジン表面を粗造にすることになる．また，レーズ研磨においても，ブラシ類を用いる場合は湿潤状態で，バフ類を用いる場合は乾燥状態で行わなければ著しい発熱を生じるので，十分に注意しなければならない．

また，研磨の操作は持続的に同一部位を同一方向から長時間行うのではなく，研磨を行う部位と方向を変化させながら継続的に行うことにより，局所的な発熱を防止し，効果的に表面粗さを小さくすることができる．

■ 研磨操作のポイント

義歯床の研磨工程は，①形態修正・粗研磨，②中研磨，③仕上げ研磨，④艶出し研磨の4段階あるが，義歯床研磨面と義歯床粘膜面ではその工程を異にしている．すなわち，義歯床研磨面では形態修正・粗研磨から開始し，艶出し研磨までのすべての工程を行う．しかし，義歯床粘膜面では，床下粘膜との適合精度を高める必要があり，形態修正・粗研磨，中研磨はできる限り避けるべきである．そのため義歯床粘膜面は，アイスラーなどで石膏模型表面を処理してレジンの表面粗れを少なくする方法をとり，研磨の工程も仕上げ研磨から開始して艶出し研磨まで行う．

以下に義歯床研磨面と義歯床粘膜面における研磨のポイントを示す．

■ 義歯床研磨面における研磨操作のポイント

1）義歯床外形に発生したバリや気泡はスタンプバーで，人工歯の歯頸部ならびに歯間乳頭部の気泡などは小さなフィッシャーバーで除去する．義歯の細部に固着している石膏は，石膏溶解液に入れて超音波洗浄機にかける溶解洗浄も有効である．

2）中研磨はサンドペーパーコーンやビッグポイントを用いる．この段階で修正中についた深い傷を除去する．

3）仕上げ研磨はレーズにより湿潤下で，泥状の磨き砂と硬毛ブラシ，軟毛ブラシの順で行うのが一般的である．

4）艶出し研磨は，レーズと布バフとテルキジンなどの研磨材を用いて行う．その際，布バフが湿って硬化していると発熱が大きくなるので，必ず乾燥下で行うように注意する．また，布バフの当たりにくい細部には，小型のシャモイスホイールを使用する．

2）義歯床粘膜面における研磨操作のポイント

本来，義歯床の粘膜面は，粘膜の形態を正確に表しているため，過度の研磨は避けるべきである．しかし，デンチャープラークの付着を抑制するという観点から，粘膜面も滑沢に仕上げる必要性がある．著者らは以上の理由から，レジン塡入前に作業模型粘膜面に対して，前述の分離材・アイスラーで表面処理を行っている．

これにより，レジン重合後の義歯床粘膜面の表面粗さは著明に小さくなり，処理をしなかった場合と比較して明らかに滑沢なレジン表面が得られる．さらに，義歯床粘膜面に対しては，レーズを用いた布バフによる艶出し研磨を行って仕上げている．なお，下顎の舌側床縁前方2/3の部分は舌下腺部に相当し，わずかに加圧状態となり疼痛の生じやすい部位であるため，特に十分研磨を行い滑沢に仕上げる必要がある．

■ 研磨後の保管

最終研磨の終了した義歯は，研磨剤を洗い流した後，研磨の不備・破損などがないことを十分に検査して確認した後，装着まで水中に浸漬して保管する．この水中に浸漬して保管する理由は，大気中に放置することによる変形の防止と，吸水性のあるレジンを水中に保管することで吸水飽和させ，装着後の寸法変化をできるだけ少なくし，さらに残留モノマーを溶出させるためである．この点については「完成義歯の口腔内調整」（210〜213頁）を参照されたい．

研磨の工程	使用するポイントの順序	研磨部位 義歯床床縁床研磨面	義歯床粘膜面	人工歯部（咬合調整:削合）
形態修正 粗研磨	1. スタンプ・バー	↓		スタンプバー カーボランダムポイント
中研磨	2. サンドペーパー・コーン 3. ビッグ・ポイント			シリコンポイント
仕上げ研磨 （レーズ，磨き砂使用）	4. フェルト・コーン 5. 硬毛ブラシ			
	6. 軟毛ブラシ		↓	
艶出し研磨 （レーズ，テルキジン®使用）	7. 布バフまたはシャモイス・ホイール	↓		↓

図3 義歯研磨の工程

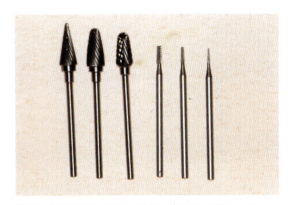

図4 形態修正に使用するバー（スタンプバー，フィッシャーバー）

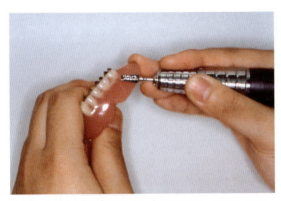

図5 大きな形態修正やバリの除去には，スタンプバーを使用する

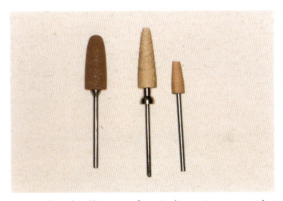

図6 中研磨に使用するポイント（ペーパーコーン，ビッグポイント）

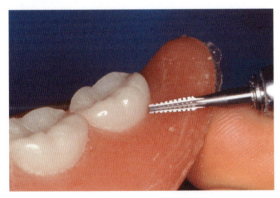

図7 歯頸部や歯間乳頭部の気泡は，小さなフィッシャーバーで除去する

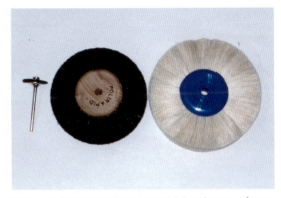

図8 仕上げ研磨に使用する器材（ロビンソンブラシ，硬毛ブラシ，軟毛ブラシ）

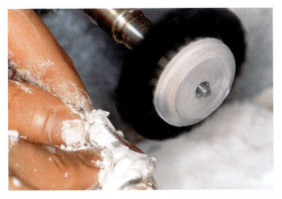

図9 レーズを使用して湿潤下で仕上げ研磨を行う（硬毛ブラシ）

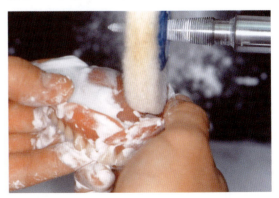

図10 義歯床粘膜面は，軟毛ブラシによるレーズ研磨から開始する

22 義歯の研磨と調整

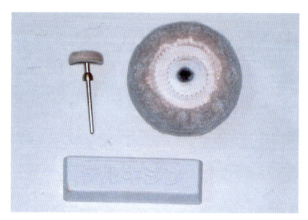

図11 艶出し研磨に使用する器材(布バフ, シャモイスホイール, テルキジン)

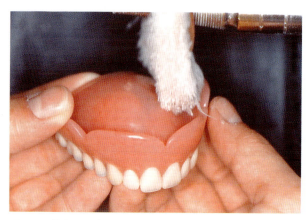

図12 艶出し研磨は乾燥下でレーズ, 布バフ, テルキジンを使用して行う

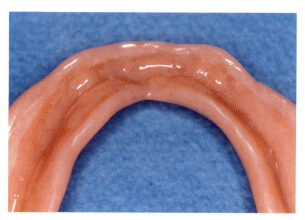

図13 最終研磨が終了した下顎義歯床粘膜面

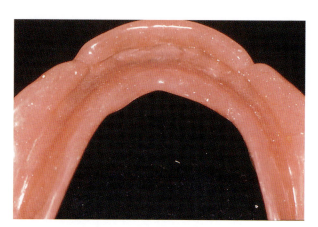

図14 研磨が終了した下顎義歯床粘膜面. 特に舌側床縁前方2/3の舌下腺相当部は疼痛が生じやすい部位であるため, 十分に滑沢に仕上げる必要がある

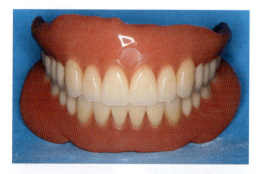

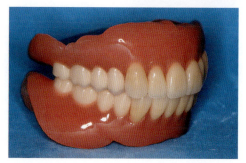
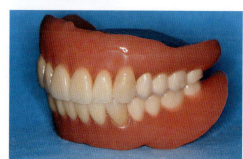

図15-a〜c 研磨の完了

202

高精度で簡便・迅速な金属床の組み込み法

従来，金属床の組み込みには石膏コアを製作し，次いでワックスをすべて除去し，金属床を位置付けてから再度ワックスを流し込んでいた．これは作業が繁雑なうえに，ワックスの収縮による影響も大きく，さらに口蓋部研磨面の形態も大きく変形させてしまうことが多かった．

この従来法に対して著者らは，より高精度で簡便・迅速な金属床の組み込みを行っているので，以下にその方法を紹介する．

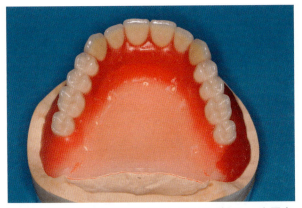

図16 口蓋の研磨面形態をパラトグラムで確認し，金属床のフィニッシュラインの位置を決定する．基礎床に穴を開け，模型に印記する

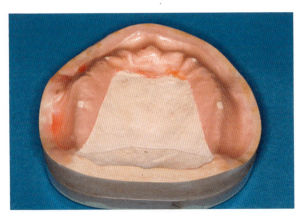

図17 基礎床の穴をつないで金属床のフィニッシュラインを記入し，その外側にシートワックスでリリーフを施す

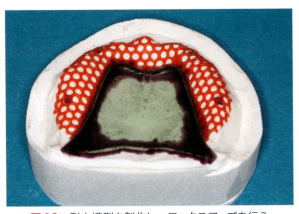

図18 耐火模型を製作し，ワックスアップを行う

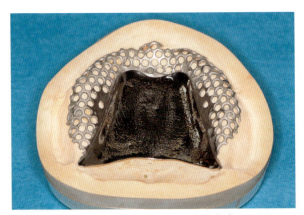

図19 鋳造，研磨を行い金属床を完成させる

22 義歯の研磨と調整

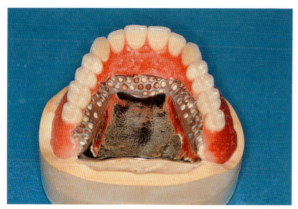

図20 咬合床は唇頬側部のみを位置付けのために残し、金属床のウェービングの範囲を削除する。これにより咬合床と金属床が干渉することなく容易に適正な位置付けができる

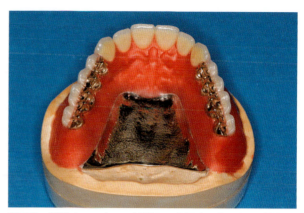

図21 間隙をワックスで封鎖して金属床の組み込みが完了する。口蓋部研磨面の形態もほとんど変形することなくきわめて簡便・迅速に作業が完了する

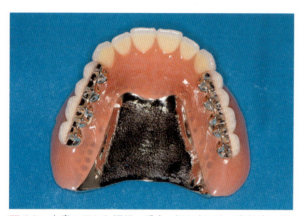

図22 本書で示した埋没・重合・掘り出し法で高精度で安全・迅速に金属床が完成する

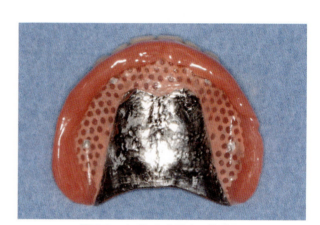

図23 完成した金属床の粘膜面

表2 フレームワーク鋳造用金属の特性

性状	金合金（Type IV）	コバルトクロム合金	チタン合金
比重	大きい：1	小さい：1/2	きわめて小さい：1/4
融点	850℃以上	1300℃以上	1600℃以上
色調	よい（++）	普通（+）	くすむ（±）
硬度	軟化150以上，硬化200以上（+）	約300（++）	約320（++）
耐摩耗性	適当（±）	特に高い（+++）	高い（++）
弾性係数	1/2	1	1/2
耐蝕性	優れる（++）	優れる（++）	優れる（++）
生体親和性	よい（+）	優れる（++）	きわめて優れる（+++）
鋳造精度	優れる（++）	金合金より劣る（±）	優れる（++）
修理	容易（++）	やや難しい（+）	やや難しい（+）

表3 義歯床用レジンの種類

	加熱重合レジン（マイクロウェーブ重合レジン含）	ヒートショックレジン	流し込みレジン	射出成形レジン	光重合レジン
重合開始剤	BPO（過酸化ベンゾイル）	BPO	BPO	TMBA（3-4-5-トリメトキシベンズアルデヒド）	CQ（カンファーキノン）
重合促進剤	ー	DMPT（ジメチル-β-プロピオテチン）	DMPT	$CuCl_2$（塩化第2銅）	DMAEMA（N・N-ジメチルアミノエチルメタクリレート）
重合刺激	加熱	加熱	常温	常温	可視光線
重合方法・特徴	金属製フラスコに埋没後，レジンを加圧填入し70℃で60分加熱，100℃で30分加熱．レジンの辺縁から重合．マイクロウェーブ重合レジンは強化プラスチック製フラスコに埋没し，高周波でレジン内部から重合	加熱と芳香族第3級アミンの両方でBPOを分解するので，重合が短時間で終了する．加熱時間は100℃で15分間	硬化中に加温するが，常温重合型の重合に分類される．重合は1.4〜4.0 kgf/cm^2加圧下で40〜45℃で15〜45分間重合する．残留モノマーが多い	加熱重合型は6.0 kgf/cm^2下で100℃・35分．常温重合型は100 kgf/cm^2下で23℃・20分間で重合が終了する	可視光線の波長は473nmが有効である．短時間の光照射で硬化でき，シート状であるので残留モノマーも少なく，気泡混入も少ない
曲げ強さ	大きい（+）	小さい（−）	小さい（−）	加熱型は強い（+）常温型は小さい（−）	大きい（+）

23 湿熱重合システム

加熱重合レジンによる湿熱重合

　加熱重合レジンは，これまで70年以上にわたり日常使用されてきており，特殊な機器を必要としないという利便性から，現在もなお最も使用頻度の高い床用レジンである．

　高い適合精度が求められる近年ではあるが，材料の物性や誤差発生のメカニズムを十分に理解して技工システムを構成すれば，この加熱重合レジンを用いた湿熱重合システムは，臨床上大きな問題点を回避できる有効なシステムである．

　本項では，著者らが20年前から行ってきた加熱重合レジンを用いる場合の埋没重合操作のポイントについて，操作手順に沿って示す．

　1）フラスコは，レジン填入時に加える圧力（平均30kg）に十分耐えうる強度を有し，上下フラスコの嵌合精度の高いものを選択する．

　2）1次埋没の前に，重合後確実にスプリットキャスト模型が取り出せるよう，ティッシュペーパーで模型基底面と側面の一部を保護する．

　3）1次埋没に先立ち，フラスコ内面に分離材（ワセリンなど）を1層塗布する．

　4）模型とフラスコの辺縁の高さを水平とし，石膏面が急斜面や凸凹にならないように1次埋没を行う．

　5）上下フラスコの嵌合状態を確認する．石膏が下のフラスコの辺縁に付着していると嵌合不良となり，変形などの原因になる．

　6）一次埋没の石膏面に，フラスコ辺縁より5～7mm離して，義歯床縁からパラフィンワックスを薄く流し，確実にバリが溢出するための遁路を設ける．

　これは，本来スペースのないところにレジンのバリが発生して，人工歯などの義歯構成要素の位置の狂いが生じてしまう従来法と異なり，レジンが溢出する遁路としてのスペースをあらかじめ設けているため，バリ発生が直接位置の狂いとはならず，大きな人工歯の浮き上がりを生じさせることにはならない．バリによる人工歯の浮き上がりと，レジンの重合収縮による変形の要素を分離させる埋没法である．

　7）そして，2～3回の試圧で確実にバリが溢出することにより，重合後の，咬合高径の増加が最小限となり，加圧不足も回避できる．

　8）また，パラフィンワックスで広い面に遁路を設けることにより，通常，試圧時に加わる石膏面の衝突によって生じる石膏屑のレジン混入を防止できる．

　9）アルジネート酸分離材を塗布し，歯間乳頭部など凹みに気泡が入らないように十分注意しながら2

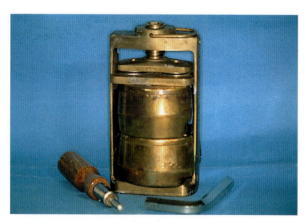

図1　従来型の温熱重合システム

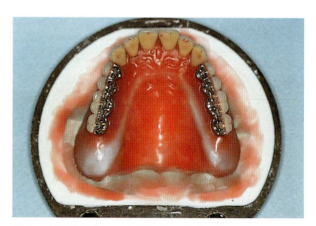

図2　上顎義歯床の1次埋没後．義歯床縁には1mm程度の厚さでワックスを流すことで，試圧時のバリとして出るレジンの遁路とする．こうすることで，人工歯の移動を最小限に抑える

次埋没を行う．

10) 3次埋没を行って上蓋を閉じ，油圧プレスなどにより軽く加圧した状態で石膏硬化を待つ．

11) 石膏硬化後，湯中に約15分間浸漬してワックスを軟化させ，上下フラスコを分離する．熱湯でワックスを完全に流蠟し，石膏面にアルジネート酸分離材を塗布する．

12) レジン塡入時，レジンが軟らかいと気泡や収縮を生じる場合があるので，十分餅状になったことを確認してから塡入する．下顎の顎堤吸収が著明な場合などレジンの使用量が多いケースは，2，3回の試圧時に十分遁路にバリが溢出していることを確認したうえで塡入する．

13) 重合は，70℃で24時間あるいは75℃で8時間の低温長時間加熱を行うことにより，良好な適合精度が得られ，また残留モノマーも低く抑えることができる．

14) 低温長時間重合により良好な適合状態が得られたとしても，重合後必ずスプリットキャストから義歯を取り外す前に咬合器へのリマウントを行い，重合収縮による人工歯の位置の狂いを咬合調整を行って補正する必要がある．そのため筆者らは，義歯の段階である程度選択削合を行っておき，重合後に最終的な選択削合を行う．

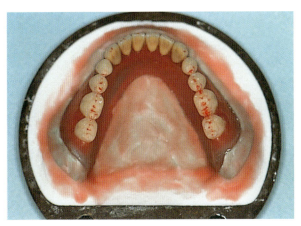

図3　下顎義歯床の1次埋没．上顎同様にワックスを1層流す

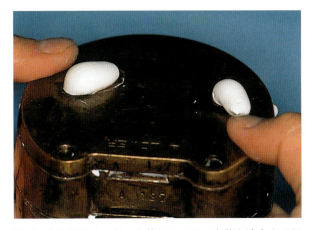

図4　3次埋没まで行った後にフラスコ上蓋を適合させ圧接し，石膏の硬化を待つ

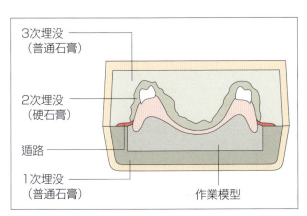

図5　義歯周囲に流したワックスにより，バリが発生しても人工歯の浮き上がりによる咬合の狂いは抑制される

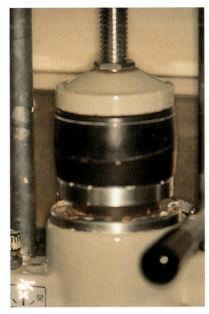

図6　適正粉液比で床用レジンを混和し，餅状になったレジンを石膏型内へ塡入する．そして試圧とバリ取りを数回繰り返すが，バリは半分程度残しておくことが気泡発生防止に繋がる

23 湿熱重合システム

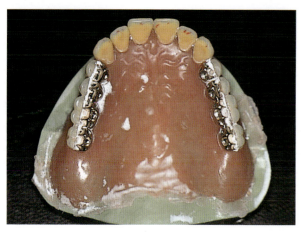

図7 従来型の加熱重合レジンを用いて湿熱重合を行う際には，低温長時間重合を行う．重合後は，徐冷することで義歯の変形を防止する．掘り出しは，ティッシュペーパーの使用により容易に行える

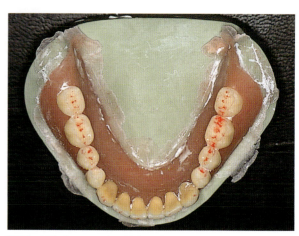

図8 掘り出しには強い衝撃を与えることのないように慎重に行う

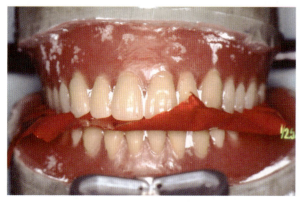

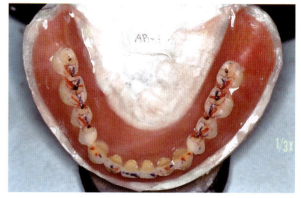

図9-a，b 重合後，義歯の取り出しを行い，咬合器上にリマウントして中心咬合位と偏心位の削合と滑走間隙の微調整を行う

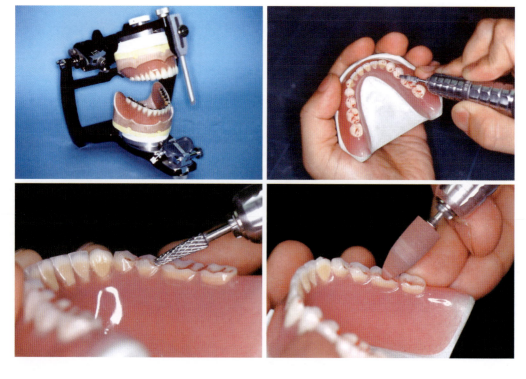

図10-a〜d 中心咬合位と偏心位の削合と滑走間隙の微調整を行った後にシリコーンポイントで研磨する

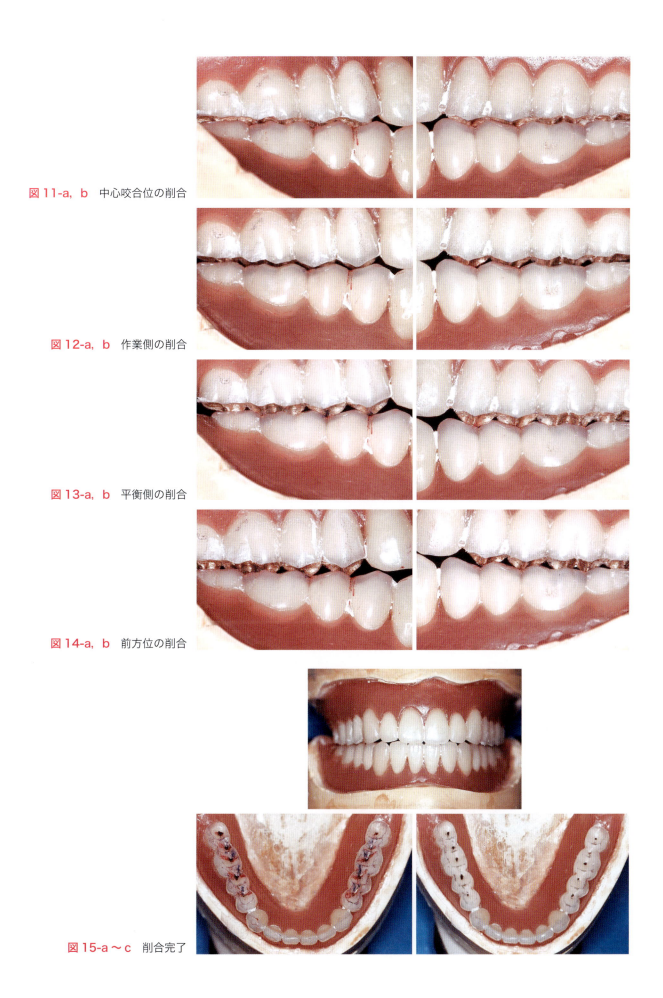

図11-a, b 中心咬合位の削合

図12-a, b 作業側の削合

図13-a, b 平衡側の削合

図14-a, b 前方位の削合

図15-a〜c 削合完了

24 完成義歯の口腔内調整

義歯装着時の手順

これまでに示した手順に従い，正確な操作を心掛ければ，義歯完成時の調整は最小限となる．しかし，小さいエラーの蓄積やレジン重合時のわずかな誤差のために，実際に完成義歯の調整が皆無となることはまれである．

したがって，完成義歯を口腔内で評価して行う微調整は，義歯を良好に機能させるうえで不可欠といえる．以下に義歯装着時の一般的な手順とチェックポイントを示す（図1～10）．

新義歯の装着手順

1. 義歯床縁の確認

① 義歯後縁の位置と形態．
② 唇・頰側と下顎舌側床縁の位置，形態，厚み．
③ 各小帯部床縁，位置，形態，厚み．機能運動時に障害とならず，かつ離脱の原因となっていないか．

2. 義歯床研磨面の確認

① 機能時に唇・頰粘膜，舌との間に間隙が生じたり，過剰な圧が加わっていないか．

3. 義歯内面の適合検査

① 旧義歯の圧痕を認める場合は，まず，ロールワッテを介して噛みしめてもらい，新義歯粘膜面を10分程度圧接して圧痕の消失を図る．

4. 義歯の脱離・転覆試験

① 上下顎義歯を前方あるいは後方へ転覆させるように力を加え，義歯の吸着状態を確認する．

5. 咬合接触状態の診査と調整

① 中心咬合位と偏心位において均等，かつ安定した咬合接触状態を示し，義歯の転覆・移動が認められないことを確認する．

義歯内面の適合検査

顎堤粘膜は加圧によって変形を生じ，義歯床粘膜面（内面）の適合状態は，咬合面から加わる機能圧の方向や大きさによっても変化するため，厳密な内面調整は，咬合調整と平行して行う必要がある．

しかし，疼痛の原因となる大きな不適合がある場合は，顎位自体が変化することもあるため，床粘膜面の調整は咬合調整に先だって行う必要がある．以下に内面調整の手順を示す．

① 旧義歯の圧痕を認める場合は，新義歯を装着させて10分程度咬合させ，圧痕の消失を図る．この時点では咬合調整は行っていないので，第二小臼歯と第一大

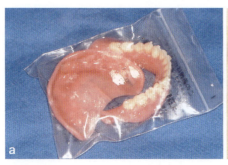
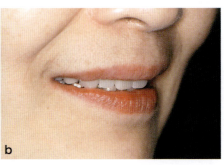

図1-a，b 症例1：新義歯は装着までの間，過乾燥を避けるために水中で保管する

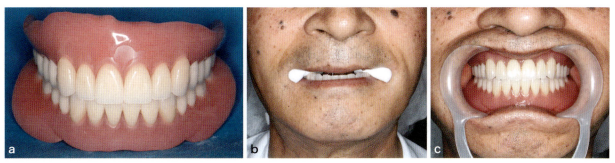

図2-a〜c　症例2：新義歯で10分程度ロールワッテを噛んでもらい，旧義歯の圧痕を除去する

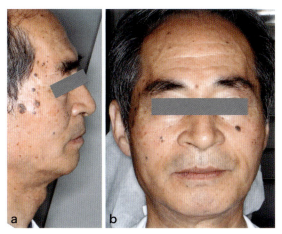

図3-a，b　新義歯装着

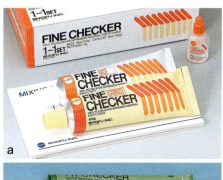

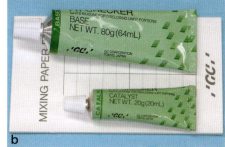

図4-a，b　義歯粘膜面の適合検査材

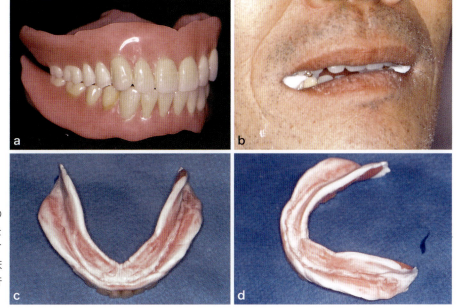

図5-a〜d　症例3：旧義歯の圧痕を認める場合は，新義歯を装着させて10分程度咬合させて圧痕を除去した後に，新義歯床粘膜面（内面）の適合試験を行う

24 完成義歯の口腔内調整

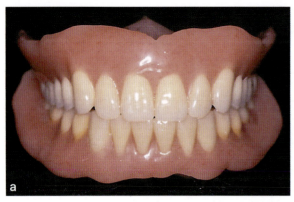
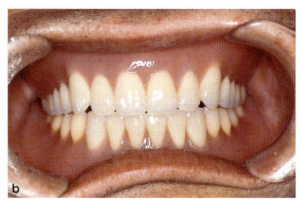

図 6-a，b　同，床粘膜面の適合性を確認したうえで調整を行う

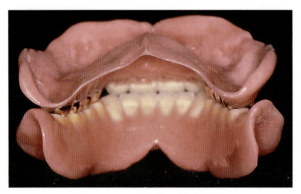

図 7　同，調整後の後方面観

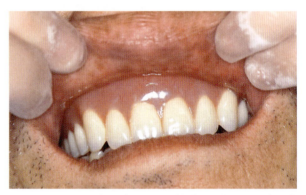

図 8　同，上顎唇側研磨面は上唇粘膜に調和し，間隙が生じない状態である．床研磨面に粘膜が貼りついている

臼歯の中間の位置でロールワッテをしっかりと噛ませる．

② ファインチェッカーやフィットチェッカーを用いて，手指圧で圧接し適合試験を行い，床粘膜面の調整を行う．

③ 最終的な床粘膜面の調整は，咬合調整終了後にロールワッテを介さずに咬合させて行う．

咬合調整時の注意点

不適切な咬合関係は，咀嚼機能の低下や義歯の離脱を引き起こすばかりでなく，疼痛や顎堤吸収，フラビーガム，義歯性線維腫などの原因ともなるので注意を要す．全部床義歯の咬合調整が天然歯の咬合調整と異なる点は，義歯には粘膜支持特有の動きがあることである．また天然歯でも歯の接触状態によっては咬合時に下顎が偏位するが，全部床義歯ではさらに義歯自体の動揺（沈下，浮上，回転，転覆）が加わるため，調整操作が繁雑かつ不正確となる場合がある．特に顎堤の吸収が著しく，良好な支持の得られない症例では咬合調整に際して，咬合接触と同時に義歯の動揺を十分に確認しながら調整を行う必要があり，以下の要領で注意深く行う．

① 咬合紙による咬合検査は義歯の動揺による影響を受けるため，触診と併用して早期接触点を確認する．

② 咬合調整は，まず早期接触を除去して中心咬合位を確立する．早期接触を認めず，左右で 10 点の咬合接触点による中心咬合位を確立する．

③ 次いで前方と側方偏心位の干渉部位の調整を行い，広い範囲での両側性平衡咬合を確立する．

なお，全部床義歯による治療では，粘膜支持を効果的に用いることが肝腎であり，下顎はノンスペースタイプのトレーで全面均等加圧印象を採得し，ゴシックアーチトレーサーにより適正な顎位で均等な圧配分を行う．さらに側方チェックバイトを採得して，リアウォールの調節機能を備えた側方運動を再現できる咬合器により両側性平衡咬合をきちんと構成することが前提であり，これらをシステムとして的確に行うことが予知性の高い治療に仕上げるうえで重要である．

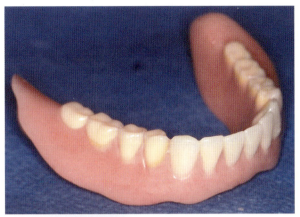

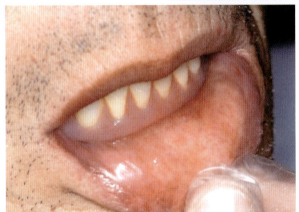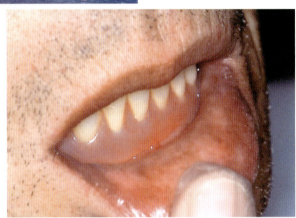

図9-a〜c 同，下唇粘膜と調和して間隙が生じない状態

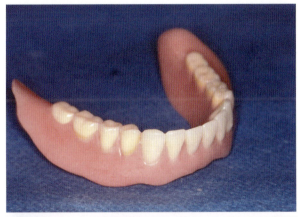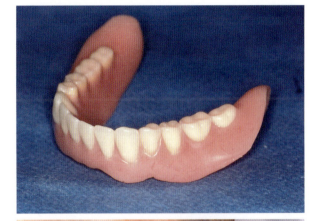

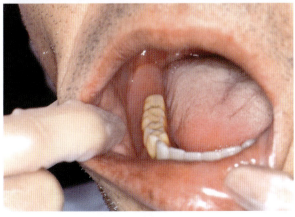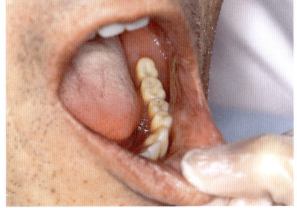

図10-a〜d 適切な辺縁形態と内面の適合が得られると，大開口時にも義歯は安定している．粘膜を手指で引っ張っても床縁が見えない．頬小帯の走行とも調和し，床縁部が粘膜で押さえ込まれている

25 全部床義歯患者への指導・教育，リコール，予後評価

QOL向上の観点からの患者への指導・教育の重要性

保全すべき残存歯がないことから，無歯顎患者に対する患者指導は疎かにされがちである．しかし，わが国は超高齢化にあり，平均寿命の増加は義歯の使用期間の延長を意味し，全部床義歯患者が長期間安定した顎口腔機能を維持することが，QOLを高く維持する観点からもきわめて重要な要素である．したがって，全部床義歯患者に対する指導は患者さんの人生にかかわる大切な事項であり，歯科医師の責任である．

全部床義歯患者への指導・教育

1. 新義歯への適応

機能的に優れた義歯でも，患者さんの新義歯適応への努力がなければ，生体の一部として良好に機能することは困難である．特に難症例であったり，旧義歯に対して新義歯のデザインを大幅に変更した症例では十分な配慮が不可欠で，患者さんの協力が得られるよう，術前からの十分な説明と同意が必要とされる．さらに高齢化にともない，新しい義歯への適応力が著しく低下している患者さんでは，新義歯製作に際して細心の注意が必要となる．

2. 義歯の保管と清掃

床用レジンは吸水性があり，プラークや細菌が付着しやすいため，毎食後の清掃が必要である．清掃が不十分な場合，細菌感染による義歯性口内炎が発生することもあり，このような症例では，清掃と同時に義歯洗浄剤の使用を指導する（図1，2）．

3. 就寝時の取り扱い

口腔内の自浄作用と顎堤粘膜の安静の点から，原則的に夜間睡眠時には義歯を装着させない．外した義歯は，乾燥を防ぐため水中に保管させるが，汚れが目立つ場合は義歯洗浄剤の使用を指導する．

4. 口腔内点検の習慣化

異常の早期発見のためには，患者が口腔内に常に関心をもち続ける必要がある．また，異常を発見したら，早期に来院して診療を受けるよう指導する必要があり，患者に対して十分な教育と動機付けを行うことが，治療の予知性を高めるうえで重要な課題である．

5. リコールおよびメインテナンスの必要性

フラビーガムや義歯性線維腫の発生のように，たとえ自覚症状がなくとも徐々に進行して，骨や顎堤粘膜に重大な障害を及ぼすことがあることを説明し，患者さんには定期的なリコールとメインテナンスが必要なことを理解してもらう．また，経年的な歯槽骨の吸収や人工歯の咬耗に対してリライニングや咬合面再構成が必要な場合があることも患者さんに知らせる必要がある．

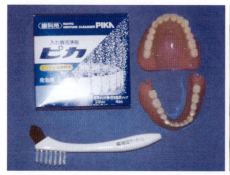

図1 義歯洗浄剤と義歯用ブラシ

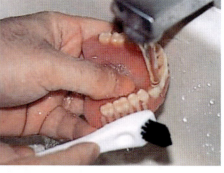

図2 義歯を清潔に保つには，その患者さんに適した清掃法と清掃器具の選択と指導が必要である

リコールの意義

的確に製作され，装着した全部床義歯でも，長期間使用していると，材料の劣化や摩耗・咬耗などの問題により，少しずつ変化していく．これに対する口腔内の諸組織の反応もさまざまで，結果として支持組織に不均一な圧が加わるようになったり，義歯床が不安定になり，咬合関係にもくるいが生じる．

長期間の使用による義歯自体の変化は，次第にその支持組織に非生理的な力を及ぼすようになり，その結果，義歯性線維腫やフラビーガムといった歯槽骨の吸収と，それに伴う顎堤形態の変化をきたしてしまう．また，義歯の安定不良および咬合の不調和は，顎機能や顎関節自体に異常をきたすことも考えられる．

定期的なリコールの最大の意義は，義歯を装着した後に起こるさまざまな変化が，このような不可逆的な変化として現れる前に的確に検査し，対処することである．なぜなら，補綴治療の終点は義歯を装着することではなく，義歯により回復された機能を長期的に維持し，残された組織を健康に保つことにあるからである．

リコール時の検査

リコール時の検査事項に特別なものはない．初診時に行う問診，顎関節と筋の検査，口腔軟組織の検査，さらに装着時に行う検査が，そのままリコール時の点検事項となる（表）．

著者らは，少なくとも6カ月に1度のリコールを実施しているが，症例に応じて3カ月ごとのリコールも必要である．リコールの効果としてまず挙げられるのが，患者さんのストレスの軽減である．患者さんは，治療後の日常生活のなかで生じた義歯に対する不快事項を術者側にえる伝える機会があるだけで，治療に対する不安感は軽減される．

また，床と床下粘膜との適合変化は知らず知らずのうちに進行し，気がついたときには維持・安定の不良や疼痛などの症状が現れている．その多くは，床の不適合と咬合の不均衡が原因である．

床の不適合としては，維持不良と床下粘膜の圧迫が挙げられる．維持不良に対してはリライニング，リベースにより再適合を図る．床下粘膜の圧迫には，過圧部をリリーフするのが一般的であるが，義歯の動揺の支点となって圧迫していることもある．したがって，いったんリリーフを行って疼痛を除き，後日リライニングやリベースを行うことが望ましいケースも多い．

咬合の不均衡は，支持組織の変化により起こる場合と，人工歯の材料的な変化により起こる場合がある．前者の場合は，義歯床の再適合を図ることで解決する．後者の場合は，咬合面の再構成や人工歯を取り替えることで解決する．しかし，義歯が破損した場合にも同様のことがいえるが，「痛いから削る」「割れたからつなぐ」のではなく，その原因を的確に検査し，装着後快適に使用してきた義歯を再び良好な状態に戻すために，最良の処置を選択することが大切である．

診療室での義歯の清掃

リコール時には義歯の清掃状態を確認しておくことも重要である．デンチャープラーク，歯石の沈着は，義歯の不快な臭いと床下粘膜の炎症の原因となる．また，人工歯の着色も，リコール時にはできるだけ取り除いておく．また，チェアサイドで義歯洗浄剤によりデンチャープラークや歯石の除去を行うのも有効である．また，次亜塩素酸と超音波洗浄を併用すると，沈着物の除去のみでなく殺菌効果も得られ有効である．しかし，これらの成分中には，金属を腐蝕したりレジンを漂白するものもあるため，その使用には注意を要する．大切なことは，日常の清掃でカバーしきれない義歯の汚れをチェアサイドで取り除き，装着時の状態にできるだけ近づけることにより，患者さんが義歯のみでなく，口腔内を引き続き清潔に保とうとする動機づけを行うことである．

表　リコール時の検査項目

1. 問診（全身状態，自覚症状，嚥下，発語，食生活）
2. 口腔内検査（粘膜，舌，唾液）
3. 義歯の安定性の検査
4. 義歯粘膜面の適合性の検査
5. 咬合検査
6. 義歯の清掃状態の検査
7. 顎関節の検査
8. 顎口腔系筋群の検査

25 全部床義歯患者への指導・教育，リコール，予後評価

予後評価のポイント

1. 歯科医師による客観的な予後評価は，患者さんの生体と補綴装置の双方について，いずれも形態・構造・機能について行う．

2. また，患者さん自身による補綴装置への主観的評価は不可欠なものであり，患者さんが治療に対して感じたこと，率直な評価，義歯や口腔のことで気になる点があれば，何でも忌憚なく話してもらうように心がける．

3. 患者さんの主観的評価は，行われた治療に対する患者さん自身による総合的で究極の評価であり，これがしばしば医療人としての力不足を知らしめ，気付かせてくれる．

4. 患者さんに主観的評価をうかがうことは，患者さんの口腔に対する関心を高め，患者さん自身の口腔管理能力を向上させ，補綴治療の予知性を高める結果となる．

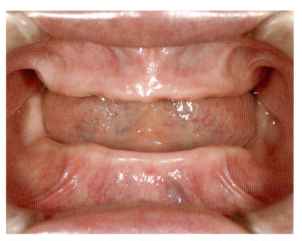

図3 症例1：20年前に無歯顎となり，15年前に義歯不適合および両側顎関節の疼痛とクリッキングを主訴に初診来院

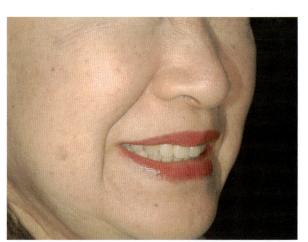

図4 治療義歯による顎関節症の治療の後，本書で示した一連の治療術式で全部床義歯の治療を施行した．現在も，顎関節や筋に異常はなく，審美性や咀嚼，発語機能の点でも十分に満足していただいている

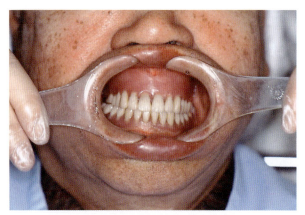

図5 症例2：左側顎関節症にクリッキングが発現し，義歯不適合による咀嚼障害を主訴に来院した

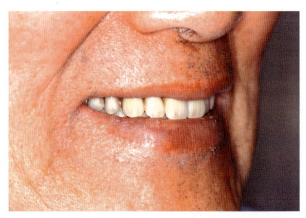

図6 顎位改善の後全部床義歯による治療を本法に従って行った．病態と症状の改善が得られ，「カラオケのとき，若い頃の歌声が蘇ったようだ」と喜んで下さった

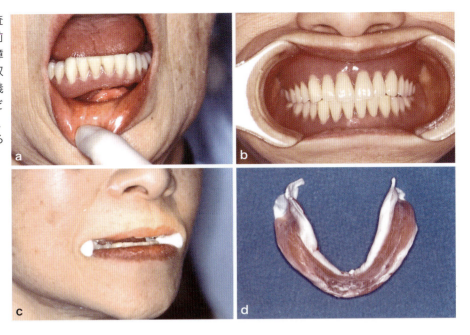

図7-a〜d 症例3：一般検査の項で示した患者さん．17年前に義歯不適合による咀嚼発音障害を主訴に紹介来院．顎堤吸収が著明で噛みしめていないと義歯が浮く状態のため，ほとんど食事がとれない状態であった．本法に従って全部床義歯による治療を行う

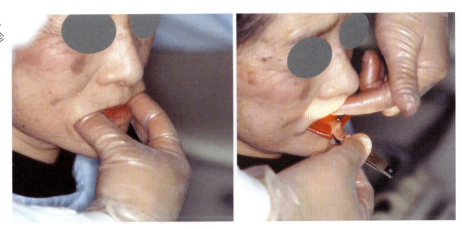

図8-a, b 義歯装着時と同様に，リコール時にも咬合検査は触診と咬合紙による検査を併用する

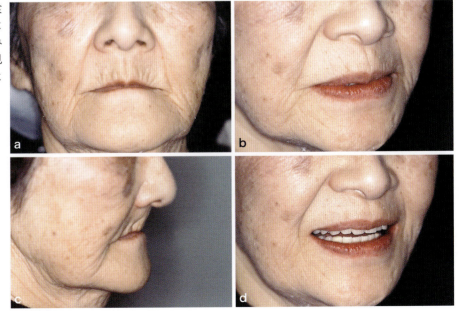

図9-a〜d 新義歯により，食べたいものが楽に食べられるようになり，人と話すのが楽しみになったと喜んで下さった．見た目も若い頃の口元に戻ったと満足していただけた

25 全部床義歯患者への指導・教育，リコール，予後評価

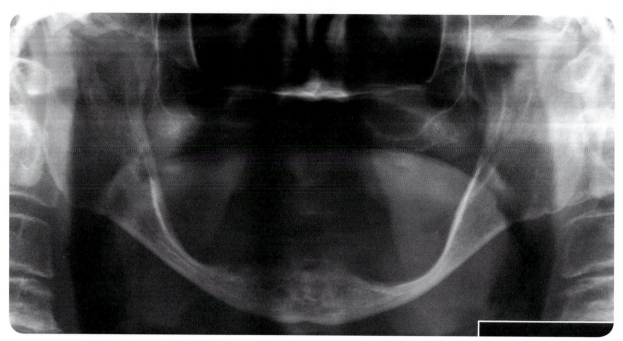

図10 術後17年経過時のパノラマX線写真．顎骨の状態は術前とほとんど変化がない

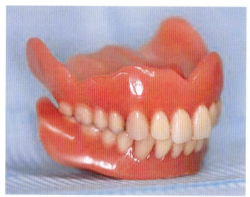

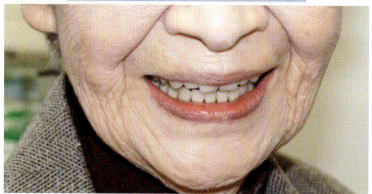

図11-a, b 義歯はリコールのたびに研磨する

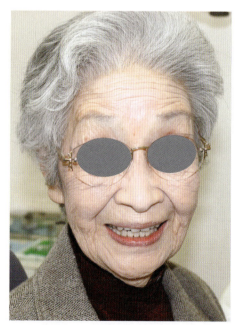

図12 術後17年経過時の顔貌．3カ月ごとのリコールには必ず来院されており，義歯を本当に大切にされていることがうかがえる．治療を担当した者として感謝するとともに頭の下がる思いである

218

26 訪問診療

訪問診療での取り組み

著者らは，各地域の歯科医師会と協力し，積極的に訪問歯科診療に取り組んでいる．なかでも補綴治療については，状況が許す限り診療室での日常臨床と同じ術式で対応している．今回は無歯顎の患者さんと寝たきりの患者さんの治療に伺った．寝たきりの患者さんには，歯科衛生士が口腔ケアを実施し喜んでいただいた．無歯顎の患者さんには，本書で示した術式で全部床義歯を製作した．人工歯は e-Ha Qクワトロブレードを使用し，「とてもよく噛めるようになった」と施設のお仲間に自慢なさっている．

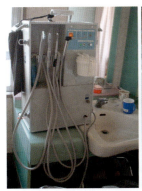
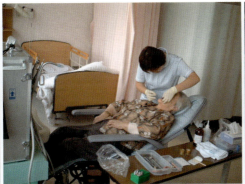
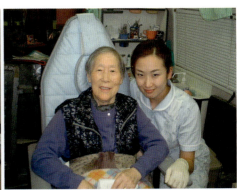

図1　歯科衛生士による口腔ケア

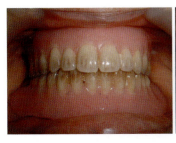
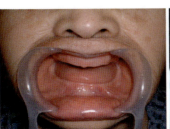
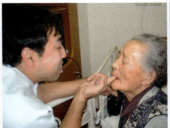
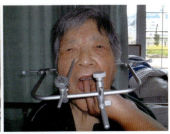

図2　診療室での治療と同じ術式での対応

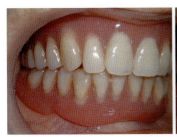
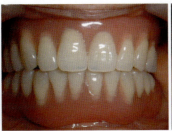
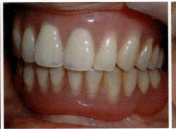
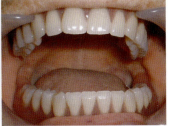

図3　患者さんにもよく噛めると喜んでいただけた

27 インプラントによる無歯顎への対応

無歯顎患者に対する選択肢としてのインプラント治療

　近年，一般開業医においてもインプラント治療が広く浸透している．しかし，高齢無歯顎者に施行するには高いリスクを伴う場合が多く，十分なインフォームドコンセントが必要であり慎重な対応が望まれる．歯科医師は，まず無歯顎者に対して，その患者さんの条件で最善の全部床義歯治療が行える知識と技術を修得していることが大切である．そのうえでの選択肢としてインプラント治療をとらえるべきであろう．

　図1～4の症例は初診が17年前のもので，上下顎全部床義歯に対する異和感を強く訴え，インプラント治療を希望して来院され，ブローネマルクインプラントによるボーンアンカードブリッジで治療を行い，現在まで良好な経過をたどっている．

　図5～9の症例は，2008年10月に厚生労働省の許認可が下りたNobel Biocare社の『ノーベルスピーディー Groovy』インプラントを使用して上顎から治療を開始し，即時荷重にて現在既に上下顎ともにテンポラリーブリッジが機能している．

　いずれも全部床義歯により十分対応できる症例ではあるが，ごくまれに義歯治療をどうしても受け入れられない患者さんがいるので，このような場合にはあらゆるリスクと可能性を十分に説明したうえで，インプラントも治療の選択肢の1つとして提示することも必要と考えている．

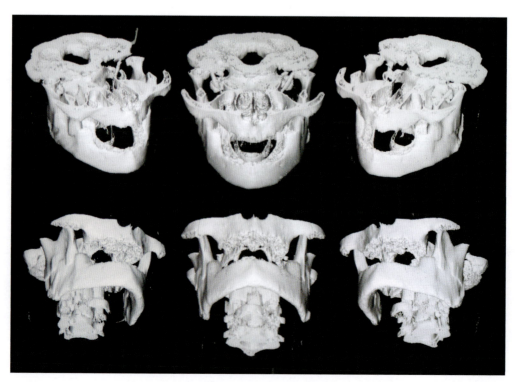

図1　症例1：術前のCT画像

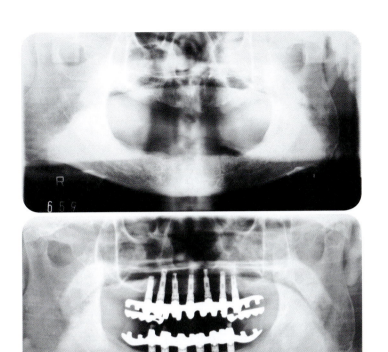

図2-a, b　術前および術後17年のパノラマX線写真

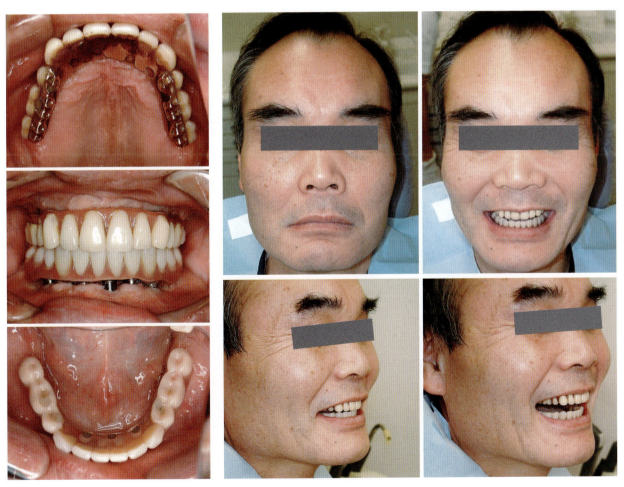

図3-a～c　術後17年経過時の口腔内写真

図4-a～d　同，顔貌写真

27 インプラントによる無歯顎への対応

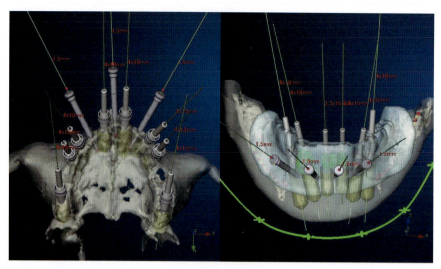

図5　症例2:『Nobel Guide』による術前の埋入シミュレーション

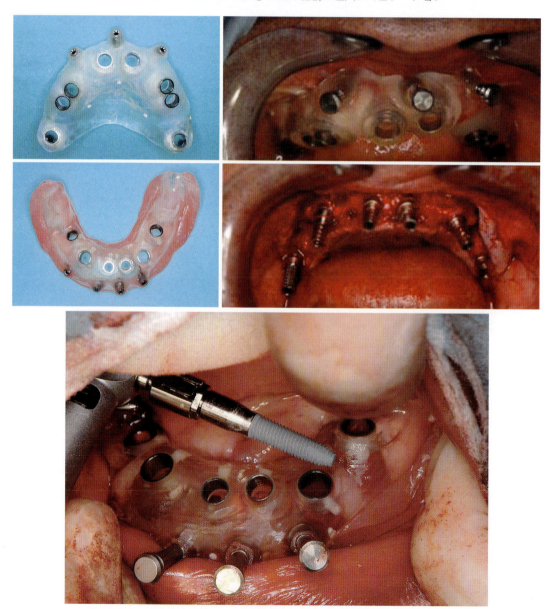

図6-a〜e　即時荷重症例．上下顎ステントによるフィクスチャーの埋入

222

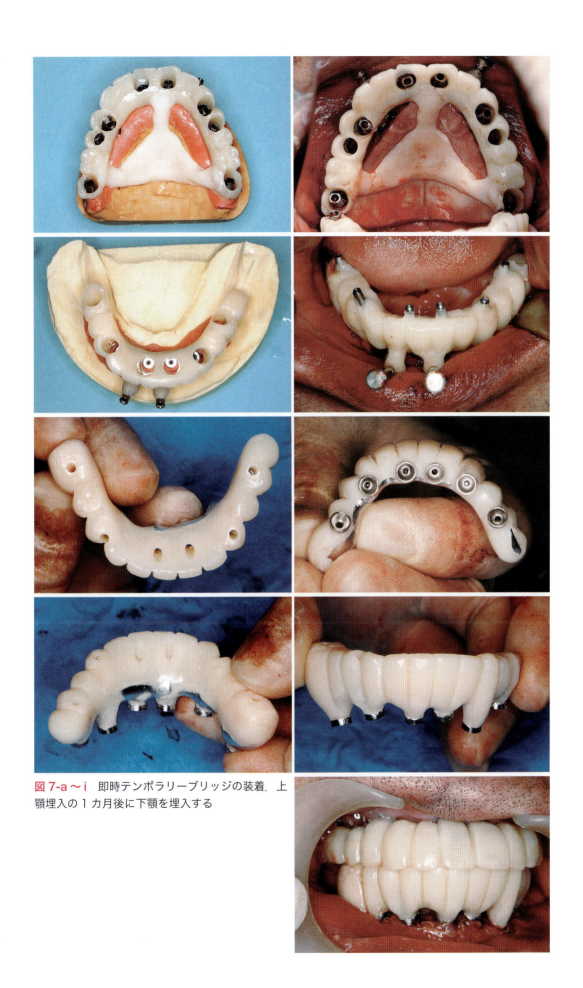

図7-a〜i 即時テンポラリーブリッジの装着.上顎埋入の1カ月後に下顎を埋入する

27 インプラントによる無歯顎への対応

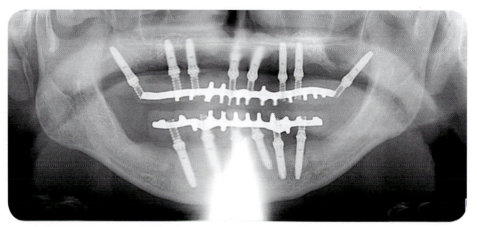

図8　同，装着時のパノラマX線写真

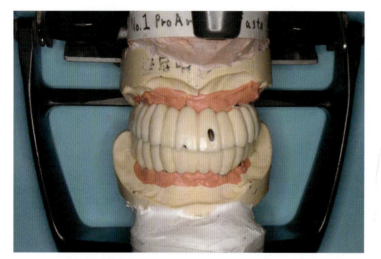

図9　同，上下顎フレームの完成

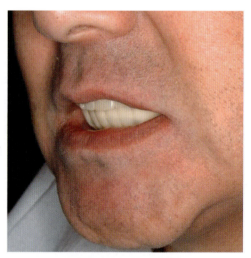

図10　同，口腔内試適

文献一覧

1) Gysi, A.: Handbuch der Zahnaeikunde (IV Band), Scheff Pichler. Urban & Schwarzenberg, Berlin, 1929.
2) Gysi, A.: Research in Denture Construction. *J. Am. Dent. Assoc.*, **16**: 199～223, 1929.
3) Gysi, A.: Special teeth for cross-bite cases. *Dental Digest*, **33**: 167～171, 1927.
4) Payne, S. H.: A posterior set-up to meet individual requirements. *Dental Digest*, **47**: 20～22, 1941.
5) Gerber, A., Steinhardt, G.: Kiefergelenkstorun-gen-Diagnostik und Therapie. *Quintessence Verlags GmbH*, 1st ed, Berlin, 1983.
6) Gerver, A., Steinhardt, G. and Carmichael, R. P.: Dental Occlusion and The Temporomandibular Joint. *Quintessence Publishing*, Chicago, 1990, 24～25.
7) White, G. E.: The Gerber Articulator and System of Full Denture Construction Part 2 (b) setting-up the Teeth and Finishing the Dentures. *The Dental Technician*, **26**: 34～39, 1973.
8) White, G. E.: The Gerber Articulator and System of Full Denture Construction. *The Dental Technician*, **26**: 12～21, 1973.
9) Pound, E.: Utilizing speech to simplify a personalized denture service. *J. Prosthet. Dent.*, **24**: 586～600, 1973.
10) Pound, E.: An introduction to denture simplification Phase II. *J. Prosthet. Dent.*, **29**: 598～607, 1973.
11) 松本直之：リンガライズドオクルージョンの実際．デンタルダイヤモンド，東京，1993, 8～79.
12) 石田 修，渡辺清志：リンガライズドオクルージョンの有効性を語る．歯科技工，**18**(10): 1134～1141, 1990.
13) 森 博史，伊藤太志，石田 修：探求！技工レベル咬合接触像―技工レベルにおけるリンガライズドオクルージョンの咬合接触像を探る．QDT, **17**(8): 41～57, 1992.
14) 小出 馨：総義歯の咬合接触様式に関する実験的研究．歯学，**72**: 231～265, 1984.
15) 西野和之，八子誠一郎，旗手 敏：局部床義歯の咬合接触様式に関する実験的研究．歯学，**73**: 179～225, 1985.
16) 小野兼義，旗手 敏：有床義歯に付与する咬合接触様式に関する研究―Lingualized Occlusionが咀嚼機能に及ぼす影響について―．歯学，**76**: 107～137, 1988.
17) 小出 馨：リンガライズド・オクルージョンは何故優れているのか―鉤歯保全と咀嚼効率を考慮した咬合接触様式の選択―．the Quintessence, **5**: 1637～1649, 1986.
18) 小出 馨：リンガライズド・オクルージョンの生かし方(上)―理論と術式―．QDT, **12**: 1076～1089, 1987.
19) 小出 馨：リンガライズド・オクルージョンの生かし方(下)―症例に応じた使い分けとリンガライズド・オクルージョン用ブレードティース―．QDT, **12**: 1228～1245, 1987.
20) 小出 馨，旗手 敏：リンガライズド・オクルージョンの有効性と人工歯咬合面形態に関して．顎咬合誌，**11**: 21～40, 1990.
21) 小出 馨：リンガライズド・オクルージョン．歯科ジャーナル，**32**: 627～642, 1990.
22) 小出 馨：ライフサイクルから見たよく噛める噛み合わせとは―有床義歯のよく噛める噛み合わせとは―．歯学，**79**: 1618, 1992.
23) 小出 馨ほか：リンガライズド・オクルージョンの臨床(1～6). QDT, **20**(2～7), 1995.
24) 小出 馨：舌側化咬合(いわゆるリンガライズド・オクルージョン)における臼歯部人工歯のあり方．日本歯科評論，**56**(5): 117～133, 1996.
25) 佐藤利英ほか：人工歯の咬合面形態の相違が食品破砕効果に及ぼす影響―リンガライズド・オクルージョン用ブレードティースの効果―．補綴誌，**39**: 84～96, 1995.
26) 五味渕泰造ほか：リンガライズド・オクルージョンとフルバランスドオクルージョンの咀嚼について．補綴誌，**44**: 339～347, 2000.
27) 三宅正基ほか：リンガライズド・オクルージョンにおけるブレードティースの有効性．補綴誌，**45**: 53～66, 2001.
28) 田村隆英ほか：リンガライズド・オクルージョンにおける滑走間隙量の変化が食品破砕に及ぼす影響．補綴誌，**45**: 67～79, 2001.
29) 菅原佳広ほか：リンガライズド・オクルージョンにおける滑走間隙量が咀嚼機能に及ぼす影響．補綴誌，**46**: 357～366, 2002.
30) 小出 馨ほか：基本クラスプデンチャーの設計．医歯薬出版，東京，2002.
31) 小出 馨ほか：リンガライズドオクルージョン用4歯連結硬質レジンブレードティースの有効性―的確な咬合構成をより簡便に―．歯科技工，**30**(11): 1377～1388, 2002.
32) 小野寺保夫ほか：シェード調整用ペイントレジンの有効性．QDT, **28**(1): 46～60, 2003.
33) 土屋昌広，渡辺 誠：リンガライズドオクルージョン．歯科技工別冊／目で見る咬合の基礎知識．医歯薬出版，東京，2002, 214～217.
34) 上條雍彦：図説口腔解剖学2．アナトーム社，東京，1966, 220～390.
35) 早川 巌：コンプリートデンチャーの理論と臨床―総義歯をイメージする．クインテッセンス出版，東京，1995, 21～46, 49～61.
36) Watt & Mac Gregor(著)，小林義典，田中 武，鳥居建吾(共訳)：コンプリートデンチャーの設計．医師薬出版，東京，1979, 4～71.
37) 豊田静夫，守川雅男：コンプリートデンチャーその考え方と臨床．クインテッセンス出版，東京，1994, 118～201.
37) 小出 馨，星 久雄：咬合器の機能と機構．歯科技工別冊／症例からみた咬合器の選び方・使い方．医師薬出版，東京，1995, 52～62.
39) 小出 馨ほか：機能的審美補綴―審美的な補綴物のための必須条件―(1～3). QDT, **25**(8～10), 2000.
40) 星 久雄：パラジェットシステムを用いた精密重合法――有床義歯における的確で迅速な精密重合のポイント．日本歯科評論，**65**(9): 61～69, 2005.

全部床義歯治療の43ステップ

1. 医療面接（問診）
2. 顎機能検査，顎顔面の検査
「術前の顎機能検査」（24〜27頁）
3. 口腔内の一般検査
「術前の一般検査」（28〜35頁）
4. 旧義歯の検査
「術前の一般検査」
5. 概形印象採得
「概形印象と診断用模型の製作」（36〜41頁）
6. 診断用模型の製作
「概形印象と診断用模型の製作」
7. 診断，設計
8. 治療計画立案
「全部床義歯における支持の評価に基づく診断と設計」（42〜47頁）
9. 前処置
「前処置」（48〜57頁）
10. 個人トレーの製作
「個人トレーの製作」（58〜61頁）
11. 筋形成
「上顎の筋形成」（62〜69頁）
「下顎の筋形成」（70〜81頁）
12. 最終印象採得
「最終印象」（82〜89頁）
13. 作業模型の製作
「作業模型，咬合床の製作」（90〜101頁）
14. 咬合床の製作
「作業模型，咬合床の製作」
15. 咬合採得
「咬合採得」（102〜111頁）
16. フェイスボウレコーディング
「フェイスボウトランスファー」（112〜119頁）
17. フェイスボウトランスファー
「フェイスボウトランスファー」
18. 咬合器への模型装着
「フェイスボウトランスファー」
19. ゴシックアーチトレーサーの組み込み
「ゴシックアーチトレーシングとチェックバイト」（120〜127頁）
20. ゴシックアーチ描記
「ゴシックアーチトレーシングとチェックバイト」
21. チェックバイト
「ゴシックアーチトレーシングとチェックバイト」
22. 咬合器への下顎模型再装着
「咬合器の選択と顆路調節」（128〜131頁）
23. 咬合器の顆路調節
「咬合器の選択と顆路調節」
咬合構成（咬合様式の変遷）
「全部床義歯に付与する咬合様式の変遷」（132〜143頁）
24. 人工歯の選択
「人工歯の選択」（144〜157頁）
25. 人工歯排列・前歯
「前歯人工歯排列」（158〜165頁）
26. 人工歯排列・臼歯
「臼歯人工歯排列におけるe-Haクワトロブレードの優位性」（166〜170頁）
27. 歯肉形成
「歯肉形成」（171〜173頁）
28. 削合①，咬合構成
「削合」（174〜177頁）
29. 蠟義歯の試適
「蠟義歯の試適」（178〜189頁）
30. 埋没（乾熱重合・射出法：インジェクション法），掘り出し
「埋没，重合，掘り出し」（190〜197頁）
（湿熱重合・塡入法），掘り出し
「湿熱重合システム」（206〜209頁）
31. 流蠟
「埋没，重合，掘り出し」
32. レジン塡入
「埋没，重合，掘り出し」
33. 重合
「埋没，重合，掘り出し」
34. 掘り出し
「埋没，重合，掘り出し」
35. リマウント
「義歯の研磨と調整」（198〜205頁）
36. 重合後の削合②，咬合構成
「義歯の研磨と調整」
37. 研磨
「義歯の研磨と調整」
38. 装着
「完成義歯の口腔内調整」（210〜213頁）
39. 床縁，床内面，床研磨面，咬合面に対する検査・診断
「完成義歯の口腔内調整」
40. 装着時の口腔内調整
「完成義歯の口腔内調整」
41. 患者さんへの指導
「全部床義歯患者への指導・教育，リコール，予後評価」（214〜218頁）
42. 経過視察
「全部床義歯患者への指導・教育，リコール，予後評価」
43. 定期検診（リコール）・訪問診療
「訪問診療」（219頁）
・インプラントによる無歯顎への対応
「インプラントによる無歯顎への対応」（220〜224頁）

索引

あ

アーライン　87, 188
アイディアルアーチ　99, 100
アペックス　122, 126
アルジネート印象材　36, 37, 39, 41, 90, 91, 185
安静空隙　103, 104, 106-109
e-HaQ クワトロブレード　148-157
e-Ha 8 臼歯　147
e-Ha 6 前歯　151-157
エステティックライン　159, 160
オーバージェット　104, 116, 165, 178, 189
オーバーバイト　104, 116, 165, 178
オクルーザルプレーンアナライザー　133, 167
オトガイ筋　12, 14, 16, 19, 20, 29, 34, 61, 63, 71, 73, 75, 79, 104, 107, 164, 171
オトガイ舌筋　7, 14, 17, 18, 21, 22, 39, 40, 70, 71, 74
オトガイ舌骨筋　7, 10, 12, 14, 17, 18, 21, 22, 39, 40, 70, 71, 74

か

加圧印象　69, 82, 83, 88, 89
概形印象　5, 36-41, 58, 72
概形印象採得　36-41
外舌筋　21
解剖学的人工歯　157
下顎安静位　103, 104, 107
下顎位　6, 95, 102-104, 108, 122, 198
下顎運動　115, 120-122
下顎窩　7
化学重合　197
下顎頭　6, 7, 63, 68, 110, 117, 182
顎関節　6, 7, 24, 25, 27, 30, 102, 103, 110, 112, 114, 118, 125, 128, 139, 216
顎関節円板　27, 30, 110
顎関節の触診　24, 25
顎機能異常　56
顎機能検査　24
顎口腔機能　171
顎口腔系　4, 24, 42, 102, 103, 110, 215
顎舌骨筋　70, 71, 73-75, 90, 173
顎舌骨筋線　6, 7, 12, 14, 36, 39, 41, 70, 71, 73, 75, 173
外側翼突筋　6, 8, 18
顎堤　4, 29, 30-34, 36, 39, 42, 43, 47, 48, 55, 59, 70, 72, 75, 88, 89, 96, 137, 138, 142, 143, 148, 167, 212
顎堤吸収　30, 33, 34, 39, 42, 43, 55, 67, 72, 100, 142, 148, 150, 166, 167, 177, 207, 212
顎二腹筋　8, 10, 12, 18, 21, 26, 27, 71
下唇線　189
仮想咬合平面　9, 107
滑走間隙　47, 144, 148, 150-152, 168, 169, 177, 198, 208
加熱重合　192, 205, 206, 208
顆路調節　128-133
顔弓　118
関節結節　6, 7
顔貌　30, 32, 102, 161, 218, 221
義歯修理　192
義歯床縁　14, 39, 58, 62, 65, 73, 180, 183, 188, 210
義歯床研磨面　66, 165, 196, 200, 210
義歯床粘膜面　30, 55, 72, 200-202, 210, 211
義歯性口内炎　214
義歯性線維腫　48, 212, 214, 215
義歯洗浄剤　214, 215
義歯の安定　10, 12, 52, 54, 56, 73, 81, 128, 134-137, 139, 138-144, 148, 173, 215
義歯の維持　6, 11, 13, 29, 48, 56, 67, 165, 171, 178, 198
義歯用ブラシ　214
基礎床　90, 97-100, 109, 178, 203
機能印象　58, 90
QOL　214
旧義歯　5, 29, 32-34, 37, 40, 48, 56, 85, 88, 125, 210-211, 214
臼歯人工歯　147
臼歯人工歯の排列　148-157
頬筋　8, 10-14, 16, 18-20, 29, 63, 67, 68, 71, 75, 77, 171, 182
頬棚　8, 39, 40, 73
筋形成　5, 36, 39, 43, 57, 58, 59, 60, 61, 62, 64-82, 85, 88, 89, 171, 179-181
金属床　69, 173, 186, 192, 203
金属床義歯　28, 173, 192
筋の触診　26, 27, 47
グラインディング　30, 46
クリステンセン現象　128, 137
茎突舌筋　18, 21, 71
外科的前処置　48
犬歯誘導　165
口蓋小窩　29, 36, 38, 58, 68, 97, 182
口蓋垂筋　15
口蓋舌筋　15, 16, 21, 71
口蓋帆挙筋　14, 15, 18, 63, 68, 71, 182
口蓋帆張筋　14, 15, 63, 68, 182
後顎舌骨筋窩　14, 29, 36, 39-41, 70, 71, 73, 75, 89, 173
口角線　121
硬化膨張　90, 127
咬筋　10, 14, 16, 20, 26, 27, 45, 63, 66, 68, 71, 74, 75, 77, 172, 182

口腔乾燥　28
硬口蓋　9, 14, 22, 82, 87, 178, 188
咬合器　5, 90, 112, 114-120, 128, 132, 139, 168, 175, 198, 208
咬合高径　30, 33, 48, 56, 73, 74, 102-111, 115, 121, 206
咬合採得　5, 95, 97, 98, 100, 102-111, 118, 119
咬合床　5, 90, 95-101
咬合小面　137
咬合堤　118
咬合平面　8, 30, 43, 45, 59, 60, 92, 95, 99-102, 107, 108, 112, 114, 133, 136, 143, 153, 154, 167
咬合面再形成　48
咬合様式　46, 47, 134-143
咬合力　44, 45
交叉咬合排列　143
硬質レジン歯　148, 153, 155, 157
咬頭嵌合位　110, 140, 150
咬頭傾斜角　165
口輪筋　8, 10-14, 18, 20, 63, 68, 70, 73, 79, 164, 171, 172, 182
ゴシックアーチ　5, 110, 115, 120-125
個人トレー　5, 36, 39, 43, 54, 57-63, 64, 65, 72, 77, 79, 82-85, 88, 90, 91, 98, 99, 108, 171
コルベン状　74, 93, 97
コンパウンド　43, 54, 57, 62, 64-67, 69, 72-74, 88, 89, 118

さ

最終印象　171
最終印象採得　43, 60, 72, 82-85, 86-89
作業模型　90-101

削合　5, 92, 153, 154, 165, 166, 174-177, 208, 209
試圧　206, 207
色調　28, 155, 161
矢状顆路傾斜度　115, 120, 128, 129
自然頭位　103, 104, 106, 110, 116, 163
歯槽頂間線　43, 137, 142, 143
歯槽頂線　8, 96-98, 100-102, 166, 167
歯槽突起　6, 8, 22, 42, 82, 87, 98
歯肉形成　5, 155, 156, 171-173
重合　5, 149, 190-209
重合収縮　90, 97, 149, 206, 207
常温重合　59, 97, 98, 192, 205
上顎法　153, 154, 156, 166, 167
上関節腔　24, 25
上唇小帯　19, 36, 48, 49, 63, 65, 68
上唇赤唇部の面積　104, 107
上唇線　49, 109, 161, 163, 178
小帯切除術　48-53
床翼　182
シリコーン印象材　83, 85, 89, 122, 191, 192, 195, 196
シリコーンバイト　122, 124
人工歯の選択　144-157
診断用模型　5, 29, 41, 58
垂直的顎位　108
水平的顎位　103, 110
水平被蓋　173, 184
スプリットキャスト　90, 92, 99, 175, 198, 206, 207
スマイリングライン（微笑線）　109, 163, 178
スマイルライン（上唇線, 下唇線）　109, 146, 163, 172, 178, 189
正中線　96, 109, 121
精密印象　82
舌筋　7, 10
舌骨下筋群　104

舌骨上筋群　12, 104, 125
舌骨舌筋　14, 17, 18, 39, 40, 71, 73
切歯点　112, 114
切歯乳頭　6, 29, 36, 59, 63, 68, 96, 97, 99, 102, 182, 187
舌房　96, 121, 137, 143, 172, 173, 184, 186
前顎舌骨筋窩　14, 71, 75
前歯人工歯　146
前歯人工歯の排列　158-165
前処置　23, 48-57
選択加圧印象　69, 85, 171
選択削合　207
全部床義歯　4, 5
早期接触　30, 114, 115, 174, 212
側頭筋　10, 14, 26, 27, 63, 66-68, 71, 77, 84, 171, 182
側方運動　64, 66, 84, 92, 120, 128, 138, 139, 152, 153, 199, 212
側方顆路角　120, 128, 129
側方切歯路　124
咀嚼運動　10, 46
咀嚼筋　7, 44, 103, 110
咀嚼効率　135, 137, 149, 152, 153

た

耐火模型　203
唾液　10, 215
タッピング　30, 57, 122
チェックバイト法　5, 27, 97, 115, 120-127
チタン合金　29, 107, 204
中心位　103, 110, 178
調節彎曲　167
ティースポジショナー　150-152, 168, 169, 174, 177
低温長時間重合法　207, 208
ティッシュコンディショナー　49, 50-56

ティッシュコンディショニング　48，55，56
適合試験　30，211
テンチの歯型　198
デンチャースペース　29，31，39，40，41，58，61，65，70，76，77，79，164，165，171
転覆試験　210
瞳孔線　85

な

内舌筋　22
内側翼突筋　10，16，18，71，75，77
流し込みレジン　147，151，202
軟口蓋　22，82，87，178，188
ニュートラルゾーン　166，189
人中　29
粘膜支持　43，120，212
粘膜調整　48，56

は

BioLingua　144，145，157
バッカルシェルフ　35，39，71，73，78
ハミュラーノッチ　13，36-38，58，62，66，67，98，108，137
パラジェット　190，192
パラトグラム　172，173，178，185，186，203
バランシングランプ　136
バランスドオクルージョン　46
被圧変位量　9，10
微笑線　109，163，178
鼻唇溝　29，33
鼻幅線（鼻翼幅線）　109，161
標示線　121
表情筋　19，20
フィニッシュライン　173，186，187，203
フェイスボウ　5，112-119，131
フラスコ　190-196，198，205，206，207

フラビーガム（コンニャク状顎堤）　6，29，32，33，48，54，55，57，165
フルバランスドオクルージョン　46，132，133，135，138，139，143，148
フレームワーク　204
フレンジテクニック　189
プロアーチ咬合器　128-131
閉口時口唇接触位　106，108，109
訪問診療　219
ポストダム　64，69

ま

無圧印象　57，82，85
無咬頭人工歯　135
木製義歯　133
モダイオラス　8，11，16，71，75
モディファイドセットアップ　133，136
モデリングコンパウンド　118
モノプレーンオクルージョン（無咬頭人工歯）　133-135

や

翼突上顎切痕　63，68，182

ら

リップサポート（口唇支持）　29，30，59，95，99，100，107-109，160，163，164，178，189
Reduced Occlusion　132，137
リベース　215
リマウント　5，90，122，196，198，207，208
流蠟　5，190，193，195，197，207
両側性平衡咬合　46，120，128，135，136，138，139，212
リライニング　48，215
リリーフ　29，57，58，97，100，203，215
リンガライズドオクルージョン　46，132，133，135-145，148，149
レトロモラーパッド　8，16，39，40，58，71，75-77，80，92，96，100，102，108，173
蠟義歯　5，85，87，97，124，125，172，173，178，179，184，188，189，190
蠟堤（咬合堤）　58，85，92，95-101，108，109，118，121-123，167

■ 編者・執筆者一覧

■編者

小出 馨
Koide Kaoru
日本歯科大学新潟生命歯学部
歯科補綴学第1講座

■執筆者

秋山公男
Akiyama Kimio
千葉県浦安市／
有限会社歯成会

大藪広司
Oyabu Koji
大阪府東大阪市／
アルファデンタルアート

栗田 武
Kurita Takeshi
日本歯科大学新潟生命歯学部
歯科補綴学第1講座

高玉典彦
Takatama Norihiko
福島県伊達郡／
伊達デンタルクリニック

松尾 寛
Matsuo Yutaka
大阪府豊中市／
エムズ・トライデント

山口芳正
Yamaguchi Yoshimasa
東京都江東区／フェスタ
デンタルテクノロジー

浅沼直樹
Asanuma Naoki
日本歯科大学新潟生命歯学部
歯科補綴学第1講座

桶家 樹
Okeie Tatsuru
富山県氷見市／
桶家歯科医院

黒川裕臣
Kurokawa Hiroomi
日本歯科大学新潟病院
総合診療科

高橋 睦
Takahashi Mutsumi
日本歯科大学新潟生命歯学部
歯科補綴学第1講座

松島正和
Matsushima Masakazu
東京都千代田区／
神田歯科医院

吉澤和之
Yoshizawa Kazuyuki
東京都大田区／
オーリアラ

浅野栄一朗
Asano Eiichiro
福島県伊達郡／
伊達デンタルクリニック

小野兼義
Ono Kaneyoshi
新潟市中央区／
小野歯科クリニック

小出勝義
Koide Katsuyoshi
日本歯科大学新潟生命歯学部
歯科補綴学第1講座

田中希代子
Tanaka Kiyoko
兵庫県三田市／
たなか歯科医院

松本 徹
Matsumoto Tohru
群馬県伊勢崎市／
阪東歯科クリニック

渡辺正宣
Masanori Watanabe
仙台市青葉区／
旭ヶ丘歯科クリニック

阿部伸一
Abe Shin-ichi
東京歯科大学解剖学講座

小野寺保夫
Onodera Yasuo
東京都江東区／
日本臨床歯科研究所

兒玉敏郎
Kodama Toshiro
宮崎県宮崎郡／
こだま歯科医院

田畑伸人
Tabata Nobuto
新潟市西蒲区／
たはた歯科医院

三浦康伸
Miura Yasunobu
大阪市都島区／
三浦歯科医院

渡會侑子
Watarai Yuko
日本歯科大学新潟生命歯学部
歯科補綴学第1講座

荒川いつか
Arakawa Itsuka
日本歯科大学新潟生命歯学部
歯科補綴学第1講座

片山直人
Katayama Naoto
日本歯科大学新潟生命歯学部
歯科補綴学第1講座

近藤敦子
Kondo Atsuko
日本歯科大学新潟病院
総合診療科

西川義昌
Nishikawa Yoshiaki
鹿児島県曽於市／
すみよし歯科医院

水橋 史
Mizuhashi Fumi
日本歯科大学新潟生命歯学部
歯科補綴学第1講座

井出吉信
Ide Yoshinobu
東京歯科大学解剖学講座

上林 健
Kamibayashi Takeshi
横浜市青葉区／
ナチュラルセラミック

﨑田竜仁
Sakita Ryuji
鹿児島県薩摩川内市／
鹿児島ミリングセンター

西野和之
Nishino Kazuyuki
新潟県十日町市／
西野歯科医院

宮本績輔
Miyamoto Sekisuke
神奈川県鎌倉市／
宮本歯科医院

内田剛也
Uchida Takeya
川崎市中原区／
内田歯科医院

橘田 修
Kitta Osamu
横浜市鶴見区／
ケイ・ワークス

佐藤利英
Sato Toshihide
日本歯科大学新潟生命歯学部
歯科補綴学第1講座

早川順満
Hayakawa Yorimitsu
横浜市青葉区／
青葉台歯科診療所

森野 隆
Morino Takashi
静岡県三島市／
モリノ歯科技工所

海老原寛子
Ebihara Hiroko
福島県伊達郡／
伊達デンタルクリニック

木村義明
Kimura Yoshiaki
北海道上川郡／エステ
ティックアートデザイン

四反田 究
Shitanda Kiwamu
新潟市西区／
四反田歯科医院

星 久雄
Hoshi Hisao
新潟市中央区／
星デンタルラボラトリー

八子誠一郎
Yako Seiichiro
新潟県西蒲原郡／
八子歯科医院

大林勢津子
Ohbayashi Setsuko
岩手県盛岡市／
茶畑歯科医院

桐生理一郎
Kiryu Riichiro
新潟市西区／
桐生歯科医院

白石大典
Shiraishi Daisuke
神奈川県藤沢市／
湘南セラミック

町頭俊幸
Machigashira Toshiyuki
鹿児島歯科学院専門学校
歯科技工士科

八巻由貴夫
Yamaki Yukio
福島県伊達郡／
伊達デンタルクリニック

【編者略歴】

小出　馨（こいで　かおる）

- 1953年　新潟県に生まれる
- 1979年　日本歯科大学新潟歯学部卒業
- 1983年　日本歯科大学大学院修了
- 1988年　トロント大学歯学部補綴学教室客員教授（1995年まで）
- 1989年　日本歯科大学新潟歯学部（現：新潟生命歯学部）助教授
- 1998年　日本歯科大学新潟歯学部（現：新潟生命歯学部）教授
  　　　　日本歯科大学大学院新潟歯学研究科（現：新潟生命歯学研究科）教授

本書は2008年12月に月刊『歯科技工』別冊として発刊され，5刷まで刊行されたものに修正を加え，新たに索引を付したうえで書籍化したものです

デザイニング・コンプリートデンチャー　　ISBN978-4-263-44568-6

2019年10月10日　第1版第1刷発行

編　者　小　出　　　馨
発行者　白　石　泰　夫
発行所　医歯薬出版株式会社

〒113-8612　東京都文京区本駒込1-7-10
TEL （03）5395-7638（編集）・7630（販売）
FAX （03）5395-7639（編集）・7633（販売）
https://www.ishiyaku.co.jp/
郵便振替番号 00190-5-13816

乱丁，落丁の際はお取り替えいたします　　印刷・木元省美堂／製本・愛千製本所
© Ishiyaku Publishers, Inc., 2019. Printed in Japan

本書の複製権・翻訳権・翻案権・上映権・譲渡権・貸与権・公衆送信権（送信可能化権を含む）・口述権は，医歯薬出版㈱が保有します．

本書を無断で複製する行為（コピー，スキャン，デジタルデータ化など）は，「私的使用のための複製」などの著作権法上の限られた例外を除き禁じられています．また私的使用に該当する場合であっても，請負業者等の第三者に依頼し上記の行為を行うことは違法となります．

JCOPY ＜出版者著作権管理機構 委託出版物＞
本書をコピーやスキャン等により複製される場合は，そのつど事前に出版者著作権管理機構（電話 03-5244-5088，FAX 03-5244-5089，e-mail：info@jcopy.or.jp）の許諾を得てください．